Judith Blackstone

# Trauma und der befreite Körper

## Die heilende Kraft des fundamentalen Bewusstseins

Judith Blackstone

# Trauma
# und der befreite Körper

## Die heilende Kraft des fundamentalen Bewusstseins

VAK Verlags GmbH
Kirchzarten bei Freiburg

Titel der Originalausgabe:
*Trauma and the Unbound Body.*
*The Healing Power of Fundamental Consciousness*
ISBN der Originalausgabe: 9781683641834


Aus Gründen der besseren Lesbarkeit wurde im Text die männliche Form gewählt; alle Angaben beziehen sich selbstverständlich auf Angehörige aller Geschlechter.

**Hinweis des Verlages**

Dieses Buch dient der Information über Möglichkeiten der Gesundheitsvorsorge. Wer diese Informationen anwendet, tut dies in eigener Verantwortung. Autorin und Verlag beabsichtigen nicht, Diagnosen zu stellen oder Therapieempfehlungen zu geben. Die vorgestellten Vorgehensweisen sind nicht als Ersatz für professionelle Behandlung bei ernsthaften Beschwerden zu verstehen.

Bibliografische Information der Deutschen Nationalbibliothek
Die Deutsche Nationalbibliothek verzeichnet diese Publikation in der Deutschen Nationalbibliografie; detaillierte bibliografische Daten sind im Internet über http://dnb.d-nb.de abrufbar.

VAK Verlags GmbH
Eschbachstraße 5
79199 Kirchzarten
Deutschland
www.vakverlag.de


Übersetzung: Beate Brandt
Lektorat: Josef K. Pöllath
Layout und Satz: Atelier Lehmacher, Friedberg b. Augsburg
Umschlag: Guter Punkt, München
Druck: Friedrich Pustet GmbH & Co. KG, Regensburg
Printed in Germany
ISBN 978-3-86731-228-8

# Inhalt

# Einleitung
# Das ungeteilte Licht

*Zu wissen, dass alle Dinge, auch die schmerzhaften und schwierigen, in ihrem Inneren durch ein unteilbares Licht erleuchtet werden.*

AURA GLASER

Ganzheit ist kein unbestimmtes Ideal, sondern eine lebendige Erfahrung. Sie ist ein Potenzial, das in jedem Menschen angelegt ist. Ganz zu sein bedeutet, bewusst zu sein und in Kontakt mit jedem Punkt unseres Körpers. Es bedeutet, unseren Körper auszufüllen und in jeder Zelle präsent zu sein. Wenn wir dies tun, erleben wir uns als ungetrenntes Bewusstsein und erreichen eine feinstoffliche Bewusstseinsebene, die unseren Körper und alles, was ihn umgibt, als Einheit durchzieht.

In diesem Buch möchte ich Ihnen eine Methode vorstellen, mit deren Hilfe Sie lernen können, Traumata zu verstehen und zu heilen: den *Realization Process, eine körperorientierte Meditationstechnik.* Heilung bedeutet Ganzwerdung, speziell dort, wo Traumata unsere Ganzheit fragmentieren und einschränken. In den folgenden Kapiteln möchte ich Ihnen zeigen, in welcher Form Traumata uns von unserem Körper abtrennen, die Einheit von Körper und Geist beeinträchtigen und die Einheit von Selbst und Anderem unterbrechen – und wie sich diese Trennung wieder aufheben lässt.

Wenn wir unsere Ganzheit verkörpern, bilden Gedanken, Gefühle, Körperempfindungen und Sinneswahrnehmungen eine Einheit. Unsere Sinne arbeiten in ihrer Gesamtheit zusammen, und unsere Handlungen entspringen einer einzigen Quelle von Körper, Geist und Emotionen. Die kleinste Bewegung unseres Körpers, wie eine Drehung des Kopfes oder eine Geste der Hand, trägt die volle Bandbreite unserer menschlichen Fähigkeiten in sich. So können wir beispielsweise Liebe und Intelligenz in unseren Armen und Beinen erfahren und mit dem gesamten Körper, Herz und Verstand hören.

Innerlich mit unserem Körper in Kontakt zu sein, bedeutet gleichzeitig, offen für unsere Umgebung zu sein. Überall dort, wo wir im Inneren unseres Körpers mit uns selbst in Kontakt sind, sind wir lebendig und empfänglich für die Welt um uns herum. So entsteht eine gelebte Erfahrung von Kontinuität und Verbindung mit allem und jedem, auf das beziehungsweise auf den wir treffen.

Obwohl dieser einheitliche Urgrund des Seins stets vorhanden ist und wir ihn durch das Bewohnen unseres Körpers ganz natürlich erfahren können, erleben dies nur wenige Menschen. Wir alle geraten in die Trennung, auch wenn unsere grundlegende Natur Ganzheit ist. Das liegt daran, dass traumatische Erlebnisse, die in jedem menschlichen Leben eintreten, zu Spaltungen führen und unsere Fähigkeit mindern, vollständig im Körper anwesend zu sein.

Es gibt zwei Arten von Traumata: Die erste wird ausgelöst durch extreme Ereignisse, die uns jeweils mit Wucht treffen, wie beispielsweise ein schwerer Unfall oder eine Misshandlung. Dann gibt es Beziehungstraumata, die jeder von uns in irgendeiner Form erlebt. Hier liegen die Auslöser oft in der Kindheit, wenn ganz gewöhnliche Ereignisse zu schwerwiegend oder verwirrend für uns waren, um sie vollständig verarbeiten zu können. Allgemein lässt sich sagen, dass Beziehungstraumata durch kleine schmerzvolle Ereignisse entstehen, die sich im Zeitverlauf wiederholen, während bei extremen Traumata das Ereignis nur einmal auftreten muss, um uns dauerhaft zu beeinträchtigen. Beide Traumaformen haben eine erschütternde Wirkung auf uns. Als Reaktion auf traumatische Erlebnisse, ganz gleich wie schwerwiegend oder unbedeutend sie von außen betrachtet sein mögen, ziehen wir unseren Körper zusammen und zerstören seine Ganzheit, indem wir unser Bewusstsein von bestimmten Körperregionen abziehen. Wir richten uns so ein, dass die Auswirkungen der unerträglichen Erfahrung gedämpft werden, oder wir unterdrücken jene Aspekte unseres Verhaltens und unserer Persönlichkeit, die uns dieses Leid gebracht haben.

Man kann sich sicherlich gut vorstellen, dass es bleibende Auswirkungen auf die Psyche hat, wenn jemand mit Gewalt festgehalten und von einer Gruppe Angreifer sexuell genötigt oder zusammengeschlagen wird. Schwerer ist es zu verstehen, dass ganz gewöhnliche und scheinbar unbedeutende Ereignisse, speziell im ganz jungen Alter, unser Erleben für den Rest des Lebens prägen können.

Nehmen wir beispielsweise an, ein Baby trinkt an der Brust seiner Mutter und lässt, als es sich zufrieden und satt fühlt, die Brustwarze los und wird schläfrig. Plötzlich jedoch wird es unsanft geweckt, weil die Mutter versucht, ihm die Brustwarze in den Mund zu schieben. Das führt nicht nur dazu, dass das Baby die ungewollte Milch schluckt, sondern es bekommt auch die Ängstlichkeit der frischgebackenen Mutter zu spüren und das Gefühl von Ablehnung und Verlassenheit, das in ihr aufstieg, als das Baby die Brust nicht mehr wollte. Es geht hier nicht um Schuld. Zwar ist die Mutter nicht richtig auf ihr Kind eingestimmt, aber dennoch sind ihre Unsicherheit und sogar das Gefühl der Zurückweisung, das sie womöglich verspürt, menschlich und nachvollziehbar. Leider hat das Ganze Folgen: Das Baby zieht beim Versuch, die ungewollte Milch abzuwehren, die Kehle zusammen und vielleicht auch die Brust, um den emotionalen Aufruhr der Mutter nicht länger zu spüren. Beides sind natürliche und spontane Schutzreaktionen gegen Unbehagen und Überforderung. Bleibt die Mutter im weiteren Verlauf der Stillzeit unsicher und angespannt, entwickeln sich die Schutzreaktionen des Kindes zu chronischen Verspannungen im Hals- und Brustbereich. Im Laufe der Zeit wird das Stillen womöglich durch das Spannungsmuster im Hals und die Verbindung von Nahrung mit emotionalem Aufruhr immer belastender. Wenn das Kind heranwächst, kann die Anspannung dauerhafte Auswirkungen auf seine Essensgewohnheiten haben. Vielleicht verspürt es zu den Essenszeiten eine vage, scheinbar unerklärliche Ängstlichkeit. Vielleicht fällt es ihm schwer, Zuneigung zuzulassen, weil es sie als aufdringlich empfindet. Vielleicht hat es auch das unbestimmte Empfinden, etwas falsch gemacht oder jemanden verletzt zu haben, was dazu führt, dass es sich niemals ganz schuldlos fühlt.

Diese Muster aus körperlichen Reaktionen und Glaubenssätzen bilden sich in der Kindheit, in der Beziehung zu unserer unmittelbaren Familie und zu Gleichaltrigen in Kindergarten und Schule. Wir ziehen uns auch innerlich zusammen als Reaktion auf starke Sinnesreize der Umgebung. Wenn zum Beispiel im Elternhaus ständig geraucht wurde, kann dies dazu führen, dass unser Atem nicht frei fließt, oder ständiger Lärm durch Straßenverkehr oder Züge kann Ursache einer Beeinträchtigung des Hörvermögens sein.

Auch wenn die meisten Beziehungstraumata ihren Ursprung in der Kindheit haben, wenn wir weniger in der Lage sind, Geschehnisse zu verarbeiten oder uns aus einem traumatischen Umfeld zu lösen, so können wir auch als Erwachsene zum Beispiel durch längere Beziehungen, in denen psychische oder physische Gewalt ausgeübt wird, oder durch extrem schmerzliche Ereignisse traumatisiert werden. Wenn eine Person beispielsweise ständig vom Partner oder einem Vorgesetzten erniedrigt wird, dann kann sie genauso reagieren, wie dies ein Kind im Falle einer Misshandlung durch ein Geschwister oder einen Erwachsenen tun würde. Dies geschieht zum Beispiel durch das Bilden von Glaubenssätzen über sich selbst und andere und das Entstehen chronischer körperlicher Einschnürungsmuster, die diese negativen Glaubenssätze ausdrücken oder die vor der vollen Wirkung der Misshandlung schützen.

Da Kinder zudem auf körperlicher Ebene die Einschnürungsmuster ihrer Eltern spiegeln, verkörpern wir nicht nur unsere Reaktionen auf eigene Traumata, sondern übernehmen auch Reaktionen unserer Vorfahren auf deren Traumata. Das ist einer der Wege, über die Traumata von einer Generation an die nächste weitergegeben werden.

Unsere Trauma-Geschichte, die sich in unserem Körper verfestigt hat, kann unser gegenwärtiges Leben in Form von chronischer Traurigkeit oder Verzweiflung überschatten, sich aber auch in Form von Wutanfällen oder Panikattacken äußern. Es kann auch sein, dass sie sich in einer dumpfen Erstarrung zeigt oder in einer ständigen Verzerrung unserer Wahrnehmung, so, als ständen wir stets ein wenig neben uns und wären nicht wirklich anwesend. Dieser Schmerz – ob er sich nun in chronischem Leid oder dem subtilen Gefühl von Unwirklichkeit äußert – wird häufig mit unserer wahren Natur verwechselt, als etwas, das wir einfach ertragen oder ignorieren müssen. Aber dieser Schmerz hat nichts mit unserer grundlegenden Natur zu tun. Wie sich in einer Faust eine offene Hand verbirgt, verbirgt sich unsere wahre Natur mit ihrer angeborenen Fähigkeit zu Glück, Liebe und Weisheit in unserem Schmerz und unserer Erstarrung. So wie wir eine Faust öffnen können, um unsere Handfläche zu enthüllen, kann unser ungebundenes, echtes Wesen aus unserem Schmerz heraustreten und wieder frei atmen. Selbst in der Komplexität traumabedingter Glaubenssätze und Einschränkungen können wir unseren ungebundenen Körper finden und die Ganzheit, die unser Geburtsrecht ist. Wir können uns selbst als das eine Licht erfahren, das ungeteilte Bewusstsein, das der Urgrund unseres Seins und allen Seins ist.

## Ein Prozess der Heilung und Ganzwerdung

Der *Realization Process* besteht aus einer Reihe von Übungen, die ich im Lauf der letzten vier Jahrzehnte entwickelt und weitergegeben habe. Seine Effizienz hat sich während dieses gesamten Zeitraums durchgängig bewährt, sowohl bei meiner eigenen Heilung als auch bei der von zahlreichen Menschen, die mit mir gearbeitet haben. Die zum *Realization Process* gehörigen Übungen unterstützen die Heilung von Traumata auf zweierlei Weise. Einige fördern unmittelbar die Integration von Körper und Geist durch das Bewohnen des Körperinneren sowie das Einstimmen auf die Einheitsebene des elementaren Bewusstseins und die angeborenen Qualitäten unseres Seins, die sich zeigen, wenn wir uns als diesen Urgrund erkennen. Andere Übungen wiederum nutzen die Einstimmung auf das elementare Bewusstsein, um traumabasierte Einschnürungen im Körper präzise und dauerhaft aufzulösen. Dadurch können wir unseren Körper vollständiger bewohnen, in uns selbst zur Ganzheit finden und damit wieder offen für unsere Umgebung werden.

Wenn Sie Ihren Körper bewohnen, kehren Sie nicht nur zum relativ ungeschützten, ganzheitlichen Zustand der frühen Kindheit zurück. Diese bewusste Art, in den Körper zurückzukehren, erzeugt eine Erfahrung, die viele Kinder vermutlich nicht gemacht haben und die im Feld der Psychotherapie nur selten Erwähnung findet. Es ist die Erfahrung, dass Sie selbst und Ihre Umgebung von einem Einheitsbewusstsein durchzogen sind – oder sogar daraus zu bestehen scheinen –, das ich als *elementar* bezeichne. Wenn wir dieses elementare Bewusstsein einsetzen, um Traumata zu heilen, betreten wir ein Feld, das in der Regel als *spirituell* bezeichnet wird. Aus diesem Grund werden beim *Realization Process* psychische Heilung und spirituelles Erwachen als zwei miteinander verflochtene und unausweichliche Aspekte unseres Wegs zu persönlicher Reife betrachtet.

Ich kann keine eindeutige Aussage zum elementaren Bewusstsein machen, weil ich nicht weiß, was es tatsächlich ist. Beschreibungen, die das gleiche Erleben betreffen, finden sich in asiatischen spirituellen Lehren, wie zum Beispiel im Hinduismus in der *Advaita Vedanta* und dem *Kaschmir-Shivaismus* und im Buddhismus in den Lehren von *Mahamudra* und *Dzogchen*. Dennoch gibt es in der spirituellen Literatur viele verschiedene Interpretationen dieser Erfahrung. Einige asiatische Lehren besagen, dass diese Bewusstseinsebene unser eigener, individueller Geist ist, unser Gewahrsein, das wir gemeinsam mit den Objekten unserer Wahrnehmung erfassen. Andere wiederum nennen dies den Urgrund unseres Seins, unsere *Buddha-Natur* oder unser Selbst (auf Sanskrit: *Atman*). Wieder andere glauben, dass das elementare Bewusstsein unserem ganzen Universum zugrunde liegt und dass wir, wenn wir uns selbst als dieses Bewusstsein erkennen, die wahre Natur des Universums erfahren.

Eines jedoch weiß ich mit Sicherheit: Das elementare Bewusstsein kann von jedem erfahren werden. Es scheint ein gesetztes Merkmal zu sein, ein angeborenes Potenzial unserer menschlichen Natur, auf ähnliche Weise wie es auch die Liebe ist.

Wenn Sie erfahren, wie elementares Bewusstsein Ihren Körper durchzieht, erfahren Sie die innere Stimmigkeit und den Zusammenhalt Ihres individuellen Seins. Sie müssen diese Einheit oder Integration nicht mühsam erzeugen – sie tritt spontan ein. Es fühlt sich an wie der tiefste Kontakt, den Sie mit Ihrer eigenen Existenz haben können. Wenn Sie erfahren, wie das gleiche elementare Bewusstsein Ihren Körper und Ihre Umgebung gleichzeitig durchdringt, dann ist dies die Grundlage des tiefsten und wahrsten Kontakts, den Sie mit anderen Menschen und allen Elementen der Natur haben können. Sie und Ihre Umgebung verschmelzen zu einer räumlichen Einheit, ohne dass dadurch die Wesenheit und die Getrenntheit Ihres eigenen Seins aufgehoben wird. Auf diese Weise erleben Sie zugleich Einssein und Getrenntheit. Während meiner Jahre als Lehrerin und Therapeutin habe ich festgestellt, dass sich selbst als elementares Bewusstsein zu erleben eine entscheidende Voraussetzung für psychische Gesundheit ist.

Als Methode zur psychischen Heilung kann der *Realization Process* als körperorientierte, beziehungsorientierte und transpersonale Art der Psychotherapie eingestuft werden. Er ist jedoch keine Mischform dieser verschiedenen Ansätze, sondern wurzelt im reichen Feld von Psychotherapie, Körperarbeit und spiritueller Praktiken. Der in diesem Buch präsentierte Ansatz unterscheidet sich in mehrfacher und entscheidender Hinsicht von anderen Methoden der Traumatherapie und -heilung.

Zum einen stellt die Methode einen körperorientierten Ansatz dar, weil die Betonung auf den psychisch bedingten Einschnürungsmustern oder Konstriktionen im Körper liegt. Die meisten der heute populären Körperpsychotherapien legen den Fokus auf die Flucht-, Kampf- oder Erstarrungsfunktionen des Nervensystems, die als Reaktion auf extreme Belastungen und Traumata chronisch aktiviert sein können. Im Gegensatz hierzu konzentriert sich der *Realization Process* auf die Verformung des gesamten Körpers als Reaktion auf Traumata, darunter auch die Beziehungstraumata, die ihren Ursprung in alltäglichen, schmerzhaften und wiederholten Kindheitserlebnissen haben. Auf diese Weise kann man die genauen Stellen finden, an denen wir uns eingeschnürt haben und Einsicht in die psychischen Ereignisse gewinnen, die uns geformt haben.

Es sind in der Regel die Faszien, die den Körper als Reaktion auf Traumata formen. Faszien sind das Bindegewebe, das alle Körperstrukturen umgibt. Die Faszien stellen an sich eine Dimension der

Ganzheit dar. Sie bestehen aus miteinander verbundenem Gewebe, das sich bis in jede Körperregion erstreckt. Im lebendigen Körper sind sie fließende Medien, die auf physischen und emotionalen Stress zu reagieren scheinen und sich dann mit der Zeit in reaktiver Form verhärten. Auch wenn es noch weiterer Forschung bedarf, um dies wissenschaftlich zu belegen, gibt es doch viele Erfahrungswerte, die darauf hindeuten, dass die Faszien die emotionale Aufladung von Traumata und sogar die Erinnerungen an Traumata speichern oder zumindest Zugang zu diesen Erinnerungen bieten. Auf diese Weise eröffnet die Arbeit mit den Faszien eine umfassende Möglichkeit zum Auflösen von Traumata in allen Teilen des Körpers, wobei zugleich die im Körper gebundenen Emotionen losgelassen werden. So werden uns die Erinnerungen und Glaubenssätze bewusst, die mit den traumatischen Erlebnissen verbunden sind, und wir können sie auflösen. Geschieht dies, entspannt sich auch das Nervensystem im parasympathischen Modus, und wir lassen Anspannungen und Konstriktionen im gesamten Körper los.

Der *Realization Process* konzentriert sich auch auf die subtileren Facetten des Körpers, nämlich Energie und Bewusstsein. Da diese Aspekte unseres Selbst sich zumeist einer genaueren wissenschaftlichen Untersuchung entziehen, werden sie in der heutigen wissenschaftlich orientierten Kultur der Körperpsychotherapie häufig nicht integriert. Doch wie die folgenden Kapitel zeigen, werden sie als primäre Aspekte unseres Seins erlebt und spielen daher eine entscheidende Rolle bei der Traumatherapie und Heilung. Der *Realization Process* bietet eine Methode zur Verfeinerung und Vertiefung unseres inneren Kontakts mit unserem Körper, damit wir mit den subtileren Teilen von uns selbst in Kontakt kommen und leben.

Wie viele der heutzutage angewendeten transpersonalen Methoden der psychischen Heilung schließt sich auch der *Realization Process* der Kategorie spiritueller Lehren an, die unter den Begriff *Nichtdualität* fallen. *Nichtdualität* ist allerdings eher ein Dachbegriff, unter dem eine ganze Reihe spiritueller Sichtweisen zusammengefasst wird, einschließlich solcher, die eine Seinsebene anerkennen und anderer, die dies nicht tun. Hier unterscheidet sich der *Real-*

*ization Process* von den meisten anderen nondualen Ansätzen, weil er Übungen beinhaltet, die dazu dienen, das Vorhandensein eines subtilen Einheitsbewusstseins zu entdecken, das unseren gesamten Körper und unsere Umgebung durchdringt.

Ein weiterer Unterschied zwischen dem *Realization Process* und anderen nondualen Lehren liegt darin, dass das Erkennen der Nichtdualität hier nicht gleichgesetzt wird mit der Auslöschung erlebter Individualität. Viele nonduale Psychotherapien haben zum Ziel, das Gefühl der individuellen Existenz zu minimieren, einschließlich der Fähigkeit zu denken und zu fühlen und die eigene Geschichte, Vorlieben und Wünsche anzunehmen. Bei der hier präsentierten Methode ist es anders, denn wenn wir uns selbst als elementares Bewusstsein erkennen, wird der innere Kontakt mit uns selbst eher vertieft und kann reifen, statt ausgelöscht zu werden. Dadurch werden alle unsere menschlichen Fähigkeiten geheilt und vertieft.

Viele Menschen mit spiritueller Erfahrung, die als Klienten zu mir kommen, fragen, ob Meditation nicht ausreicht, um ganz und heil zu werden, oder ob wir die Konstriktionen in unserem Körper nicht lösen können, ohne psychologische Erkenntnisse. Ich selbst glaube, dass es nur dann zu einer bleibenden Heilung kommt, wenn die psychologische Erkenntnis ein Teil des Prozesses ist. Wir müssen unsere Geschichte kennen, um den genauen Pfad unserer traumabedingten Konstriktionen zu finden und zu lösen. Wir müssen uns auch unserer unbewussten Erinnerungen und Glaubenssätze bewusst werden, welche die Wahrnehmung von uns selbst und unserer Umgebung prägen und unsere Entscheidungen beeinflussen.

Wenn Sie die Situationen nicht verstehen, die zu ihren Konstriktionsmustern geführt haben, dann werden Sie sich wahrscheinlich einfach nur umorganisieren, wenn sich in Ihrem Leben ähnliche Situationen ergeben. Wenn Sie sich beispielsweise als kleines Kind als Reaktion auf ein aggressives, wütendes Elternteil in panischer Angst zusammengezogen haben, dann ist es gut, das zu wissen, denn Sie werden als Erwachsener vermutlich die gleiche Angst spüren, wenn es um Konflikte mit Ihren Liebsten und Nächsten geht und diese möglichst zu vermeiden suchen. Wenn Sie die genauen Umstände kennen, die ihre Konstriktionsmuster verursacht haben, können Sie in Ihrem heutigen Leben und Ihren Beziehungen offen und flexibel bleiben.

Der *Realization Process* ist auch eine Beziehungstherapie, weil er versteht, dass wir uns – vor allem in der Kindheit – in den Beziehungen zu den ersten Menschen, die wir lieben und auf die wir uns verlassen, selbst begrenzen und fragmentieren. Damit wir diese Zersplitterung heilen können, müssen wir uns natürlich an die Herausforderungen dieser frühen Beziehungen erinnern. Wie bei den meisten beziehungsorientierten Psychotherapien wird die Kultivierung unserer Fähigkeit, echte, authentische Verbindungen zu anderen aufzubauen, als ein Zeichen psychischer Gesundheit gewertet. Im Gegensatz zu anderen Beziehungsmodellen werden die Wege, in denen wir uns begrenzt haben, hier jedoch nicht rein auf mentaler Ebene betrachtet, sondern auch als Muster, die im Gewebe unseres Körpers gespeichert sind. Zusätzlich wird die Erkenntnis des elementaren Bewusstseins angewendet, um Menschen bei der Heilung von Beziehungswunden zu unterstützen. Da dieses Bewusstsein so erlebt wird, dass es uns selbst und andere zur gleichen Zeit durchströmt, kann uns dies für die Freude öffnen, Einheit mit einem anderen Menschen zu erfahren, ohne die Sicherheit des inneren Kontakts mit uns selbst zu verlieren.

## Die Entwicklung des *Realization Process*

Als ich den frühen 1970er-Jahren mit der Entwicklung des *Realization Process* begann, war ich noch keine ausgebildete Psychotherapeutin. Ich kannte weder das florierende Feld der transpersonalen Psychotherapie noch das der zeitgenössischen Spiritualität. Auch mit meinen Studien asiatischer Philosophie hatte ich noch nicht begonnen, und mir war nicht bewusst, dass ich mich auf einem Weg des spirituellen Erwachens befand. Die frühen Versionen der Übungen, die Sie in diesem Buch finden, kamen zu mir, als ich in meinem Tanzstudio in Manhattan auf dem Fußboden lag. Nach einer schweren Verletzung kämpfte ich darum, mich von einer desaströsen Operation an meiner Wirbelsäule zu erholen. Ich trauerte um den Verlust meiner Karriere und der Beweglichkeit, die ich als durchtrainierte, moderne Tänzerin gehabt hatte. Durch die Operation fühlte sich mein unterer Rücken an, als sei dort ein kompakter Ziegelstein. Keine der Heilungsmethoden, die ich ausprobiert hatte, konnte dieses Gefühl der Starre lösen. Ich fühlte mich von allen und jedem verlassen: von der Schulmedizin, den alternativen Heilern, die ich konsultiert hatte, und dem Glück, das mir bislang im Leben zuteil geworden war. Kurzum: Ich war verzweifelt. Ich lag auf dem Boden und versenkte mich so tief wie ich konnte in mich selbst, auf der Suche nach dem Schlüssel, der mich aus dieser scheinbar ausweglosen Lage befreien konnte. Und Stück für Stück fand ich ihn.

Ich entdeckte, dass – wenn ich mein Gewicht in den Boden sinken ließ – Energieströme aus ihm zu kommen schienen, die meinen Körper ohne einen Einsatz von meiner Seite ins Gleichgewicht brachten. Je feiner ich den Fokus auf mein Körperinneres richtete, umso stärker konnte ich spüren, wie die Energie in meinem Körper floss.

Als ich mich schließlich auf den innersten vertikalen Kern meines Körpers konzentrierte, betrat ich ein Erfahrungsfeld, das noch feinstofflicher war als Energie. Es fühlte sich an wie ein Urbewusstsein, das meinen Körper und alle Objekte im Raum durchströmte. Ich fand mich in einer transparenten Welt wieder, in der ich mich selbst und alles andere in meinem Umfeld gleichzeitig als fest und durchlässig erlebte, als würde alles aus Bewusstsein bestehen.

Ich nahm plötzlich wahr, dass es noch andere verhärtete Bereiche in meinem Körper gab, die sich so ähnlich anfühlten wie der Ziegelstein in meinem unteren Rücken. Es waren Stellen, an denen ich nicht mit mir selbst in Kontakt kommen konnte, die sich nicht mit dem Atem bewegten. Sie fühlten sich starr und zäh an. Wenn ich mich jedoch auf eine bestimmte Art und Weise auf sie fokussierte, begannen sie sich zu lockern. Sie waren nicht komplett statisch.

Es handelte sich um zusammengezogene Bereiche, eingefrorene Schutzbewegungen, die in sich genau die richtige lösende Gegenbewegung bargen. Es waren Teile meiner selbst, die ich zusammengezogen hatte. Durch den Prozess der Lockerung traten Erinnerungen und Emotionen aus meiner Kindheit und sogar wie ich mich in jüngeren Jahren gefühlt hatte ans Licht.

Nach meiner Verletzung verdiente ich mein Geld noch immer damit, in meinem Studio Unterricht zu geben, so wie ich es getan hatte, als ich noch tanzen konnte. Das bedeutete, dass ich alle paar Tage vom Boden aufstehen und mich einer Gruppe von Menschen stellen musste, die erwarteten, dass ich ihnen etwas über Bewegung beibrachte. Ich begann sie zu lehren, was ich gerade selbst über die subtileren Aspekte des Körpers lernte und entdeckte dabei, dass es ihr Bewegungsspektrum bereicherte, wenn sie den Innenraum ihrer Körper stärker bewohnten und diese feineren Aspekte von sich selbst wahrnahmen. Ihre Körper waren stärker in Balance, fließender und ausdrucksstärker. Sie schienen wie von innen heraus zu leuchten. Insofern entstand der *Realization Process* nicht nur als Antwort auf meine eigene Situation, sondern wurde auch durch die Bedürfnisse meiner Schüler geformt, so wie es heute immer noch der Fall ist.

In dieser ersten Zeit des Heilens und Lehrens hatte ich einen Traum, den ich damals noch nicht verstand. In diesem Traum betrat ich eine Bühne und vollführte dort einen langsamen Tanz. Bühne und Theater lagen komplett im Dunkeln, aber mein Körper bestand aus Licht. Bald schon sollte ich entdecken, dass es im Körper diese grundlegende Einheit gibt, dieses eine Licht, das bis in die traumabeladenen Erstarrungen und abgespaltenen Bereiche des Körpers reicht und diese heilen kann.

## Über dieses Buch

Dies ist mein sechstes Buch über den *Realization Process* und zugleich das erste, das sich vollständig auf seinen Einsatz zur Heilung von Traumata konzentriert. Ich beginne mit einer detaillierten Beschreibung, wie sich unser Körper als Reaktion auf Traumata organisiert und anpasst. In Kapitel 2 (→ Seite 41 ff.) geht es darum, sich selbst als elementares Bewusstsein zu erfahren und um die Qualitäten des Seins, die sich aus dieser Erfahrung ergeben. Kapitel 3 (→ Seite 51 ff.) beschreibt, wie das Bewohnen des Körpers Heilung fördert, indem es zu innerer Einheit, Ruhe, Resilienz und Erdung beiträgt. Wie wir die Qualität unserer Intelligenz, Liebe, Stimme, Kraft und Sexualität unmittelbar spüren und diese lebenswichtigen Aspekte von uns selbst von der erdrückenden Wirkung von Traumata befreien können, ist das Thema von Kapitel 4 (→ Seite 79 ff.). Als nächstes erfahren Sie, wie Sie auf einen feinstofflichen Kanal zugreifen können, der durch die Vertikalachse von Torso, Nacken und Kopf verläuft. Dieser spirituell Praktizierenden schon lange bekannte feinstoffliche Kern des Körpers stellt nicht nur den Zugang zum elementaren Bewusstsein dar, sondern zugleich auch den tiefsten Kontakt, den wir mit unserem individuellen Sein haben können. Aus der Tiefe dieses Kanals heraus blicken wir mit der größten Distanz auf die Welt um uns herum und erkennen dabei, dass wir eine Einheit mit ihr bilden. Wir gewinnen einen Überblick über unsere Gedanken, Emotionen und Körperempfindungen – nicht um uns vom Inhalt der jeweiligen Erfahrungen zu distanzieren, sondern um sie zu entwirren, sodass wir uns dem Fluss des Lebens anvertrauen können (Kapitel 5 → Seite 103 ff.).

In Kapitel 6 (→ Seite 123 ff.) beschreibe ich, auf welche Weise Traumata unsere Sinne beeinflussen und wie unsere Wahrnehmung durch die Erinnerung an schmerzliche und grobe Sinneserfahrungen begrenzt und verzerrt wird. Wenn wir die traumatisch bedingten Begrenzungen unserer Sinne auflösen, erscheint uns unser Umfeld lebendiger und einheitlicher. Wir haben das Gefühl, die Welt klarer und unmittelbarer wahrzunehmen. In Kapitel 7 (→ Seite 141 ff.) liegt der Schwerpunkt auf Beziehungen und darauf, wie das Bewohnen des Körpers, das Erfahren des elementaren Bewusstseins und das Loslassen der im Körper verankerten Folgen von Beziehungstraumata dazu beitragen können, dass wir uns im Kontakt mit anderen sicher fühlen. Als elementares Bewusstsein können wir tiefe Nähe zu anderen erfahren, ohne im Inneren den Kontakt zu uns selbst zu verlieren. Wir können auch die traumabasierten Ängste und Projektionen durchschauen, die sich in unseren

Beziehungen zeigen, sodass unsere traumatische Vergangenheit uns nicht mehr daran hindert, uns der Liebe zu öffnen.

Im nächsten Schritt lernen Sie den *Realization Process* kennen, mit dessen Hilfe Sie die durch Traumata hervorgerufenen Körpermuster erkennen und auflösen können. Es handelt sich hierbei um eine einzigartige und effektive Technik, die den feineren Fokus unserer subtilen Seinsbereiche darauf richtet, die Haltemuster im Körper entlang ihrer genauen Entstehungswege aufzulösen. Diese präzise Vorgehensweise befreit uns nachhaltig von unserer traumatischen Geschichte. Dies geschieht mit der Freisetzung der in den Haltemustern steckenden Emotionen, dem Aufdecken traumatischer Erinnerungen, dem Auflösen erlebnisbedingter falscher Glaubenssätze und den Verkörperungstechniken des *Realization Process* (→ Seite 181 ff.). In Kapitel 9 (*Ängste und Depressionen* → Seite 193 ff.) zeige ich Ihnen, wie der *Realization Process* dazu beitragen kann, sich von Ängsten und Depressionen zu befreien. Das letzte Kapitel (→ Seite 207ff.) beleuchtet das Verhältnis von Traumaheilung und spirituellem Erwachen. Dabei gehe ich vor allem auf verschiedene Fehlinterpretationen verbreiteter spiritueller Lehren ein, die Traumata eher verstärken können als sie zu heilen. Im gesamten Buch finden Sie Übungen des *Realization Process*, die Sie dabei unterstützen sollen, Ihren Körper zu bewohnen, sich auf die elementaren Qualitäten Ihres Seins einzustimmen, sich als den Urgrund des Bewusstseins zu erleben und andere Menschen als solche wahrzunehmen und entsprechend mit ihnen in Beziehung zu treten.

Des Weiteren gibt es einen Anhang (→ Seite 219 ff.), der sich an Psychotherapeuten und andere Heiler richtet, die gerne mit dem *Realization Process* arbeiten möchten. Hier erkläre ich, wie das Erkennen des elementaren Bewusstseins die therapeutische Beziehung verbessert und wie die Übungen des *Realization Process* bei der Behandlung bestimmter Persönlichkeitsmuster ergänzend eingesetzt werden können.

Möge dieses Buch Ihre Heilung unterstützen und Ihnen helfen, die Einheit in sich selbst und das Einssein in Ihnen und mit der Welt um Sie herum zu entdecken.

# 1
# Wie wir uns selbst organisieren

*Vergessen wir nicht, dass auch eine Faust*
*einmal eine geöffnete Hand war.*

YEHUDA AMICHAI

Von Beginn unseres Lebens an, sogar schon vor unserer Geburt, organisieren wir uns selbst als Reaktion auf unsere Umwelt. Wir ziehen uns körperlich und psychisch von allem zurück, das schmerzlich ist oder uns überfordert. Dabei ziehen wir diejenigen Teile von uns zusammen, die den Schmerz empfinden. Unsere Abkehr von starken Sinnesreizen ist nicht nur ein mentaler Prozess. Es ist ein tatsächliches Zusammenziehen gegen das Gefühl des Schmerzes.

Ein Trauma ist meiner Definition nach ein Ereignis, das zu intensiv, schmerzhaft (emotional oder körperlich) oder verwirrend ist, um vollständig angenommen zu werden. Bei schweren Traumata, wie beispielsweise sexuellem Missbrauch, spalten Menschen sich oft komplett von ihrem Körper ab, manchmal bis zu dem Punkt, dass sie den Körper sozusagen verlassen und das Geschehen von außen betrachten. In der Kindheit können selbst kleine und gewöhnlich erscheinende Ereignisse traumatisch sein. Die resultierenden Traumata werden gelegentlich als Entwicklungs- oder Beziehungstraumata bezeichnet. So kann es zum Beispiel traumatisch sein, wenn das Gesicht der Mutter statt wie gewohnt liebevoll plötzlich traurig oder wütend ist. Auch der Verlust einer geliebten Person oder eines geliebten Haustiers kann die Verarbeitungsfähigkeit des Kindes übersteigen. Dies ist besonders dann der Fall, wenn wohlmeinende Erwachsene versuchen, dem Kind zuliebe keine Trauer zu zeigen und fröhlich zu bleiben. Angeschrien oder bestraft zu werden, und sei es auf eine Weise, die den Eltern milde erscheint, kann bei einem

Kind ein solches Maß an Scham oder Angst hervorrufen, dass das Geschehen nicht vollständig verarbeitet wird. Ich habe einmal mit einer Frau gearbeitet, die als Kind bestraft wurde, indem man sie auf ihr Zimmer schickte. Diese Bestrafung, die auf den ersten Blick wesentlich harmloser erscheint als eine Ohrfeige oder Schläge, war für meine Klientin noch dreißig Jahre später mit Angst, Scham und dem Gefühl verbunden, verstoßen worden zu sein – einem Gefühl, das sie ihr gesamtes Leben lang in ihrem Körper getragen hatte.

Wir organisieren uns als Reaktion auf Traumata über das Medium der Faszien. Faszien sind Fasern, die den gesamten Körper durchziehen und jeden noch so kleinsten Körperteil umhüllen. Über die Faszien können wir alle Teile unseres Körpers zusammenziehen. Wir können uns selbst im tiefsten Inneren unseres Körpers auf eine Weise einschnüren, die für den äußeren Betrachter schwer zu entdecken ist. Schon durch eine winzig kleine Bewegung der Faszien in unserer Brust können wir beispielsweise unsere Fähigkeit, zu lieben, stilllegen.

Da die Faszien als verbundenes Gewebe überall im Körper miteinander vernetzt sind, sind sie ein Maßstab für unsere innere Ganzheit. Wenn wir die Faszien in einem Teil unseres Körpers zusammenziehen, entsteht in anderen Bereichen des Körpers ebenfalls ein Zug. Es ist, wie wenn man einen Ballon verdreht: Schon ein geringer Zug an einer Stelle kann die gesamte Form des Ballons verändern. Bei einem Menschen gibt es nicht nur eine einzige Verdrehung, sondern ein komplexes Muster von zusammengezogenen Bereichen, von denen jeder eine eigene Spannung im Körper erzeugt.

Wenn im Zeitverlauf immer wieder die gleichen Konstriktionsbewegungen stattfinden, können sie zu unbewussten Standardreaktionen werden. Sie werden dann jedes Mal aktiviert, wenn Umstände auftreten, die den traumatischen Ereignissen unserer Kindheit ähneln. So kann es beispielsweise sein, dass wir unseren Kopf ähnlich wie eine Schildkröte leicht einziehen, wann immer wir einer Autoritätsperson begegnen, sofern wir dies als Kind gegenüber einem dominanten Elternteil getan haben. Dieses gewohnheitsmäßige Echo unserer Kindheit hält uns davon ab, Autoritätspersonen im

Hier und Jetzt wahrzunehmen. Es schränkt unsere Fähigkeit ein, sie klar zu sehen, ohne uns eingeschüchtert oder bedroht zu fühlen.

Unsere wiederholten Konstriktionsbewegungen als Reaktion auf Kindheitstraumata können auch dazu führen, dass die Faszien verkleben und in der zusammengezogenen Form verharren. So entstehen chronisch verhärtete Bereiche im ganzen Körper. Anders gesagt: Die leichte, schildkrötenartige Kopfbewegung kann irgendwann zu einer Körperhaltung erstarren, die permanent zu sein scheint.

Das mag wie eine Horrorgeschichte klingen, ist aber in Wahrheit normaler menschlicher Alltag. Wir alle wachsen durch die Haltemuster in unseren Faszien auf irgendeine Weise mit eingeschränkten Fähigkeiten auf, wie zum Beispiel der Fähigkeit zu lieben, frei zu sprechen oder klar zu denken. Auch wenn wir vielleicht spüren, dass Teile unseres Körpers nicht frei von Anspannung sind, kommen nur die wenigsten auf die Idee, dass ihre Fähigkeit, das Leben anzunehmen und sich darauf einzulassen, eingeschränkt sein könnte, es sei denn, die Einschränkung ist schwerwiegender Art. Die meisten von uns nehmen ihre Einschränkungen hin und denken: „So bin ich eben." Doch wir haben die Form dessen, was wir jetzt sind, bereits als Kinder in Reaktion auf andere Menschen, speziell unsere Bezugspersonen, und auf die Sinnesreize unserer Umgebung gebildet. Wir alle haben unser einzigartiges Design entwickelt, das bestimmt, wie offen oder blockiert wir für bestimmte Stimuli sind. Diese Selbstorganisation ist in der Regel weder bewusst noch willentlich. Es ist eine spontane, unbewusste Reaktion auf unsere Umgebung.

Unsere individuelle Kombination aus Offenheit und Konstriktion bestimmt, wo wir in uns selbst leben. Wenn wir unser Becken zusammengezogen haben, werden wir mehr in der oberen Körperhälfte leben und dort das Leben auch am stärksten erfahren. Dort, wo wir in uns leben, sind wir bereit für Erfahrungen und reagieren auf unsere Umgebung. Wenn wir uns in der Brust zusammengezogen haben, im Kopf aber offen geblieben sind, werden wir dazu neigen, stärker über das Leben nachzudenken, statt emotional zu reagieren. Überall dort, wo wir offen und in Verbindung mit uns selbst sind, können wir besser mit anderen Menschen in Kontakt treten. Das wirkt sich auf alle unsere Beziehungen aus und erzeugt die jeweiligen befriedigenden beziehungsweise schwierigen Erfahrungen, die wir in unseren Partnerschaften machen.

Es gibt einen direkten Zusammenhang zwischen unseren menschlichen Fähigkeiten und unserer physischen Anatomie. Wir können beispielsweise nur dann Weinen verhindern, wenn wir die Körperteile zusammenziehen, die am Vorgang des Weinens beteiligt sind. Wenn wir verhindern wollen, dass wir sexuelles Verlangen oder sexuelle Ängste spüren, müssen wir die Teile unseres Körpers zusammenziehen, die an der Entstehung sexueller Erregung beteiligt sind. Das Ausdrücken von Wut können wir nur dadurch unterdrücken, dass wir unsere Kehle verschließen und zusätzlich, um die Wut nicht spüren zu müssen, unseren Bauch und andere Körperteile zusammenziehen, die an diesem Gefühl beteiligt sind.

Sie können es gern selbst ausprobieren. Wenn Sie Zugang zu Ihren eigenen emotionalen Reaktionen haben, dann nehmen Sie sich einen Moment Zeit und erzeugen Sie ein Gefühl der Wut. Versuchen Sie dann, diese Wut zu unterdrücken, zu verhindern, dass Sie sie spüren, und beobachten Sie, was in Ihrem Körper geschieht. Sie können das Gleiche mit Traurigkeit, Besorgnis oder Angst versuchen. Der Körper ist als Erfahrungsinstrument unmittelbar an der Unterdrückung des Erlebens beteiligt.

Jeder Teil des Körpers kann auf diese Weise eingeschnürt werden. Wir begrenzen unsere Sehfähigkeit, um die Auswirkungen von verwirrenden oder schmerzlichen visuellen Eindrücken zu lindern, wenn wir beispielsweise erleben, wie ein Elternteil ein Geschwister schlägt oder eine geliebte Person uns einen wuterfüllten Blick zuwirft. Ein sensitives Kind kann sogar seine Sehfähigkeit einschränken, um leuchtende Farben auszublenden oder beängstigende Bilder in Büchern oder im Fernsehen. Auch das Hörvermögen lässt sich einschränken, um grobe Geräusche, wie wütende Stimmen oder das Ticken einer Uhr, zu dämpfen. Wenn sie zu chronischen Haltemustern werden, begrenzen diese konstriktiven Sinneswahrnehmungen unsere Fähigkeit, die Welt in ihrer ganzen

Lebendigkeit wahrzunehmen. Auch hier ist den meisten Menschen nicht bewusst, dass sie eine Art von „heruntergedimmter" Version ihrer Umgebung erleben. Sie nehmen einfach an, dass die Dinge so aussehen und klingen, wie sie ihnen erscheinen. Erst nach dem Lösen der chronischen Haltemuster in ihren Sinnen zeigt sich ihnen die ganze Schönheit der Welt, und die Wahrnehmung wird zu einem Quell der Freude.

Selbst unsere Haut ziehen wir als Reaktion auf schmerzhafte oder stark stimulierende taktile Reize zusammen. Später, als Erwachsene, schränkt diese Konstriktion unsere Fähigkeit ein, sinnliche Freuden zu erleben, aber auch physischen Schmerz. Einer meiner Klienten erzählte mir, er sei als Kind regelmäßig von seinem Vater mit einem Gürtel geschlagen worden, habe aber währenddessen nie Schmerz verspürt. Er hatte sich selbst abgestumpft sowohl für den körperlichen Schmerz als auch für die Demütigung, geschlagen zu werden. Als er mir davon berichtete, blähte er seine Brust stolz und trotzig auf: Er hatte seinem Vater nicht erlaubt, ihm wehzutun. Ich musste tief in seine Augen schauen, um das verängstigte, wütende, beschämte Kind zu sehen, das vor Schmerz das Gesicht verzog. Mir wurde bewusst, dass dieser Ausdruck im Hintergrund immer vorhanden war, ganz gleich, was er vordergründig ausstrahlte. Aber er musste wieder in Kontakt mit den Teilen seines Körpers kommen, die misshandelt worden waren, bevor er seinen Schmerz selbst wahrnehmen konnte. Im Verlauf unserer gemeinsamen Arbeit wurde deutlich, dass er sogar die Haut seines Gesäßes als Schutz vor dem Gürtel seines Vaters zusammengezogen hatte. Als er dieses Haltemuster gelöst hatte, gestand er mir, dass er zum ersten Mal Freude an den Berührungen seiner Frau auf seiner nackten Haut empfand.

Die Konstriktionen, die wir haben, dienen dem lebenswichtigen Zweck, uns intakt zu halten. Sie helfen uns, nicht die zentrale Organisationsfunktion zu verlieren, die den Überblick über uns und unser Umfeld hat. Sie ermöglichen uns, mit unserer Umgebung klarzukommen, sodass wir nicht von ihr überwältigt werden, und sie ermöglichen es, uns so weit im Griff zu haben, dass wir weitestmöglich die Liebe und Anerkennung der Bezugspersonen behalten, die wir für unser Überleben und unsere Entwicklung benötigen. Obwohl unsere Konstriktionen uns also einschränken und manchmal sogar fragmentieren, helfen sie uns auch, nicht zu zerbrechen. Sie schützen uns vor dem Grad an Überforderung, der in extrem traumatischen Situationen zur Auflösung unseres Selbstgefühls führen kann, unseres Gefühls dafür, als einzelne, zusammenhängende Person im Zeitverlauf zu existieren.

Wir alle wachsen in irgendeinem Maße mit Einschränkungen auf. Wir sind in geringerem Maße emotional empfänglich, weniger fähig, sexuelle Lust zu erleben, weniger kreativ oder intelligent als wir sein könnten. Die Welt, in der wir leben, hat hierdurch in gewissem Maße einen Teil ihres Glanzes verloren: Farben, Geräusche und Strukturen sind weniger lebendig und intensiv. Wenn wir die Konstriktionen lösen, stellen wir die Fülle unserer natürlichen Fähigkeiten und die Klarheit der Welt um uns herum wieder her.

Die meisten Konstriktionen in unserem Körper haben ihren Ursprung in der frühen Kindheit. Einige Muster entstehen jedoch auch später als Reaktion auf Gleichaltrige und andere Erwachsene. Viele Jungen organisieren beispielsweise in der Schule ihren Körper, um sich vor der Bedrohung durch körperliche Angriffe von Schulkameraden zu schützen. Vor einigen Jahren kam ein Psychotherapeut zu mir, der einige der besten Eigenschaften unseres Berufs verkörperte. Sein Gesicht war offen und verständnisvoll, seine Art sanft, aber gleichzeitig geerdet und direkt. Im Zusammensein mit ihm wurde mir bewusst, dass viele Menschen unserer Generation – wir waren etwa gleich alt – es geschafft hatten, einige der schlimmsten geschlechtsspezifischen Stereotype zu überwinden. Ich sah in ihm weder männliche Arroganz noch ein Bedürfnis, andere zu dominieren oder einzuschüchtern. Er schien mir auf Augenhöhe zu begegnen, ohne sich und seine Stärke aufzuplustern oder zu verbergen.

Dennoch gab es da einen Anteil, der irgendwie nicht mit seinem restlichen Verhalten in Einklang stand. Zwar saß er bequem auf dem Sofa, doch seine Arme schienen wie an seinen Oberkörper angenagelt zu sein, starr und gleichzeitig energiegeladen, als könnten sie jeden Moment in Aktion treten. Er selbst schien sich der widersprüchlichen Botschaften, die sein Körper ausstrahlte, keineswegs bewusst zu sein. Im Gespräch stellte sich heraus, dass er zwar Jahre lang in Therapie war und dabei seine frühe Kindheit und das Verhältnis zu seinen Eltern gründlich untersucht hatte, doch die Zeit als Jugendlicher unter Gleichaltrigen war nie Thema gewesen. Er wuchs in einem ärmlichen Viertel auf, in dem frustrierte junge Männer sich zusammenrotteten und in dem jedes Verhalten bestraft wurde, das als illoyal galt. Mein Klient war kein Kämpfer. Er hatte versucht, durch Lernen und Bildung dem Elend zu entkommen, das er um sich herum erlebte. Folglich verbrachte er die Zeit nach der Schule in Büchereien und in einem Debattierteam seiner Schule. Aber um zur Schule oder Bücherei zu kommen, musste er durch Straßen voller junger Männer gehen, die Kämpfer waren und ihn jederzeit körperlich bedrohen konnten. Er hatte gelernt, sich in einer Haltung der Stärke zu organisieren, seine Arme so zu halten, als wäre er jederzeit bereit, zuzuschlagen. Auch jetzt noch, viele Jahre später und in einem friedlichen Leben angekommen, war sein Körper auf Kampf eingestellt.

Jugendliche organisieren sich auch, um den Stereotypen männlicher und weiblicher Attraktivität zu entsprechen. Bei Mädchen kann es darum gehen, Aufmerksamkeit auf Brüste, Po oder Beine zu lenken. Es ist aber auch möglich, dass sie gerade diese Teile ihrer Person verbergen möchten, als Schutz vor dem Grad oder der Art an Aufmerksamkeit, die sie plötzlich erhalten.

Damit Konstriktionsmuster in unserem Körper zu Haltemustern werden, müssen sie meist im Verlauf unserer Kindheit und Jugend öfter wiederholt werden. Eine Ausnahme bilden extreme Traumata wie sexueller Missbrauch oder Extremsituationen wie beispielsweise ein Autounfall. Im Fall einer Katastrophe verteidigen wir uns womöglich mit solcher Intensität, dass ein einziges Ereignis ausreicht, um eine bleibende Konstriktion auszulösen. Eventuell bleibt die Erinnerung dessen, was uns geschah, auch dann noch im Körpergewebe verankert, wenn die Verletzung selbst längst verheilt ist. Wir behalten die Erinnerung an die Auswirkung eines Autounfalls oder auch den Abdruck der Zange, die bei unserer Geburt eingesetzt wurde.

Auch als Erwachsene können wir noch Konstriktionsmuster bilden. In der Regel handelt es sich hierbei um Reaktionen auf extreme Traumata. Eine meiner Klientinnen litt unter einer schweren Konstriktion im Bauchraum. Als sie sie löste, kamen Erinnerungen an eine Erkrankung hoch, die sie rund zwanzig Jahre vorher als junge Frau gehabt hatte. Sie war gerade frisch verheiratet, und ihr Mann war von seiner Firma in ein kleines Land im Nahen Osten versetzt worden. Sie musste mit beängstigenden Symptomen ins Krankenhaus, umgeben von Fremden, deren Sprache sie nicht verstand. Nach mehreren Wochen Krankenhausaufenthalt wurde sie am Bauch operiert. Während dieser Zeit war ihr Mann arbeitsbedingt tagsüber nicht erreichbar, und sie beschrieb, dass sie sich nie zuvor in ihrem Leben so allein und verängstigt gefühlt habe. Die Konstriktion im Bauchraum war ihre Reaktion auf den invasiven Eingriff und auf die Angst- und Verlassenheitsgefühle, die sie überwältigten, als sie in ihrem Krankenhausbett lag.

Alle unsere Haltemuster beinhalten die Bewegung in die Konstriktion und daher auch den genauen Weg, wie man sie wieder lösen kann. Das bringt uns zurück zu unserer Ballon-Analogie. Wenn wir einen Ballon verdrehen und dann wieder loslassen, wird er entlang des Verdrehungsweges wieder in seine ursprüngliche Form zurückkehren. In einem späteren Kapitel dieses Buchs werde ich die Lösetechnik des *Realization Process* beschreiben (→ Seite 177 ff.), die den in den Verspannungen unseres Körpers gespeicherten Weg nutzt

## Wie Konstriktionen entstehen

Obwohl wir uns unbewusst und ohne Berechnung fragmentieren und konstringieren, verfolgen alle unsere Konstriktionen einen wichtigen Zweck. Die meisten dienen dem Schutz oder dem Erhalt der Liebe und Zustimmung der Bezugspersonen, die wir benötigen, um zu überleben und zu gedeihen. Wir verbergen dabei Anteile von uns, die Missfallen erregen könnten. Andererseits spiegeln wir aber beispielsweise auch unbewusst die Offenheits- und Schutzmuster unserer Bezugspersonen und später auch die von Gleichaltrigen. Auf diese Weise fügen wir uns in die Familie und den Freundeskreis ein und erleichtern die Verbindung und Kommunikation mit diesen Menschen.

Konstriktionen entstehen auch dort, wo uns die Kontaktreize durch Bezugspersonen fehlen, die wir bräuchten, um die Verbindung zu uns selbst zu vertiefen. In Teilen, die nicht auf diese Weise genährt werden, machen wir eventuell zu. Weitere Verformungen entstehen dadurch, dass wir versuchen, den Anforderungen und unausgesprochenen Bedürfnissen unserer Bezugspersonen zu entsprechen, indem wir beispielsweise leise sind oder Familienprobleme ignorieren, um unseren Platz als geliebtes und akzeptiertes Familienmitglied nicht zu verlieren. Wir können uns organisieren, um dem Bild zu entsprechen, das unsere Familie von uns hat, oder der Rolle, die wir innerhalb der Familiendynamik spielen, sei es die des „Taugenichts", der chronisch in einer Versagenshaltung verharrt, oder die des lieben, aber ein wenig einfältigen Familienmitglieds, das seine Intelligenz beschränkt hat. Wenn wir die Begrenzungen spüren, die unsere Konstriktionen uns auferlegen, können wir chronische Kompensationsmuster im Körper bilden, indem wir beispielsweise unsere Brust in einer Nachahmung von Stolz oder Kraft aufblähen.

### Schützen

Am häufigsten schnüren wir Bereiche von uns ein, um den Eindruck von schmerzhaften, verwirrenden oder überwältigenden Reizen zu mindern. Wenn Sie beginnen, diese Muster in Ihrem Körper zu lösen, werden Sie entdecken, dass die Bereiche mit verhärteten Faszien Ihre Kindersicht enthalten (Ihr Kinderdenken zum Zeitpunkt der Auslösung des Traumas), die Erinnerung an das Geschehen und die Gefühle, die sie damals empfunden haben.

Ich kann dies zwar nicht mit Zahlen belegen, aber es entspricht meinen Erfahrungswerten. In den vergangenen 35 Jahren habe ich beobachtet, wie Tausende Menschen beim Lösen ihrer Konstriktionen erneut Erinnerungen, Gefühle und Denkweisen aus der Kindheit erlebt haben. Aber nicht nur ich habe diese Beobachtung gemacht, sondern auch andere Körpertherapeuten berichten davon, wie beispielsweise Rolfing®- oder Craniosacral-Therapeuten.

Manchmal finden sich in einer Konstriktion verschiedene Erinnerungen und Alter. Die gleiche Bewegung in die Konstriktion hinein wird zu verschiedenen Zeitpunkten der Kindheit zum Schutz gegen ähnliche schmerzhafte Stimuli eingesetzt. Wenn Sie sich beispielweise im Magenbereich verkrampft haben, als sie als Zweijährige Angst vor der Wut Ihrer Mutter hatten, stellte sich die Verkrampfung wahrscheinlich an der gleichen Stelle erneut ein, als sie im Alter von sechs Jahren Angst vor dem ersten Schultag hatten oder eine andere Situation Ihnen Angst machte. Wenn Sie nun als Erwachsene beginnen, diesen Teil Ihres Körpers durch therapeutische Maßnahmen zu entspannen, entdecken Sie womöglich mehrere Erinnerungen an angsterfüllte Situationen in der frühen Kindheit.

Sich vor der Umwelt zu schützen bedeutet nicht nur, externe Reize abzuwehren, sondern alles in seinem Inneren zu behalten, dessen Ausdruck gefährlich sein könnte. Wenn beispielsweise die Wut eines Elternteils sich verstärkt, wenn das Kind bei der Bestrafung weint, dann lernt es, die Tränen zurückzuhalten. Vielleicht werden Tränen auch einfach nur zurückgehalten, weil man weiß, dass einen niemand trösten wird. Wenn es in Ihrer Familie gefährlich war aufzufallen, dann haben Sie sich womöglich eingeschnürt, um kleiner oder weniger bedrohlich zu wirken. Oder Sie haben Ihre eigene Wahrnehmung gedimmt und sind innerlich abgedriftet, um so zu tun, als seien Sie nicht wirklich da.

### Spiegeln

Unsere Körperorganisation dient auch dazu, die Offenheits- und Verteidigungsmuster unserer Eltern zu spiegeln. Wenn Ihre Eltern beispielsweise vorwiegend im Kopf (oder der Stirn) leben, aber emotional eher eingeschnürt sind, dann werden auch Sie vorwiegend im Kopf- oder Stirnbereich anwesend sein und emotional bis zu einem gewissen Grad zumachen. Spiegelungen entstehen genau wie Schutzmuster spontan und unbewusst und beruhen darauf, dass Kinder ihre Eltern insgesamt nachahmen. Ich habe häufig beobachtet, wie ein Kind mit einem Elternteil die Straße entlang ging und dabei genau den Rhythmus und die feinen Nuancen des Gangs dieses Elternteils spiegelte. Wenn die Sprachentwicklung einsetzt, werden oft nicht nur Akzent, Tonfall und Rhythmus der Sprache übernommen, sondern auch die von den Eltern beim Sprechen eingenommene Körperhaltung. Wenn ein Elternteil vorwiegend aus dem Brustraum heraus spricht, wird auch das Kind beim Sprechen stärker in der Brust anwesend sein als in anderen Körperteilen. Ist die Stimme des Elternteils eingeschnürt, wird diese Konstriktion beim Sprechen lernen womöglich vom Kind übernommen.

Ich habe einmal mit einem Mann gearbeitet, der über ein permanentes Gefühl der Anspannung in seiner Kehle klagte. Da die meisten unserer Sitzungen am Telefon stattfanden, entwickelte ich eine starke Sensibilität für seine Stimme. Ich konnte wahrnehmen, dass er in seiner Kehle eine Art von Druck erzeugte, sodass es so klang, als würde er die Worte herauspressen. Mir fiel auch auf, dass dieser Druck in der Stimme stets zunahm, wenn er über seinen Vater redete, den er als „geistreich und süffisant" beschrieb. Diese Qualität bewunderte er, außer wenn sich der bissige Humor seines Vaters gegen ihn selbst richtete. Als ich den Klienten bat, die Stimme seines Vaters zu imitieren, war er in der Lage, diesen Druck in der Kehle wahrzunehmen. Er erkannte, dass er beim Sprechen eine mildere Version davon einsetzte. Er hatte unbewusst von seinem Vater die Art des Sprechens übernommen als eine Form der Spiegelung dieses von ihm bewunderten Elternteils.

Kinder spiegeln nicht nur das, was sie sehen und hören, sondern auch das, was sie spüren. Als einfühlsame Kinder treten wir nicht nur von außen in Beziehung mit unseren Eltern, sondern auch innerlich. Auf diese Weise können wir Konstriktionen und Emotionen spiegeln, die tief im Inneren der Körper unserer Eltern verborgen sind. Ich erinnere mich an eine Frau, die einige Wochen in einem Ashram in Indien verbrachte. Sie erzählte mir, dass sie schon bei ihrer Ankunft zu weinen begann und gar nicht damit aufhören konnte. Nach einigen Tagen wurde ihr bewusst, dass sie ihre Mutter vermisste und große Trauer und Schuldgefühle empfand, weil sie sie alleingelassen hatte. Trotz der Intensität ihrer Gefühle ergab das Ganze nur wenig Sinn, denn ihre Mutter war sicher zu Hause in Brooklyn. Nach einer Woche herzzerreißenden Schluchzens wurde ihr schließlich bewusst, dass es ihr Vater war, der so intensiv um die eigene Mutter getrauert hatte, nachdem diese Selbstmord begangen hatte, als er noch ein Jugendlicher war. Die Geschichte war ein Tabuthema in der Familie, und die Frau hatte ihren Vater nie darüber reden hören, geschweige denn, dass er Emotionen gezeigt hätte. Aber sie hatte die Trauer und die Schuldgefühle in ihrem eigenen Körper mit sich herumgetragen, die er in dem seinigen eingeschnürt hatte.

Das Spiegeln ist ein komplexer Prozess. Die meisten von uns haben mehr als ein Elternteil in sich, hinzu kommen noch nahe Verwandte wie Großeltern, ältere Geschwister, Onkel und Tanten und eventuell sogar Stiefeltern oder Stiefgeschwister, mit denen wir leben und die wir spiegeln. Was genau wir spiegeln, hängt von verschiedenen Faktoren ab, wie beispielsweise der Persönlichkeit, mit der wir geboren wurden, unseren besonderen Gaben und Fähigkeiten und unserer Beziehung zu den einzelnen Familienmitgliedern. Die scheinbar angeborenen Aspekte unserer Persönlichkeit mit ihren Gaben und Herausforderungen sind ein Mysterium. Die Theorien reichen hier vom zufälligen genetischen Würfelwurf bis hin zu schwerer fassbaren Konzepten, wie beispielsweise Reinkarnation. Doch woher sie auch immer stammen, unsere Offenheits- und Konstriktionsmuster in den Faszien können erkannt und gelöst werden.

Ich darf ein weiteres Beispiel dafür anführen, auf welche Weise wir die Haltemuster unserer Eltern spiegeln können. Leslie machte sich ständig Gedanken über Geld. Obwohl er mittlerweile mit einer guten Rente in den Ruhestand gegangen war, Geld auf der hohen Kante hatte und ein schönes Haus besaß, kam immer wieder Angst in ihm hoch, wenn eine Rechnung ins Haus flatterte oder Reparaturen am Haus nötig waren. Er wusste, dass er in einer Familie großgeworden war, in der ständige Geldsorgen herrschten und dass sein Vater fürchtete, die Familie nicht durchbringen zu können. Obwohl Leslies Vater nicht schlecht verdiente, waren Leslies Eltern ständig auf der Suche nach Sonderangeboten und kauften nur in Billigmärkten ein. Leslie erkannte, dass das Denken seiner Familie auf den Erfahrungen der Kindheit seines Vaters während der Weltwirtschaftskrise beruhte, als dessen Familie sehr arm war. Der Vater musste oft in Anziehsachen zur Schule gehen, aus denen er längst herausgewachsen war, mit zu kurzen Hosen und Hemden, die wieder und wieder geflickt worden waren. Die anderen Kinder machten sich oft über ihn und den dürftigen Inhalt seiner Brotzeitdose lustig.

Leslie hatte eine chronisch eingefallene Brust. Im Verlauf unserer gemeinsamen Arbeit hatten wir verschiedene Gründe hierfür gefunden, und das Muster hatte begonnen, sich aufzulösen. Als Leslie über seine Geldsorgen und die seines Vaters sprach, wurde das Muster wieder ausgeprägter.

Wenn Klienten über ihre Kindheit sprechen, kommt es häufig vor, dass sich die Haltemuster im Körper, die mit den jeweiligen Erinnerungen verbunden sind, intensivieren und leichter zu erkennen sind – sowohl für den Beobachter (Therapeuten) als auch für den Klienten selbst.

Als Leslie über die Ängste seines Vaters sprach, konnte ich die eingeschnürte Brust des Vaters in Leslies Brust sehen. Sie fühlte sich ein wenig anders an, mehr nach tiefer Scham, und irgendwie auch naiver als die Muster in Leslies Körper, die sich auf seine eigene Kindheit bezogen. Ich bat Leslie, sich vorzustellen, sein Vater stünde vor ihm. „Wo in seinem Körper hält er seine Geldsorgen?“, fragte ich.

Als Leslie sich den Körper seines Vaters vorstellte, wanderten seine Hände zum oberen Brustbereich. „Hier!“, sagte er. „Und in seinem Solarplexus.“ Als Leslie die Geldsorgen seines Vaters in seinem eigenen Körper spürte, stieg zugleich ein tiefes Gefühl von Scham in ihm auf. „Das ist eine Scham, die ich immer schon tief in meinem Inneren gespürt habe. Aber ich wusste nie, wofür ich mich eigentlich schäme. Es ist seine Scham, die Scham meines Vaters.“

Es handelte sich um ein Muster, das Leslie von seiner frühen Kindheit an unbewusst gespiegelt hatte, zusammen mit einem unerklärlichen Gefühl der Schmach und ständigen Existenzsorgen. Die Erkenntnis, dass es sich um die Scham und die Sorgen seines Vaters handelte, machte es Leslie leichter, das Muster loszulassen.

### Nähren

Ganz gleich, wie offen Sie bei Ihrer Geburt sind: Sie benötigen die anregende Verbindung zu einem anderen menschlichen Wesen, um Ihre innere Verbindung zu sich selbst zu vertiefen und dadurch in Ihrer Auffassungsgabe, Ihren emotionalen Reaktionen und Ihren Körperempfindungen zu reifen. Eltern fördern ihre Kinder und helfen ihnen, Reife zu erlangen über das Medium des Kontakts. Wenn Eltern ihren Brustraum bewohnen, sind sie für emotionalen Kontakt verfügbar und werden diese Fähigkeit bei ihrem Kind nähren. Sind Eltern in ihrem Kopf anwesend und für intellektuellen Kontakt verfügbar, dann fördern sie diese Fähigkeiten in ihrem Kind. Eltern, die offen in ihrer Sexualität sind, werden durch den natürlichen, nichtsexuellen Kontakt zwischen ihrem eigenen Becken und dem des Kindes dem Kind helfen, Kontakt zu seinem eigenen Becken zu finden, sodass seine Sexualität in Ruhe heranreifen kann.

Wir neigen dazu, die Aspekte unseres Selbst einzuschnüren, die nicht durch elterlichen Kontakt genährt werden. Diese Teile sind zwar noch vorhanden, existieren jedoch in ihrem eigenen eingeschnürten Zustand. Spätere Lebensumstände oder therapeutische Methoden können helfen, diese schlafenden Teile unseres Selbst zu öffnen und reifen zu lassen.

Manchmal können Beziehungen, insbesondere intime Beziehungen zu Menschen, die nicht über die gleichen Konstriktionen verfügen wie man selbst, dazu beitragen, Fähigkeiten zu fördern, die in der Kindheit nicht genährt wurden. Die Anregung durch Bildung und Kunst kann ebenfalls dazu beitragen, eine stärkere Verbindung zu vernachlässigten und eingeschnürten Aspekten unseres Selbst herzustellen. Manchmal kann schon der Vorschlag, sich auf diese stillgelegten Aspekte des Selbst einzustimmen, wie dies in Teilen des *Realization Process* geschieht, ausreichen, um sie wieder zum Leben zu erwecken. Vielleicht geht es aber auch darum, Muster gezielt aus den Faszien zu lösen. Wenn ihre kindliche Fähigkeit zu lieben beispielsweise nicht durch elterliche Gegenliebe genährt wurde, müssen Sie eventuell zur Lösung der Konstriktionen im Brustbereich die gleiche gezielte Lösungsarbeit einsetzen wie bei Haltemustern, die zum Schutz entstanden sind.

### Anpassen

Wir organisieren uns auch als Reaktion auf ausgesprochene oder unausgesprochene Worte und Zeichen unserer Eltern und anderer wichtiger Bezugspersonen aus der Kindheit. Wenn Ihre Mutter traurig zu sein scheint, wann immer Sie traurig sind, dann versuchen Sie vielleicht, stets fröhlich dreinzuschauen. Wird dieser Gesichtsausdruck chronisch gehalten, kann er zu einer Art statischer Maske erstarren, die nichts mit dem zu tun hat, wie Sie sich wirklich fühlen. Wenn Ihre Mutter mit Haushalt und Kindererziehung überfordert scheint, unterdrücken Sie womöglich Ihre eigenen Bedürfnisse, um sie nicht noch mehr zu belasten. Das kann so aussehen, dass Sie Ihre Tränen zurückhalten, damit sie nicht noch die zusätzliche Aufgabe übernehmen muss, Sie zu trösten.

Kinder gedeihen, wenn sie Anerkennung erfahren. Sie nehmen die wechselnden Zustände von Zustimmung und Ablehnung in ihrer Umgebung ganz genau wahr. Wenn ihre Intelligenz gelobt wird, dann wird sie sich vertiefen und reifen. Wird ihre Zuneigung geschätzt, dann wird diese weiter erblühen. Sagt man ihnen jedoch: „Tu nicht immer so gescheit", dann schnüren sie womöglich das Instrument ihrer Intelligenz ein und geben einen Teil des Innenraums ihres Kopfes auf. Fordert man Kinder wiederholt und insbesondere verärgert dazu auf, leise oder weniger lebhaft zu sein, dann können sie dieser Aufforderung nur Folge leisten, indem sie ihre Stimme zurückhalten oder ihre Bewegungen bremsen. Ich arbeitete einmal mit einer Klientin, die immer wieder ermahnt worden war, während des täglichen Familiengebets still zu sitzen, denn Gott würde jede ihrer Bewegungen sehen und sie dafür bestrafen. Erst mit Vierzig wurde ihr bewusst, dass sie immer noch ein *Ganzkörperkorsett* an Anspannung trug, von dem sie geglaubt hatte, dass Gott es ihr abverlangte.

Manchmal bekommen Kinder auch vermittelt, dass ihre Sicht der Wirklichkeit verkehrt ist. So können Eltern zum Beispiel darauf bestehen, dass sie nicht wütend oder angetrunken oder traurig sind, obwohl das Kind dies genau spürt. Konfrontiert mit dem elterlichen Leugnen ihrer Wahrnehmung, akzeptieren Kinder oft das Wort der Eltern und stumpfen gegenüber ihrer eigenen Sicht, ihrem Gehör und ihrem Verstand ab, um sich anzupassen. Dabei werden Kinder manchmal vor eine furchtbare Wahl gestellt: Wahrheit oder Liebe. Sie können ihre eigenen Sinne und ihre Intelligenz begrenzen und geborgen im Schoß der Familie bleiben. Oder sie können ihre Sicht der Realität beibehalten, ihr Herz verschließen statt ihres Verstandes, und die Ablehnung der Familie ertragen. Häufig sieht man, wie Geschwister hier unterschiedliche Wege gehen, was zu komplexen Familiendynamiken führt.

### Kompensieren

Wenn wir älter werden und stärker in Kontakt mit Gleichaltrigen kommen, können ebenfalls Haltemuster entstehen, die die Begrenzungen kompensieren, die wir in uns selbst durch Schutz-, Anpassungs- oder Spiegelmuster erzeugt haben. Ein Kind, das beispielsweise durch ein dominantes oder misshandelndes Elternteil unterdrückt wurde, schränkt häufig sein natürliches Stärkegefühl im Körper ein, in der Regel durch eine Konstriktion im mittleren Bereich des Torsos. In der Schule und später am Arbeitsplatz kann es sich leicht von anderen Menschen überwältigt fühlen. Auch wenn das Einschränken der eigenen Stärke unbewusst erfolgt, kann das Gefühl aufkommen, weniger bedeutend oder stabil zu sein als andere. Um dies zu kompensieren, erhöhen einige Menschen ihre äußere Stärke, indem sie den Körper nach oben ziehen oder das Kinn beziehungsweise die Stirn herausfordernd nach vorne recken. Diese kompensierende Haltung ist in der Regel genauso unbewusst wie die ursprüngliche Konstriktion. Auch Kompensationsmuster können mit der Zeit zur Gewohnheit erstarren und zu Haltemustern werden.

## Fazit

Wenn wir die oben beschriebenen Muster in unseren Faszien auflösen, bekommen wir ein besseres Gefühl für unser inneres Volumen und den Raum, den wir einnehmen. Wir sind stärker mit uns selbst verbunden, und das bedeutet, dass wir uns auch wesentlich lebendiger fühlen.

Alle unsere Konstriktionen sind vergangene Ereignisse, die wir unbewusst festgehalten haben. Es sind eingefrorene Momente unserer Vergangenheit. Doch was gefroren ist, kann auch wieder auftauen, kann fließend werden. Wenn wir unseren Fokus auf diese starren Strukturen richten, können wir die in ihnen eingeschlossene Bewegung befreien und dann auch solche Teile unseres Körpers wieder bewohnen, die wir zuvor verloren hatten. Anstatt in Teilen in der Vergangenheit zu leben, können wir vollständiger im gegenwärtigen Moment präsent sein.

# 2

# Das elementare Bewusstsein

*Denn das Nichts des Zen ist nicht leblos wie Leere, sondern es ist im Gegenteil etwas sehr Lebendiges. Es ist nicht nur lebendig, sondern hat sogar ein Herz, ja mehr noch, es ist sich seiner selbst bewusst.*

SHIN'ICHI HISAMATSU

Beim *Realization Process* erfolgt die Genesung von einem Trauma durch das Lösen der starren Bereiche in den Faszien, das Ausführen bestimmter Übungen zum Bewohnen des Körperinneren und das Sich-Einstimmen auf den Raum des elementaren Bewusstseins, das alles durchdringt. Am Anfang stehen die Übungen zum Bewohnen des Körpers an und das Erkennen, dass wir alle elementares Bewusstsein sind. Erst dann wird mit dem Lösen der Haltemuster im Körper begonnen. Der Grund hierfür ist, dass wir zunächst die Sicherheit und Stabilität unserer grundlegenden Ganzheit erfahren sollten, bevor wir Muster lösen, die in unserer Kindheit einen wichtigen Schutzmechanismus dargestellt haben. Wenn wir unsere Offenheit für das Leben steigern, indem wir die starren Konstriktionen in unserem Körper lösen, öffnen wir uns nicht für das Nichts, sondern für den unerschütterlichen und einheitlichen Urgrund unseres Seins.

Für die meisten Menschen sind das Bewohnen des Körpers und das Erkennen ihrer selbst als elementares Bewusstsein neue Erfahrungen. In diesem Kapitel werde ich daher versuchen, das Erleben elementaren Bewusstseins zu beschreiben. Da es tatsächlich einfacher zu erfahren als zu erklären oder verstandesmäßig zu begreifen ist, werde ich Ihnen im folgenden Kapitel die wichtigste Übung des *Realization Process* vorstellen, mit der wir den Urgrund des Seins entdecken und uns als solchen begreifen können.

Da es uns bislang noch nicht gelungen ist, eine schlüssige wissenschaftliche Erklärung für das elementare Bewusstsein zu finden, kann ich nicht mit Sicherheit und in Begriffen, die uns im 21. Jahrhundert zufriedenstellen würden, sagen, was diese Erfahrung tatsächlich ist. Aber ich weiß, dass wir sie erleben können und dass wir tiefgreifend davon profitieren, wenn wir es tun.

Elementares Bewusstsein wird erlebt als eine grundlegende Stille, die zugleich spürbar und lebendig ist und unseren Körper und unsere Umgebung gleichermaßen durchzieht. Wenn wir uns als diese alles durchdringende Stille erkennen, scheint alles – all die *Inhalte* unserer Erfahrung – mit beispielhafter Klarheit aus dieser Stille zu entstehen, so als würden wir die Dinge zum ersten Mal so sehen wie sie tatsächlich sind.

Man könnte auch sagen, dass wir das Leben aus dem elementaren Bewusstsein heraus weniger durch unsere subjektive Brille sehen. Da das elementare Bewusstsein unser eigenes Bewusstsein ist, ist es eine Dimension unserer eigenen Subjektivität. Den meisten Wissenschaftlern und Philosophen ist inzwischen bewusst, dass wir die Realität nie völlig objektiv wahrnehmen können. Das Beobachtete wird durch den Beobachter stets in einem gewissen Maß interpretiert. Wir haben gelernt, die Welt, in der wir leben, auf der Grundlage unseres persönlichen und kulturellen Hintergrunds immer auf eine ganz bestimmte Weise wahrzunehmen und zu verstehen. Dennoch kann auch unser subjektiver Blickwinkel mehr oder weniger verzerrt sein. Wir können nahezu komplett in unserer eigenen Welt leben und alles, was wir sehen, mit unserer Vorstellungskraft und unseren Wünschen, Ängsten und Abneigungen einfärben. Eine andere Möglichkeit besteht darin, uns zunehmend für die Welt um uns herum zu öffnen und uns mehr und mehr auf das elementare Bewusstsein als den Urgrund unserer Erfahrung einzustimmen. Der japanische Zen-Philosoph *Nishitani*, der im 20. Jahrhundert lebte, nannte diesen Urgrund des Bewusstseins das „diesseitige Ufer" der Subjektivität.[1] Es ist eine subjektive Erfahrung des Lebens, die jedoch relativ frei ist von Fantasien. Wir spüren, dass wir realer werden und dass unsere Wahrnehmung der Umgebung aufrichtiger wird. Wenn wir uns auf diese grundlegende Authentizität eingestimmt haben, fällt es uns leichter, in uns selbst und in der Welt um uns herum Authentisches von Falschem zu unterscheiden, wie beispielweise im Verhalten und Tonfall anderer Menschen.

Elementares Bewusstsein unterstützt Entwirrung und Loslösung. Alle Bewegungen des Lebens fließen frei und ohne Hindernisse durch die Stille dieses Urgrunds. Wenn wir uns als elementares Bewusstsein erkennen, können wir diesen freien Fluss zulassen und damit die volle Wirkung und Intensität unserer Gefühle, Körperempfindungen, Gedanken und Wahrnehmungen, ohne dagegen anzugehen. Das elementare Bewusstsein ist daher die Grundlage unseres direkten und ungefilterten Kontakts zum Leben. Wenn wir etwas berühren, spüren wir tatsächlich, was wir berühren, und wenn wir etwas anschauen, sehen wir das fokussierte Objekt klar und fließend. Wenn wir traurig sind, spüren wir eine tiefe Bewegung in unserem Körper. Und wenn wir inspiriert sind, erleben wir unsere Kreativität als klar und mühelos.

Das Erleben des elementaren Bewusstseins ist nichts, das von uns getrennt stattfindet. Obwohl wir elementares Bewusstsein erleben, wäre es richtiger zu sagen, dass es sich selbst erlebt. Wir erkennen es nicht als ein Objekt, das getrennt von uns existiert, sondern als Teil von uns selbst. Elementares Bewusstsein ist Selbsterkenntnis. Sie findet statt, wenn unser Bewusstsein sich seiner selbst bewusst wird. Es erfordert und ist eine Verfeinerung unseres eigenen Bewusstseins.

Nicht viele wissen, dass unser Bewusstsein verfeinert werden kann. Wenn wir beispielsweise einen Baum anschauen, sehen wir nur unsere vorgefasste Idee von einem Baum. Oder wir sehen nur seine Form und Farbe und Beschaffenheit. Wir können aber auch den gleichen Baum betrachten und den subtilen weiten Raum sehen, der ihn durchzieht und die Bewegung der Lebenskraft, die durch ihn hindurchfließt.

Durch diese subtilere Einstimmung ist die Welt, in der wir leben, nicht mehr die, in der wir vor dieser feineren Wahrnehmung lebten. Sie ist lebendiger, nuancierter und sogar strahlender. Aber es ist immer noch die Welt. Wenn wir den Baum auf diese subtilere Weise sehen, bleibt der Baum der gleiche. Uns selbst als Urgrund unseres Seins zu erkennen ist eine klare Verschiebung von Fragmentierung zu Ganzheit und zu dem, was wir tatsächlich sind. Anstatt uns ätherisch oder übernatürlich zu fühlen, kommt uns das Erleben elementaren Bewusstseins authentisch und vertraut vor. Es transportiert uns nicht in andere Welten, sondern zeigt uns das weite, einheitliche Fundament dieser Welt. Wenn wir erleben, dass wir aus dem gleichen Bewusstsein bestehen wie alles und jeder, dem wir begegnen, dann ist es leichter zu spüren, dass wir hierher gehören, genau dorthin, wo wir sind.

Obwohl ich elementares Bewusstsein als etwas beschreibe, das unseren Körper und unsere Umgebung *durchdringt*, kann dieser Begriff irreführend sein. *Durchdringen* ist ein Verb, zeigt also eine Tätigkeit an, und das elementare Bewusstsein *tut* in diesem Sinne nichts. Es wird als durchdringende Stille, als Bewegungslosigkeit erlebt. Alle Objekte in diesem stillen Raum scheinen durchlässig zu sein, aus leerem, lichtem Raum zu bestehen, während sie uns gleichzeitig solide und fest vorkommen. Es handelt sich hierbei nicht um physischen Raum, also nicht den, in dem sich subatomare Teilchen bewegen. Es ist der Raum des Bewusstseins. Elementares Bewusstsein wird erlebt als etwas, das sich überall in den Raum hinein ausdehnt, nicht nur um alle Objekte im Raum herum, sondern auch durch sie hindurch.

Es bedarf einiger Übung, um diese Durchlässigkeit unserer Umgebung zu erfahren, und das Erleben lässt sich nur schwer in Worte fassen. Es ist eine tatsächliche Sinneserfahrung, aber um sie zu erleben, bedarf es der Verfeinerung und Vereinigung der Sinne, die eintritt, wenn wir das elementare Bewusstsein erkennen. Wir sehen die Durchlässigkeit von Objekten, aber wir sehen nicht tatsächlich durch sie hindurch. Wir können also beispielsweise nicht durch eine Wand sehen. Dennoch erleben wir, „seh-fühlen" wir, dass unser Bewusstsein die Wand und unseren Körper zugleich durchdringt. Wenn wir diese Durchlässigkeit zu erleben suchen, ohne das elementare Bewusstsein zu verkörpern, gelingt uns dies interessanterweise nicht. Das elementare Bewusstsein bedarf der Durchlässigkeit des Selbst und des anderen.

Menschen, denen es schwer fällt, dies zu erfahren, schlage ich vor, dass sie sich einfach jeden Tag ein paar Minuten Zeit nehmen, in denen sie sich vor ein Objekt setzen und sich auf den Raum einstimmen, der sie und das Objekt durchzieht – so lange, bis sich die Durchlässigkeit von Selbst und Objekt zeigt. Manchmal kommen Klienten zu mir, die den *Realization Process* bereits seit einiger Zeit nutzen, einige sogar seit Monaten oder Jahren, und erklären plötzlich – so als hätten sie vorher nur mir zuliebe daran geglaubt –, „alles ist ja tatsächlich von Raum durchzogen".

Das elementare Bewusstsein ist äußerst wichtig für die Heilung von Traumata, weil es nicht verletzt werden kann. Ganz gleich, wie schwer unsere traumatischen Erfahrungen waren, das elementare Bewusstsein bleibt stets heil und unberührt. Wenn wir uns selbst als elementares Bewusstsein erkennen, dann wird uns bewusst, dass wir keinen irreparablen Schaden davongetragen haben. Wir können spüren, dass das, was wir wirklich sind und was wir tief in unserem Inneren stets wussten zu sein, immer schon da war und unversehrt ist. Dieser Urgrund unseres Selbst, unsere „diesseitige Subjektivität", war da, um unseren zersplitterten traumatisierten Zustand zu bezeugen, ohne selbst zu zersplittern. Im Kern sind wir heil, und diese zugrunde liegende Ganzheit kann weder zerstört noch vermindert werden. Nur der Zugang zu unserer Ganzheit wurde verschüttet.

Da das Leben durch diesen durchlässigen Raum fließt und dabei weder ihn noch uns auf dieser grundlegenden Ebene unserer Identität verändert, werden wir resilienter gegenüber sensorischen Reizen und unseren inneren Reaktionen. Wir können die volle Intensität des Lebens empfangen, ohne uns zersplittert oder überwältigt zu fühlen.

Während das Trauma uns fragmentiert, vereinigt das Erkennen von uns selbst als elementares Bewusstsein Körper, Herz und Geist. Alle unsere Haltemuster sind als Reaktion auf unsere Umwelt entstanden. Diese Haltemuster führen nicht nur dazu, dass unser

Körper sich in Bruchstücke zerteilt, sondern trennt uns auch von unserer Umgebung. Elementares Bewusstsein ist das Erleben von Einheit mit unserer Umgebung und anderen Menschen. Aus dieser subtilen, alles durchdringenden Bewusstseinsdimension heraus fällt es uns leichter, Fragmentierungen loszulassen. Als elementares Bewusstsein können wir uns für andere Menschen öffnen und mit ihnen verbunden sein, ohne dass alte Ängste und Aversionen unsere Schutzmechanismen auslösen. Wir bleiben mit unserem inneren Erleben verbunden, unseren eigenen Bedürfnissen und Wünschen, ohne uns durch die Gegenwart anderer Menschen überwältigt oder verdrängt zu fühlen.

## Die Qualitäten des elementaren Bewusstseins

Wenn wir uns selbst als elementares Bewusstsein erleben, dann stellen wir fest, dass dieser durchlässige Raum nicht leer ist im Sinne eines Nichts. Auch wenn er als Stille erlebt wird, handelt es sich dabei doch um eine lebendige, leuchtende Stille.

Beim *Realization Process* versuche ich metaphysische Annahmen darüber zu vermeiden, was das elementare Bewusstsein ist oder welche Qualitäten es besitzt. Dennoch besteht – sowohl für die Traumaheilung als auch für das spirituelle Erwachen – ein wichtiger Teil des *Realization Process* darin, sich auf die besonderen Qualitäten einzuschwingen, die diesem lebendigen, durchlässigen Raum innewohnen. Diese Qualitäten, die wir als alles durchdringend wahrnehmen können, werden als die elementaren Eigenschaften unseres eigenen Seins empfunden. Bei meiner Arbeit bezeichne ich diese Qualitäten als Gewahrsein, Emotion und Körperempfindung. Wenn wir uns auf sie einschwingen, kann das helfen, uns innerlich ganz und im Einklang mit unserer Umgebung zu fühlen.

Es handelt sich bei diesen drei Qualitäten nicht um spezielle Formen von Gewahrsein, Emotionen und Körperempfindungen. Die Qualitäten des Urgrunds sind subtiler als der sich wandelnde Inhalt einzelner Erfahrungen, denn sie steigen nicht auf und verflüchtigen sich dann wieder. Stattdessen werden sie als Aspekte der beständigen inneren Stille erlebt, in der sich bestimmte Wahrnehmungen, Erkenntnisse, Emotionen und Körperempfindungen bewegen.

Bevor ich dies weiter ausführe, möchte ich kurz erläutern, was ich unter dem Begriff *Qualität* verstehe, nämlich das *Gefühl* unserer Erfahrung. Ein wichtiges Merkmal einer Qualität ist es, dass sich die Erfahrung nicht eindeutig beschreiben lässt. So können wir die Qualität Liebe und die genaue Weise, wie sie sich anfühlt, niemandem vermitteln, der dieses Gefühl nicht selbst erlebt hat. Wir können über die Erfahrung reden, können sagen, dass Liebe sich warm anfühlt oder uns dazu bewegt, uns mit einem geliebten Menschen verbunden zu fühlen, aber die genaue Erfahrung von Liebe lässt sich nicht in Worte fassen. Auf dieselbe Weise können wir jemandem, der dies noch nicht selbst erlebt hat, weder die Farbe Rot noch den Geschmack von Vanille oder die Körperempfindung Kälte vermitteln. Und das gilt für eine Unzahl an Qualitäten, die unser Erleben ausmachen, einschließlich der unveränderlichen Qualitäten des elementaren Bewusstseins.

Ich unterteile die Qualitäten des elementaren Bewusstseins in die drei oben aufgeführten Kategorien, weil wir uns jeder Qualität über einen anderen Bereich unseres Körpers nähern wollen. Wir schwingen uns auf den Urgrund des Gewahrseins im Kopf, um den Kopf herum und über unserem Kopf ein. Unter Gewahrsein verstehe ich den Teil des Urgrunds, in dem Wahrnehmungen und Gedanken auftreten. Auf den Urgrund der Emotionen in uns stimmen wir uns im mittleren Drittel unseres Körpers ein, im Brustraum und oberen Rumpf. Unter Emotionen versehe ich den Teil des Urgrunds, in dem Gefühle wie Trauer, Wut und Freude auftreten. Auf Körperempfindungen stimmen wir uns über das untere Drittel unseres Körpers ein, über den unteren Rumpf, die Beine und die Füße. Unter Körperempfindungen verstehe ich den Teil des Urgrunds, in dem körperliche Empfindungen wie Hitze und sexuelle Lust auftreten.

Doch auch wenn ich die Qualitäten des elementaren Bewusstseins in diese drei Kategorien aufteile, werden sie in unserem Körper nicht als klar voneinander getrennte Aspekte unseres Selbst, sondern eher als ein Spektrum von Qualitäten erlebt. Zwar stimmen wir uns auf jeden Teil dieses Spektrums über einen anderen Körperbereich ein, aber die Qualitäten werden doch so erfahren, dass sie unseren gesamten Körper und unsere Umgebung durchziehen. Das bedeutet, dass wir den Urgrund des elementaren Bewusstseins als ein Gemisch aus Gewahrsein, Emotion und Körperempfindung erfahren. Auch wenn dieses Konzept intellektuell eher schwer zu fassen ist, lässt es sich leicht erleben, wie sie bei den Übungen zur Einstimmung auf die Qualitäten des elementaren Bewusstseins in Kapitel 4 (→ Seite 79 ff.) entdecken werden.

Wenn wir uns nicht auf alle drei Qualitäten des elementaren Bewusstseins einstimmen, sind wir nur partiell in Kontakt mit uns selbst und dem Leben gegenüber nur zum Teil offen. Und weil elementares Bewusstsein ein vereinigtes Fundament darstellt, bringt uns ein partielles Erkennen noch nicht in den subtilen, alles durchdringenden Raum elementaren Bewusstseins. Wir sind dann noch nicht am Urgrund unseres Seins angelangt.

In vielen spirituellen Lehren wird der Urgrund als *Gewahrsein* bezeichnet. Ich halte diesen Begriff für irreführend, denn er kann dazu führen, dass Praktizierende sich allein im Kopfbereich dafür öffnen. Der Urgrund unseres Seins durchströmt jedoch alles und kann über unser gesamtes Wesen erfahren werden. Deshalb sprechen wir im *Realization Process* von Gewahrsein, Emotion und Körperempfindung.

Unser individuelles Muster aus Offenheit und Konstriktion bestimmt, wo wir in uns selbst leben. Es kann auch ausschlaggebend dafür sein, was wir während der Meditation anziehen. Die meisten Meditierenden halten sich während der Meditation in denjenigen Teilen ihres Körpers auf, die ihnen am vertrautesten und in denen sie bereits offen sind. Jemand, der größtenteils im Kopf lebt, wird sich beim Meditieren im Kopf aufhalten und wird durch die fortwährende Meditation immer offener dort. Der Rest des Körpers aber wird sich nicht öffnen und erreicht womöglich nie den Grad an Offenheit, der zum Erreichen der Dimension des elementaren Bewusstseins erforderlich ist.

Ähnliches passiert, wenn jemand größtenteils im emotionalen Aspekt seines Selbst lebt. Diese Person wird dann während der Meditation den Brustraum bewohnen und emotional immer offener werden, ohne den Rest des Körpers für das elementare Bewusstsein zu öffnen. Einige Meditationstechniken betonen einen bestimmten Aspekt unseres Seins (wie Gewahrsein oder Liebe) stärker als die anderen Aspekte, was bei den Praktizierenden dieser Methoden zu einem zunehmenden Ungleichgewicht führen kann.

Sich allen drei Qualitäten elementaren Bewusstseins zu öffnen, ist wichtig für die psychische Gesundheit, denn es bringt Gleichgewicht und Fülle in unsere Lebenserfahrung. Jemand, der vorwiegend im Kopfbereich anwesend ist, mag geistig versiert sein und ist doch abgeschnitten von emotionalen und körperlichen Erfahrungen. Ohne die emotionalen und sinnlichen Aspekte des Bewusstseins ist aber auch unser Verstehen und abstraktes Denken begrenzt, weil wir nicht alle Informationen unserer Lebenserfahrung nutzen.

Lebt ein Mensch vorwiegend im Brustraum, kann die emotionale Erfahrung überwältigend sein, weil sie nicht durch die Fähigkeit des Denkens oder erdende Körperempfindungen ausgeglichen wird. Ein solcher Mensch ist vielleicht eingestimmt auf den emotionalen Schmerz der Menschen um ihn herum, jedoch ohne die notwendigen Mittel, um diesen Schmerz zu begreifen oder einen Weg zu seiner Überwindung zu finden. Die emotionale Reaktion kann so intensiv werden, dass er schließlich versuchen wird, sein emotionales Empfinden zu dimmen oder emotional aufgeladene Situationen zu meiden.

Wer größtenteils das untere Körperdrittel bewohnt, kann so von Körperempfindungen vereinnahmt sein, dass die Liebe zu sinnlichen Freuden dominiert, ohne emotional nährende Gefühle und ohne die möglichen negativen Konsequenzen zu erkennen, die das wahllose Verfolgen sinnlicher Gelüste mit sich bringen kann.

Wir müssen auf alle drei Qualitäten des elementaren Bewusstseins eingestimmt sein, um unsere subtilste und vollständigste Erfahrung von uns selbst und der uns umgebenden Welt zu erlangen.

Die Mischung aus Gewahrsein, Emotion und Körperempfindung hilft uns, das Gewahrsein, die Emotionen und die Körperempfindungen anderer Menschen und der gesamten Natur wahrzunehmen und dazu in Resonanz zu gehen. Manchmal werde ich gefragt, ob dies bedeutet, dass selbst die unbelebten Objekte, die wir als von elementarem Bewusstsein durchdrungen erfahren, über Bewusstsein verfügen. Ob auch der Stuhl und der Tisch Gewahrsein, Emotionen und Empfindungen haben. Meine Antwort hierauf lautet: Nein. Obwohl wir wahrnehmen können, dass diese Objekte von einem an Qualitäten reichen Bewusstsein durchzogen sind, verfügen unbelebte Objekte meines Wissens nach über kein eigenes Bewusstsein.

Bewusstsein ist in der Natur unterschiedlich verteilt. Einige Formen verfügen über mehr, andere über weniger Bewusstsein. Selbst wenn das elementare Bewusstsein die dem Universum zugrunde liegende Natur ist, wie einige asiatische Lehren (wie beispielsweise *Advaita Vedanta)* behaupten, würde das Bewusstsein jeder einzelnen Form vom Grad ihrer Offenheit diesem gegenüber bestimmt.

Ein Lebewesen benötigt einen gewissen Grad an Bewusstheit, damit wir gegenseitig Kontakt herstellen und beide Bewusstseinsebenen sich treffen können. Auch wenn ein feinfühliger Mensch eine Form von Austausch mit einem Baum haben kann, ist das Potenzial für gegenseitigen Kontakt beispielsweise bei einem Hund höher und bei einem Menschen natürlich noch einmal verstärkt.

Es bedarf eines hohen Grades an Bewusstsein, damit wir uns auf das elementare, alles durchdringende Bewusstsein einschwingen können, damit das Bewusstsein sich seiner selbst gewahr wird. Laut der buddhistischen Lehre sind nur Menschen in der Lage, ihre wahre Natur zu erkennen. Einige Menschen mögen dagegenhalten, dass sie auch erleuchtete Wesen einer anderen Art getroffen haben und sogar mit ihnen geschwommen sind.

# 3
# Das Bewohnen des Körpers

*Ich beschäftige mich schon seit Jahren mit diesen Dingen und habe nie gedacht, dass ich so etwas selbst erfahren würde, und nun kann ich es.*

EIN PRAKTIZIERENDER DES *Realization Process*

Beim *Realization Process* entdecken wir den Grund des elementaren Bewusstseins, indem wir den Innenraum unseres Körpers bewohnen. Das elementare Bewusstsein bildet eine Einheit und durchströmt zur gleichen Zeit unseren Körper und seine Umgebung. Nur dadurch können wir die Erfahrung des Einsseins erleben. Wir können das elementare Bewusstsein nur erfahren, wenn wir den Innenraum unseres Körpers bewohnen.

Den Körper zu bewohnen ist nicht das Gleiche wie sich des Körpers gewahr zu sein. Es ist keine Erfahrung, die vom Kopf ausgeht. Wenn wir den Körper bewohnen, bedeutet dies, dass wir in unserem Körper leben und dass wir im ganzen Innenraum unseres Körpers präsent sind. Es bedeutet, dass wir spüren, dass wir überall im Körper aus Bewusstsein bestehen.

Das Bewohnen des Körpers erfordert einen gewissen Grad an Übung, denn die meisten von uns geben dadurch die lebenslange Gewohnheit auf, nicht im Körper präsent zu sein. Wir wachsen meist so auf, dass wir die Vorderseite unseres Körpers bewohnen und manchmal auch den Raum darüber. Schützende Konstriktionen und andere starre Organisationen in unseren Faszien verhindern den inneren Kontakt mit unserem Körper. Wir sind auch daran gewöhnt, uns nach vorn zu bewegen, um mit anderen Menschen in Verbindung zu treten, obwohl dies tatsächlich unsere Verbindung zu anderen verwässert, wie ich in Kapitel über Beziehungen (→ Seite 141 ff.) noch genauer erklären werde. Als Kinder entwickeln wir vielleicht Muster, uns aus unserem Körper herauszubewegen, wenn wir aufgrund eines gefährlichen oder instabilen Umfelds extrem wachsam sein müssen oder einfach nur als Mittel, um uns stärker auf das zu konzentrieren, was vor uns ist. Möglicherweise leben wir auch außerhalb unseres Körpers, weil wir als Kind den Eindruck hatten, wie wären dann unauffälliger und liefen so weniger Gefahr, missbrauchenden Menschen in unserem Umfeld zum Opfer zu fallen. Genau wie kleine Kinder sich die Augen zuhalten, um sich zu verstecken, ist es eine Möglichkeit, um uns vor anderen zu schützen und uns vor uns selbst zu verstecken.

Eine Frau erzählte mir, dass ihr Vater, wenn er abends betrunken nach Hause kam, alle fünf Kinder aus dem Bett holte und sie in einer Reihe antreten ließ, um dann eines auszuwählen, an dem er seine Wut ausließ. Sie fand heraus, dass sie sich durch das Verlassen ihres Körpers unsichtbar machen konnte und die Chance geringer war, dass seine Wahl auf sie fiel. Sie machte sich unsichtbar, indem sie sich selbst in den Raum um ihren Körper herum auflöste. Im Laufe der Zeit wurde dieses Muster chronisch und unbewusst. Als sie zu mir kam, war sie immer noch in diesem Muster des sich selbst Verlassens gefangen, obwohl sie schon seit vielen Jahren nichts mehr von ihrem Vater zu befürchten hatte.

Wenn es sich in der Kindheit sicherer angefühlt hat, nicht im Körper anwesend zu sein, dann kann eine Rückkehr in ihn Ängste auslösen. Es kann auch das Gefühl aufkommen, ein Tabu zu brechen, so als würde man eine Regel verletzen, die ein Leben lang gegolten hat. Uns als Individuum zu erleben, kann sich wie ein Gesetzesbruch anfühlen. Wenn wir im eigenen Körper anwesend sind, sind wir getrennt von anderen, selbst wenn wir mit ihnen in eine Dimension des Einsseins eintreten. Viele der Klienten, mit denen ich gearbeitet habe, baten mich mehr oder weniger um Erlaubnis, ihren eigenen Körper bewohnen zu dürfen. Sie benötigten Unterstützung, um ihre alte Vereinbarung mit ihren Eltern zu brechen, dass sie sich nie von ihnen trennen würden.

Wenn wir unseren Körper als elementares Bewusstsein bewohnen, dann löst sich die konstruierte, schützende Grenze zwischen innerem und äußerem Erleben ganz natürlich auf. Sie wird durch den alles durchdringenden Einheitsgrund des elementaren Bewusstseins transzendiert beziehungsweise überquert. Wir erleben dann den inneren Raum unseres Körpers als verbunden mit dem Raum, der unsere Umgebung durchdringt. Wenn wir beispielsweise unsere Brust bewohnen, dann erfahren wir den gegenwärtigen Moment gleichzeitig innerhalb unseres Brustraums und außerhalb davon. Dies ist keine Frage von geteilter Aufmerksamkeit, denn das elementare Bewusstsein ist wesentlich subtiler. Der Fokus unserer Aufmerksamkeit kann sich verlagern, aber das elementare Bewusstsein tut dies nicht. Es wird als bewegungslose Stille erfahren, die zugleich unseren Körper und alles außerhalb davon durchdringt. Sie können dies für sich selbst erleben.

Nehmen Sie sich einen Moment Zeit und bewohnen Sie den Innenraum Ihrer Brust.

Füllen Sie Ihre Brust mit sich selbst, mit Ihrem eigenen Sein. Prüfen Sie, ob Sie wahrnehmen können, dass Sie in Ihrer gesamten Brust leben, bis hin zu ihrem oberen Rücken und den Seiten.

Vielleicht können Sie spüren, dass Sie durch das Bewohnen Ihrer Brust den gegenwärtigen Moment innerhalb und außerhalb Ihrer Brust als Einheit wahrnehmen können. Oder anders gesagt: Vielleicht sind Sie in der Lage, Ihre Umgebung zur gleichen Zeit wahrzunehmen wie die Gefühle oder Gedanken, die Sie gerade haben.

Wo auch immer Sie in Kontakt mit dem inneren Raum Ihres Körpers sind, sind sie offen, durchlässig und erreichbar für ihre Umgebung. Wenn Sie Ihre Brust bewohnen, erleben Sie daher tiefere, fließende emotionale Reaktionen auf Ihre Umgebung.

Überall dort, wo Sie Ihren Körper bewohnen, sind Sie auch in ihm präsent. Diese Präsenz können Sie selbst spüren, und sie kann auch von anderen wahrgenommen werden. Innerer Kontakt mit sich selbst, Offenheit für die Umgebung und Präsenz treten auf die gleiche Weise ein, nämlich: indem Sie Ihren Körper bewohnen.

Wenn Sie überall in Ihrem Körper präsent, offen und bewusst sind, dann bedeutet dies, dass Sie zur gleichen Zeit zu Ihrem gesamten Wesen Kontakt haben. Sie empfangen das Leben mit Ihrem ganzen Wesen und reagieren mit Ihrem gesamten Sein. Sie können zur gleichen Zeit spüren, fühlen, wissen und wahrnehmen. Wenn Sie beispielsweise ein Blatt berühren, dann ist dies nicht nur eine taktile Erfahrung. Ihre Erfahrung des Blattes ist zugleich sinnlich, emotional und kognitiv. Obwohl der Inhalt der Erfahrung zu jedem gegebenen Moment vielleicht stärker in einem bestimmten Bereich erlebt wird, sind alle Erfahrungsmodi zur gleichen Zeit aktiv.

In der konventionellen Psychotherapie wird nur selten gesehen, dass es eine fundamentale Ganzheit gibt oder ein Potenzial für Ganzheit, auf das wir zugreifen können, wenn wir unsere Fragmentierungsmuster loslassen. Die Psychoanalytikerin *Elizabeth Howell* beispielsweise bezeichnet die Fragmentierungen, die durch Traumata entstehen, als „Ego-Zustände" und behauptet, dass psychische Gesundheit die Fähigkeit ist, problemlos und fließend zwischen den verschiedenen Ego-Zuständen hin und her zu wechseln.[1]

Im Gegensatz dazu erkennen wir im *Realization Process*, dass wir einen Urgrund unseres Seins erleben können, der subtiler ist als diese konstruierten Ego-Zustände. Seine Einheit und Existenz sind ganz natürlich. Elementares Bewusstsein ist nichts, was wir konstruieren müssen. Es ist ganz natürlich vorhanden, genau wie unsere körperliche Anatomie. Sobald wir es einmal entdeckt haben, verlagern wir uns nicht mehr je nach Situation in unterschiedliche Teile unseres Selbst. Auch wenn wir uns natürlich unterschiedlich verhalten und verschiedene emotionale Reaktionen haben, fühlen wir uns unabhängig von den Umständen wie dieselbe Person, und zwar die, die wir wirklich sind. Aus der Perspektive dieses Urgrunds des Seins können wir die Veränderungen beobachten, die in uns auftreten, wenn wir uns durch unterschiedliche Umgebungen bewegen. Wir können erkennen, wie wir uns der einen Person gegenüber unterlegen und einer anderen gegenüber überlegen fühlen. Dank dieser Beobachtungsgabe können wir uns selbst besser verstehen und unser Verhalten oder unsere Beziehungen verändern.

## Bewohnen des Körpers und Einstimmen auf das elementare Bewusstsein

Es wird Teile von uns geben, bei denen es nicht ausreicht, einfach nur die Gewohnheit der Entkörperlichung aufzugeben, um sie wieder bewohnen zu können. Das sind die Bereiche unseres Selbst, die wir schon so lange so eng eingeschnürt haben, dass das Bindegewebe des Körpers (die Faszien) verklebt ist. Diese Konstriktionen sind uns oft nicht bewusst, sie sind vom bewussten Erleben unseres Selbst abgetrennt. Es kann auch sein, dass wir sie in Form chronischer Anspannung und als Schmerzen wahrnehmen. Wir haben womöglich das Gefühl, unseren gesamten Körper zu bewohnen, aber die tiefen unbewussten Konstriktionen sind nicht Teil unserer Erfahrung der Ganzheit. Mit diesen eingeschnürten Teilen von uns selbst müssen wir direkt arbeiten, und zwar über die Lösetechnik, die ich in Kapitel 8 (→ Seite 177 ff.) vorstelle.

Leichtere Konstriktionen können wir allerdings durch das Bewohnen unseres Körpers lösen und auf diese Weise wieder Teile unseres Körpers erreichen, mit denen wir den Kontakt verloren hatten. Wir können auch die Angewohnheit ändern, uns außerhalb unseres Körpers zu begeben und sie durch die Fähigkeit ersetzen, in unserem Körper zu leben.

Viele körperorientierte Therapien fördern Körperwahrnehmung und Körperbewusstsein. Den Körper zu bewohnen ist jedoch etwas anderes, als sich des Körpers gewahr zu sein. Wir können spüren, dass unsere Füße den Boden berühren oder unser Atem in unsere Lunge ein- und wieder ausströmt. Wir können die Anspannung in unserem Nacken oder den Hunger in unserem Bauch wahrnehmen, und natürlich ist es besser, sich des Körpers auf diese Weise gewahr zu sein, als wenn wir dies gar nicht tun. Dennoch ist es nicht dasselbe wie das Leben im Körper. Versuchen Sie doch einmal Folgendes, wenn Sie den Unterschied wahrnehmen möchten:

## ÜBUNG: Die Hände bewohnen

Lassen Sie Ihre Hände mit den Handinnenflächen nach unten auf Ihren Beinen ruhen.

Nehmen Sie sich nun einen Moment Zeit, um Ihrer Hände gewahr zu werden.

Indem Sie Ihrer Hände gewahr werden, können Sie vielleicht spüren, wie verkrampft oder entspannt sie sind. Oder Sie können wahrnehmen, wie kalt oder warm sie sind. Das bedeutet es, der Hände gewahr zu werden.

Begeben Sie sich nun in Ihre Hände. Werden Sie im Innenraum Ihrer Hände präsent. Spüren Sie, dass Sie der Innenraum Ihrer Hände sind, dass dies ein Teil dessen ist, was und wer Sie sind. Das bedeutet es, Ihre Hände zu bewohnen.

Ich erinnere mich an die Reaktion eines Mannes, als ich ihm diese Übung zum ersten Mal zeigte. „Das klingt jetzt vielleicht merkwürdig", sagte er, „aber es ist so, als würden meine Hände in meine Hände hineinpassen. Das habe ich noch nie so gespürt."

Als nächstes lernen Sie die Hauptübung des *Realization Process* kennen. In dieser Übung bewohnen Sie den gesamten Innenraum Ihres Körpers, genauso wie sie es in der vorherigen Übung mit den Händen getan haben. Die meisten Menschen finden einige Teile ihres Körpers einfacher zu bewohnen als andere. Der Grund hierfür ist, dass jeder von uns über ein individuelles Muster von Konstriktionen und Offenheit verfügt – abhängig davon, wie wir uns in der Kindheit in Bezug auf unsere Eltern und unser Umfeld organisiert haben.

Diese Übung kann Ihre Erkenntnis des elementaren Bewusstseins fördern, aber sie vermittelt diese Erkenntnis nicht unmittelbar. Das Erkennen des elementaren Bewusstseins ist mühelos, seine Aufrechterhaltung erfordert weder Anstrengung noch Intention. Aus diesem Grund sagen einige spirituelle Lehrer, dass man gar keine Übungen benötigt, denn das elementare Bewusstsein sei unsere wahre Natur, wir müssten uns nur entspannen und hineinfallen lassen. Dennoch ist das Erfahren des elementaren Bewusstseins mehr als einfach nur ein entspannter Zustand. Um den subtilen Urgrund des elementaren Bewusstseins wirklich zu erfahren, müssen wir tief aus dem Inneren unseres Körpers heraus loslassen. Die Übungen des *Realization Process* fördern die Fähigkeit, mit uns selbst in Kontakt zu kommen und uns im gesamten Innenraum unseres Körpers zu öffnen, damit die Erkenntnis des elementaren Bewusstseins geschehen kann. Die Übungen erfordern zwar ein wenig Einsatz und Konzentration, aber sie führen zur Mühelosigkeit des Urgrunds unseres Seins.

## ÜBUNG: Einstimmen auf das elementare Bewusstsein

Nehmen Sie eine aufrechte Sitzposition ein. Schließen Sie die Augen. Konzentrieren Sie sich auf Ihren Atem. Zählen Sie stumm bei jedem Einatmen und Ausatmen bis zwei. Lassen Sie den Atem ruhig und sanft fließen.

Bringen Sie Ihre Aufmerksamkeit jetzt in Ihre Füße. Gehen Sie in Ihre Füße hinein, sodass Sie sie bewohnen. Nehmen Sie die Erfahrung wahr, Ihre Füße zu bewohnen. Achten Sie darauf, ganz in Ihren Füßen zu bleiben, während Sie ruhig weiteratmen, sodass das Einatmen Sie nicht von Ihren Füßen wegbringt.

Fühlen Sie, wie Sie sich im Inneren Ihrer Knöchel und Unterschenkel befinden, ganz bis in Ihre Waden hinein. Nehmen Sie sich einen Moment Zeit, um wahrzunehmen, wie Sie in Ihren Knöcheln, Unterschenkeln und Waden leben.

Bewohnen Sie Ihre Knie. Lassen Sie sich sanft in Ihren Knien nieder, sodass sie sich innen weich anfühlen. Richten Sie Ihr Gewahrsein auf den Innenraum beider Knie zugleich – finden Sie das Innere beider Knie zur gleichen Zeit. Spüren Sie einen Moment lang die Stille des ausgeglichenen Verstands.

Bewohnen Sie Ihre Oberschenkel, von der Vorderseite bis ganz zur Rückseite. Spüren Sie die Erfahrung, in Ihren Oberschenkeln zu leben.

Spüren Sie, dass Sie sich in Ihren Hüftgelenken befinden. Wenn Sie Ihre Hüftgelenke bis in die Tiefe bewohnen, werden Sie eine kleine Resonanz oder Vibration in ihnen wahrnehmen. Nehmen Sie den Raum in beiden Hüftgelenken zu gleichen Teilen wahr – spüren Sie beide gleichzeitig. Spüren Sie einen Moment lang die Stille des ausgeglichenen Verstands und die Bewegung Ihres Atems zur gleichen Zeit.
Aus dem Inneren Ihrer Hüftgelenke heraus können Sie den Innenraum Ihrer Oberschenkel und den Innenraum des unteren Rumpfs gleichzeitig fühlen. Sie leben im Übergangsbereich zwischen Beinen und Rumpf.
Bewohnen Sie Ihr Becken. Füllen Sie Ihr gesamtes Becken mit sich selbst. Lassen Sie sich in Ihrem Becken nieder, sodass Sie sich dort wohlfühlen und es ganz bewohnen. Dies ist Ihr Fundament. Wenn Sie Ihr Becken bewohnen, kann sich Ihr Gefühlsleben – weil Sie dieses Fundament haben – niederlassen und beruhigen. Spüren Sie die Erfahrung, Ihr Becken zu bewohnen.
Bewohnen Sie Ihre Bauchgegend, den Bereich zwischen Rippen und Becken. Achten Sie darauf, den gesamten Bereich zu bewohnen. Schließen Sie den Solarplexus unterhalb Ihrer Rippen mit ein. Lassen Sie diesen Bereich weich werden und bewohnen Sie ihn zusammen mit der restlichen Bauchregion. Spüren Sie die Erfahrung, in Ihrer Bauchregion zu leben.
Bewohnen Sie Ihre Brust. Bewohnen Sie sie vollständig bis in den Rücken und die Seiten hinein. Lassen Sie sich in Ihrer Brust nieder, sodass es sich anfühlt, als säßen Sie in Ihrem Herzen. Nehmen Sie sich einen Moment Zeit für die Erfahrung, in Ihrer Brust zu leben.
Spüren Sie die Innenseite Ihrer Schultern, bis sie sich weich anfühlen. Bewohnen Sie Ihre Schultergelenke. Wenn Sie sie bis in die Tiefe bewohnen, werden Sie dort eine leichte Resonanz oder ein Vibrieren wahrnehmen. Nehmen Sie den Innenraum beider Schultergelenke zu gleichen Teilen wahr. Finden Sie beide zur gleichen Zeit. Spüren Sie einen Moment lang die Stille des ausgeglichenen Verstands und die Bewegung Ihres Atems, der diese Stille passiert, ohne sie in irgendeiner Weise zu verändern. Spüren Sie aus der Innenseite Ihrer Schultergelenke heraus den Innenraum Ihrer Oberarme und Ihres

oberen Rumpfs zugleich. Leben Sie im Übergangsbereich zwischen Armen und Rumpf. Spüren Sie die Erfahrung, in Ihren Schultern und Schultergelenken zu leben.
Bewohnen Sie Ihre Arme, Handgelenke und Hände, bis ganz hinunter zu den Fingerspitzen. Spüren Sie, dass es Ihre Arme und Hände sind. Nehmen Sie sich einen Moment Zeit für die Erfahrung, in Ihren Armen, Handgelenken und Händen zu leben.
Spüren Sie das Innere Ihres Halses. Lassen Sie sich sanft im Zylinder Ihres Halses nieder. Erleben Sie, wie es ist, in Ihrem Hals zu leben.
Bewohnen Sie Ihre Stirn bis in die Seiten hinein. Lassen Sie Ihre Stirn weich und entspannt werden. Bewohnen Sie Ihre geschlossenen Augen. Lassen Sie Ihre Augen weich werden, sodass sie mit dem Rest Ihres Gesichts eine Fläche bilden. Versuchen Sie, Ihre Augen zu entspannen, ohne dabei einzuschlafen, sodass Sie hinter den geschlossenen Augen entspannt und zugleich präsent sind.
Spüren Sie, dass Sie hinter Ihren Wangenknochen und im Inneren Ihrer Nase sind, ganz bis in die Nasenspitze. Spüren Sie, dass Sie im Inneren Ihres Kiefers, Mundes, der Lippen und des Kinns sind. Bewohnen Sie Ihre Ohren, nicht bis ganz oben, sondern eher in der Mitte. Nehmen Sie sich einen Moment Zeit, um Ihr gesamtes Gesicht zu bewohnen, und erleben Sie, wie es ist, wenn Sie in Ihrem gesamten Gesicht leben.
Bewohnen Sie Ihr Gehirn, nicht nur an der Vorderseite, sondern überall: oben, unten und an den Seiten. Erleben Sie, wie es ist, in Ihrem gesamten Gehirn zu leben.
Bewohnen Sie nun Ihren gesamten Körper gleichzeitig. Wenn wir sagen, dass der Körper ein Tempel ist, dann leben wir in diesem Tempel, ohne dass etwas herausragt. Selbst Ihre Zehen, Ihre Finger und Ihre Nase befinden sich im Inneren des Tempels. Das bedeutet, dass Sie mit sich selbst in Kontakt treten, überall im Körper gleichzeitig. Sitzen Sie einen Moment ruhig da und erfahren Sie, wie Sie in Ihrem gesamten Körper leben und dabei atmen.
Erfahren Sie, wie Sie in Ihrem Körper lebend Raum einnehmen. Erfahren Sie die Lebendigkeit in Ihrem gesamten Körper. Spüren

Sie nach, ob Sie sich in Ihrem Körper wohl und zu Hause fühlen können.
Halten Sie die Augen weiterhin geschlossen und finden Sie den Raum außerhalb Ihres Körpers. Dieser Raum befindet sich über und unter Ihnen, vorne und hinten und an beiden Seiten Ihres Körpers.
Fühlen Sie nun, dass der Raum in Ihrem Körper und der Raum außerhalb von Ihrem Körper der gleiche ist, dass es ein durchgehender Raum ist. Sie sind in Ihrem Körper, aber zugleich auch durchlässig – Sie sind von Raum durchdrungen. Wenn Sie dies leicht spüren können, dann lassen Sie die Erfahrung zu, Raum zu sein.
Öffnen Sie nun langsam die Augen. Spüren Sie mit geöffneten Augen, dass Sie in Ihrem gesamten Körper anwesend sind. Auch wenn die Welt Sie wieder hat, verfügen Sie immer noch über den gleichen Tempel Ihres Körpers, in dem Sie Ihren Sitz haben. Vielleicht gelingt es Ihnen bereits, mit geöffneten Augen das gleiche Gefühl innerer Tiefe zu erfahren, wie dies mit geschlossenen Augen der Fall war.
Finden Sie den Raum außerhalb Ihres Körpers. Spüren Sie, dass es sich beim Raum innerhalb und außerhalb Ihres Körpers um den gleichen, durchgängigen Raum handelt. Sie sind immer noch im Körper, aber Sie sind durchlässig, durchdrungen von Raum.
Nehmen Sie, ohne das Innere Ihres Körpers zu verlassen, den Raum wahr, der Ihren gesamten Körper durchzieht und auch alles andere um Sie herum. Verlassen Sie Ihren Körper nicht, um die Objekte zu finden. Finden Sie lieber den Raum, der bereits da zu sein scheint und Sie sowie alle Objekte im Raum durchdringt.

Sie können diese Übung nutzen, um ein Gefühl von Sicherheit, Selbstannahme, Selbstliebe, Frieden oder eines beliebigen anderen Gefühls zu fördern, das Sie stärken möchten. Dazu fügen Sie jeder Anweisung einfach die entsprechende Qualität hinzu, zum Beispiel: „Fühlen Sie, dass Sie in Ihren Füßen sind. Fühlen Sie, dass Sie in Ihren Füßen sicher sind“ oder auch: „Fühlen Sie, dass Sie in Ihren Füßen sind. Nehmen Sie sich einen Moment Zeit, Ihre Liebe zu sich selbst in Ihren Füßen zu spüren.“

Wenn es Ihnen schwerfällt, sich auf den alles durchdringenden Raum einzustimmen, dann führen Sie nur den ersten Teil der Übung durch, das Bewohnen des Körpers. Warten Sie ab, bis Sie ein klares Gefühl für Ihr inneres Volumen und die Präsenz im Körper entwickelt haben, bevor Sie damit beginnen, den Raum außerhalb Ihres Körpers zu finden und den Raum, der Sie und die gesamte Umgebung durchdringt.

Manchmal beginnen Menschen zu zittern, wenn sie ihren Körper zum ersten Mal bewohnen. Das ist ein sichtbares Zeichen dafür, dass sich seit langer Zeit bestehende Anspannungen lösen. Wenn dies passiert, dann lassen Sie es einfach zu und schauen Sie, ob es Ihnen dann gelingt, sich noch tiefer in Ihrem Körper, in der Stille, niederzulassen. Manche Menschen spüren Schmerzen, wenn alte Verspannungen sich schließlich lösen, genauso wie unsere Hand beim Öffnen schmerzen würde, wenn wir sie mehrere Jahrzehnte lang zur Faust geballt hätten. Dieses Gefühl verflüchtigt sich schnell. Auch wenn dies nicht oft der Fall ist, kann es auch vorkommen, dass Personen schlecht wird, als Folge all der scheußlichen Erlebnisse, die sie erduldet und bei denen sie zurückgesteckt und ihre Reaktionen unterdrückt haben. Auch dieses Gefühl wird verschwinden, wenn Sie den Körper weiterhin bewohnen. Es kann einige Zeit dauern, bis wir uns an unsere eigene Lebendigkeit gewöhnt haben. Eine Frau hatte entsetzliche Angst davor, es könne mich überfordern, wenn sie derart voller Lebenskraft wäre, so, als würde ich ob ihrer Vitalität auseinanderfallen. Sie fragte mich ständig, ob es mir auch gut gehe, und ich musste ihr immer wieder versichern, dass mir ihre Lebendigkeit willkommen war und dass sie nicht allein sein würde und dass ich und viele andere Menschen fähig seien, ihre Lebendigkeit mit unserer eigenen zu erwidern. Für die meisten Menschen jedoch ist das Bewohnen des Körpers eine große Erleichterung. Es fühlt sich an, wie nach Hause zu kommen, wie geboren zu werden.

## Welche Vorteile es bringt, den Körper zu bewohnen

Indem Sie Ihren Körper bewohnen, können Sie innere Quellen der Stärke und Freude wiederfinden, die durch die Traumata in Ihrem Leben verschüttet wurden. Sie können ein Gefühl für die eigene Präsenz entwickeln und wie sie sich ausdrückt, sodass Sie sich nicht länger durch die Präsenz anderer eingeschüchtert fühlen. Es kann sich für Sie sicherer anfühlen, sich dem Leben zu öffnen, aufgeschlossen zu sein. Vielleicht erlangen Sie auch die Handlungsfähigkeit zurück, die Sie verloren haben, als Sie von anderen Menschen oder schlimmen Ereignissen überwältigt wurden. Sie können mehr Resilienz gegenüber groben sensorischen Reizen und schmerzlichen Interaktionen mit anderen entwickeln oder sich stärker geerdet fühlen, in der Erde verwurzelt, sodass Sie nicht mehr so leicht aus der Ruhe zu bringen sind. Es kann sogar sein, dass Sie nun Wertschätzung und Mitgefühl sich selbst gegenüber entwickeln, sodass die Antworten Ihres eigenen Herzens und die Erkenntnisse Ihres Verstands Ihnen angenehm und willkommen sind.

### Präsenz und Aufgeschlossenheit entwickeln

Als elementares Bewusstsein sind wir in der Lage, unseren Körper als leeren Raum zu erfahren, als wären wir ein leeres Gefäß. Wir sind dem Leben gegenüber in der gleichen Weise offen, wie ein Fenster offen statt geschlossen sein kann. Wir sind pure Empfänglichkeit. Zur gleichen Zeit können wir den inneren Einheitsgrund auch als Präsenz erleben – ein spürbares Gefühl der Lebendigkeit unserer eigenen Existenz. Wenn wir unser inneres Volumen erfahren, spüren wir, dass wir Raum einnehmen. Wir erleben uns als lebendige Präsenz in der Welt.

Dieses greifbare Gefühl zu existieren kann dabei helfen, die Fragilität zu heilen, die wir häufig aufgrund eines Traumas empfinden. Wir spüren, dass unsere eigene Existenz genauso viel *Gewicht* oder *Potenz* hat wie die anderer Menschen, sodass wir uns nicht länger durch sie verdrängt oder überwältigt fühlen. Traumatisierte Menschen können ebenso wie Menschen, die von Natur aus sehr sensibel für ihre Umwelt sind, das Gefühl haben, dass externe Eindrücke und sensorische Reize sie stark erschüttern oder zerbrechen könnten. Aber das Gefühl des inneren Urgrunds kann nicht zerstört werden. Es hält der Welt mühelos und ohne Einsatz von Kraft stand.

Als Präsenz können wir spüren, dass wir aus angeborenen Qualitäten des Seins bestehen. Unter angeborenen Qualitäten verstehe ich solche, die nicht erst aufgebaut wurden. Wir müssen sie nicht erlernen, wir entdecken sie. Je mehr inneren Kontakt wir zu unserem Körper haben, umso reicher können wir jede Qualität erfahren.

Jeder Bereich des inneren Raums unseres Körpers besitzt eine greifbare, unverwechselbare Qualität. Wir können die Qualität unserer Intelligenz fühlen, wenn wir unseren Kopf bewohnen. Wir können in unserer Brust die Qualität der Liebe spüren, selbst wenn wir gerade nichts oder niemanden aktiv lieben. In unserem Becken können wir die Qualität von Sexualität und unsere Geschlechtlichkeit spüren. Unsere persönliche Kraft und Stärke hat eine Qualität, die sich ganz natürlich zeigt, wenn wir unseren Bauchraum bewohnen. Sogar die Qualität unserer Stimme, unseres Potenzials zu sprechen, können wir erfahren, wenn wir unsere Kehle bewohnen.

Das Hervortreten all dieser Qualitäten, wenn wir den Körper bewohnen, ist ein mächtiges Element unserer Erfahrung des Lebendigseins sowie ein Hauptaspekt der Heilung von Traumata. Denn es sind genau diese Qualitäten unseres Selbst, die wir als Reaktion auf Traumata ausschalten. Wenn wir beispielsweise körperlich misshandelt oder missbraucht werden, blenden wir das Gespür für unsere eigene Kraft womöglich aus. Werden wir nicht geliebt, verlassen oder abgelehnt, fahren wir unsere Fähigkeit herunter, Liebe zu fühlen. Wir schränken diese Qualitäten unseres Seins ein, indem wir die Körperteile zusammenziehen, die mit den entsprechenden Qualitäten verbunden sind. So begrenzen wir beispielsweise unsere Stärke, indem wir unseren Bauchraum zusammenziehen. Wenn wir die Brust zusammenziehen, begrenzen wir unsere emotionale Kapazität und unsere Fähigkeit, Liebe zu spüren.

Als Leere können wir erleben, dass es keinerlei Grenze zwischen uns und dem Raum gibt, der die gesamte Umgebung durchdringt. Wir erfahren uns als leeren, durchlässigen Raum. Als Präsenz hingegen können wir erleben, dass durchlässige, aber klare Grenzen zwischen uns selbst und der Umwelt existieren. Unseren Körper als Gesamtes zu bewohnen schafft eine gefühlte Wahrnehmung von uns selbst als vollständiger Form, die sich von anderen Formen unterscheidet. Wir können uns von der Welt um uns herum getrennt fühlen und gleichzeitig offen und empfänglich sein. In dieser getrennten, innerlich vereinigten Form erleben wir unsere Individualität und unsere individuellen Gedanken, Gefühle, Körperempfindungen und Wahrnehmungen. Wir erleben Selbstbeherrschung. Es ist dieses Gefühl von Individualität, dieses Recht, als Einzelwesen zu existieren und sich von anderen zu unterscheiden, das in missbrauchenden Beziehungen beschädigt wird. Wenn wir unseren Körper bewohnen, gewinnen wir wieder Zugang zu unserer einzigartigen Erfahrung. Wir ziehen uns in gewisser Weise zurück von all den Bedrohungen unserer Sicherheit, den Eingriffen in unsere Privatsphäre und den niederschmetternden Folgen grober Sinnesreize und der Gewalt, die wir während der traumatischen Ereignisse in unserem Leben erdulden mussten.

### Handlungsfähigkeit wiedergewinnen

Wenn wir den Körper bewohnen, können wir unsere eigene Handlungsfähigkeit erleben. Handlungsfähigkeit oder Handlungsmacht bedeutet zu wissen, was wir tun wollen, und es dann zu tun. Es ist ein natürlicher Teil von uns, den wir oft verlieren, wenn wir überwältigt werden, und zwar fast immer in Folge eines schweren Traumas, ausgelöst durch sexuelle Übergriffe oder andere Formen von Gewalt. Wir können auch auf langsame, chronische Weise übermannt werden, indem man uns immer wieder eintrichtert, dass unsere eigene Wahrnehmung und unser Denken nicht richtig oder völlig belanglos sind. Wir können überwältigt sein, weil man uns einfach nicht hört oder wertschätzt. Ganz gleich, ob das Trauma schwer oder eher mild und chronisch ist: das Ergebnis bleibt am Ende gleich. Wir verlieren unsere Fähigkeit zu spüren, dass wir etwas wollen, das Wissen, was es ist und den Glauben, dass wir es uns holen können.

Der traumabedingte Verlust der Handlungsfähigkeit kann auch aus dem Gefühl stammen, sich selbst im Stich gelassen zu haben, *erlaubt* zu haben, dass einem etwas Schreckliches zugestoßen ist. Kinder fühlen sich nahezu immer verantwortlich für das Leid, das ihnen zugefügt wird. Sie fühlen sich schuldig, weil man sie missbraucht hat. Es gibt viele Theorien, die versuchen, dieses Phänomen des Schuldgefühls des Opfers zu erklären. Was auch immer der Grund sein mag: die mit einem Trauma verbundenen Selbstvorwürfe können uns das Vertrauen in uns selbst rauben. Wir wachsen eventuell mit dem Gefühl auf, dass wir uns in Bezug auf unser Leben nicht selbst vertrauen können. Wir fürchten, wir könnten falsche Entscheidungen treffen, die katastrophale Folgen nach sich ziehen.

Vor einigen Jahren hatte ich eine Klientin namens Jenna, die ständig Angst hatte, falsche Entscheidungen zu treffen. Ihre besondere Sorge galt der Frage, ob ihre Wünsche am Willen Gottes ausgerichtet seien. „Wie kann ich wissen, was richtig ist?“, frage sie mich. „Wie soll ich wissen, was ich tun soll?“ Sie hatte mehrere Hellseher und Medien, die sie bei wichtigen Fragen konsultierte, wie beispielsweise, wann sie eine Reise antreten oder mit wem sie ausgehen sollte. Bei genauerer Betrachtung stellte sich allerdings heraus, dass sie praktisch alles mit ihnen besprach, auch was sie lesen oder essen sollte. Diese Medien lenkten nicht nur ihr Leben, sondern gaben ihr auch eine Art von Handlungserlaubnis, sodass sie sich ohne sie nahezu gelähmt fühlte. Als sie jedoch begann, sich in ihrem Körper ganz und heil zu fühlen, benötigte sie diese Erlaubnis immer seltener. Eines Tages erschien sie sehr aufgeregt zu unserer Sitzung. „Ich habe eine höchste erstaunliche Erfahrung gemacht“, erzählte sie mir. „Ich habe versucht herauszufinden, wo ich meinen Sommerurlaub verbringen möchte. Es gab fünf Möglichkeiten. Als ich an eine davon gedacht habe, fühlte ich auf einmal einen starken Zug dorthin, und ich spürte ihn in meinem gesamten Körper. Als ich an eine andere Möglichkeit dachte, war ich spontan abgestoßen. Bei den drei anderen Optionen fühlte ich auch entweder eine Anziehung oder Abstoßung, aber in geringerem Maße. Also habe ich die gewählt, zu der ich mich am meisten hingezogen fühlte!“

Sie war in Kontakt gekommen mit dem inneren Sinn für Anziehung und Ablehnung, der uns hilft, durchs Leben zu navigieren. Wenn unsere Handlungsfähigkeit unbeeinträchtigt ist, ist diese Anziehung und Ablehnung bei unserer Entscheidungsfindung wahrscheinlich nicht von Bedeutung. Wir gehen einfach auf das zu, was wir wollen. Entdecken wir sie jedoch wieder neu, nachdem sie zuvor verloren gegangen war, können wir sie manchmal als Bewegung im Körper spüren, so wie es bei Jenna der Fall war. Einige Menschen mögen einwenden, was denn sei, wenn sie sich gedrängt fühlten, etwas zu tun, das entweder unangemessen ist oder ihnen beziehungsweise anderen Menschen Schaden zufügt? Bewohnen wir jedoch unseren gesamten Körper, dann funktioniert dieser innere Kompass auch ganzheitlich. Wir folgen nicht nur unseren Emotionen, unseren körperlichen Impulsen oder unseren intellektuellen Entscheidungen, sondern werden durch all unsere Fähigkeiten gemeinsam geleitet.

### Resilienz wiederherstellen

Das Bewohnen des Körpers ist auch deswegen so wichtig für die Heilung von Traumata, weil es uns widerstandsfähiger gegenüber externen Reizen macht, wie zum Beispiel extremen Geräuschen oder den intensiven Emotionen anderer Menschen. Anstatt das Gefühl zu haben, dass emotionale oder sensorische Reize uns stark beeinträchtigen, verfügen wir über eine innere Tiefe, in der wir diese annehmen und absorbieren können. Wie bereits erwähnt, kann der Urgrund unseres Seins nicht gebrochen werden. Die akustischen, visuellen und emotionalen Signale anderer Menschen durchlaufen diesen unzerstörbaren Grund, ohne dass wir zerbrechen oder uns verlieren. Obwohl unsere Wahrnehmung des Lebens lebhafter wird und unsere Erfahrungen tiefer, bleiben wir präsent und intakt. Resilienz zu gewinnen bedeutet auch, dass wir uns leichter von den

Auswirkungen unangenehmer Sinneseindrücke oder schmerzlicher Interaktionen mit anderen Menschen erholen.

Ich arbeitete einmal mit einem Paar, das auf Druck der Ehefrau zu mir kam. Mary hatte einen recht speziellen Vorwurf an ihren Mann, nämlich, dass er sich nie mit ihr streite. „Wenn ich mich aufrege, und sei es nur ein bisschen wegen irgendeiner Kleinigkeit, dann macht er sofort dicht. Ich fühle mich dann, als würde ich gegen eine Wand anreden." Sie wendete sich an ihren Ehemann: „Und das macht mich natürlich noch wütender, stimmt's? Vielleicht habe ich zuerst noch nicht geschrien, aber wenn du überhaupt nicht reagierst, wenn es so scheint, als hättest du mich nicht einmal gehört, dann raste ich aus. Ist es nicht so?" Tom schaute zu Boden und nickte nur wortlos mit dem Kopf. Sie blickte wieder zu mir. „Sehen Sie, was ich meine?" Tom hatte dicht gemacht und den Kopf eingezogen, als wäre er gerade geschlagen worden.

Mehrere Sitzungen lang beschäftigten wir uns mit Toms Angst vor Wut und Marys Angst, nicht gehört zu werden, die einen Einfluss darauf hatte, auf welche Weise sie ihren Ärger zeigte. Es stellte sich heraus, dass Tom als Kind häufig von einer ständig wütenden Mutter angeschrien worden war und schon sehr früh gelernt hatte, sich beim ersten Anzeichen von Ärger zu schützen und das Geräusch ihrer Stimme auszublenden. Als ich ihn fragte, was seiner Meinung nach passieren würde, wenn er es zuließe, den Ärger seiner Frau zu hören, dachte er einen Moment lang nach und sagte dann: „Ich habe das Gefühl, dass ich dann komplett aufbrechen würde. So, als würde ihre Stimme durch mich hindurch fahren und mich zerstören."

In den nächsten Monaten konzentrierte ich mich darauf, Tom und Mary die wichtigsten Übungen des *Realization Process*, das Bewohnen des Körpers und das Einstimmen auf das elementare Bewusstsein, beizubringen. Für dieses Paar war es extrem wichtig, dass Tom in der Lage war, den Klang der Stimme seiner Frau auszuhalten, wenn sie wütend war, sodass er auf sie reagieren konnte und eine Lösung des Konflikts möglich wurde.

Bei einigen Menschen kann es eine Weile dauern, manchmal sogar ein Jahr oder zwei, bevor sie sich selbst als den alles durchdringenden Raum elementaren Bewusstseins wahrnehmen können, und noch mehr Zeit, bis diese Wahrnehmung stabil ist und die ganze Zeit aufrecht erhalten werden kann. Den meisten gelingt es jedoch, wie dies auch bei Tom und Mary der Fall war, das elementare Bewusstsein nach wenigen Monaten des Übens zu erkennen.

Sobald Tom in der Lage war, sich selbst als elementares Bewusstsein zu erfahren, bat ich ihn, seinen Körper zu bewohnen und sich auf das elementare Bewusstsein einzustimmen, das ihn und Mary zur gleichen Zeit durchströmte. Als seine Frau dann zu ihm sprach, bat ich ihn, Marys Stimme aufzunehmen, sie aber durch den Raum des elementaren Bewusstseins und seines Körpers fließen zu lassen, während er gleichzeitig in seinem Körper präsent blieb. Dies gelang ihm auch, solange ihre Stimme ruhig und sanft blieb. Doch dann nutzte Mary die Gelegenheit und beschwerte sich darüber, dass er häufig vergesse, am Montagmorgen den Müll früh genug an die Straße zu stellen, damit die Müllabfuhr ihn mitnehmen konnte. Beim Klang ihrer gereizten Stimme machte Tom erneut dicht. Ich bat die beiden, das Experiment zu wiederholen. Mary machte erneut ihrem Ärger Luft und klang dabei noch ein wenig gereizter als beim ersten Mal. Diesmal gelang es Tom, offen zu bleiben und den Klang ihrer Stimme durch sich hindurchfließen zu lassen. Sowohl Mary als auch ich bemerkten den kurzen Anflug von Ärger, der bei Tom hochkam, als er Marys Stimme hörte. „Das war gut", sagte ich. „Aber ich bin sauer geworden", antwortete Tom. „Ganz genau", bestätigte ich. „Wenn Sie zulassen können, dass Sie Marys Wut spüren, dann spüren Sie auch eine Reaktion darauf, und dann können Sie beide anfangen, darüber zu diskutieren, oder einer von beiden kann sich entschuldigen, oder Sie fangen vielleicht an, sich zu streiten und am Ende eine Lösung zu finden. Wenn Sie in dieser Weise offen bleiben können als elementares Bewusstsein, dann können Sie Marys Ärger spüren und alles, was dies bei Ihnen auslöst, ohne dichtzumachen oder zu zerbrechen. Weder Marys Wut noch Ihre eigene kann diesem Urgrund Ihres Seins etwas anhaben."

Als elementares Bewusstsein sind wir nicht losgelöst von der Erfahrung, wir sind nur nicht in sie verstrickt. Das ist ein gewaltiger

Unterschied. Wir spüren immer noch, was über die Umgebung zu uns kommt und unsere eigene Reaktion darauf. Aber wir lassen zu, dass die Bewegung sowohl unseres Aufnehmens als auch unserer Reaktion eintritt und sich ganz natürlich auflöst, anstatt dies zu verhindern oder daran festzuhalten.

### Selbstliebe entwickeln

Das Bewohnen unseres Körpers ist auch die Grundlage für Selbstvertrauen und Selbstliebe. Die meisten Menschen wachsen mit einem gewissen Maß an innerer Unsicherheit auf. Von Kindern wird häufig viel erwartet. Sie müssen in der Schule nicht nur ein gutes Gedächtnis beweisen, sondern auch viele schwierige soziale Situationen meistern, sodass ein gewisses Maß an Versagen vorprogrammiert ist. Wenn wir zusätzlich zu diesen Belastungen auch noch stark kritisiert oder auf andere Weise von den Erwachsenen in unserem Leben schlecht behandelt wurden, kann sich diese Unsicherheit zu Scham und Selbsthass auswachsen. Ein besonders sensibles Kind kann schon durch die ganz alltägliche, kurzzeitige Verärgerung oder Enttäuschung eines Elternteils in Selbstzweifel oder Selbsthass geraten.

Diese Reste von Selbstzweifeln oder Selbsthass untergraben unsere Bemühungen, unser Leben selbstbewusst und effektiv anzugehen. Sie können unsere Fähigkeit, Liebe zu geben und zu empfangen beeinträchtigen, ebenso wie das Gefühl, liebenswert zu sein. Bewohnen wir jedoch unseren Brustraum, erfahren wir ganz von selbst die Qualität der Liebe, die dort vorhanden ist. Dadurch wird es schwieriger, uns selbst nicht zu mögen oder unsere Fähigkeit anzuzweifeln, zu lieben und geliebt zu werden. Wenn wir die Qualität der Intelligenz in unserem Kopf spüren, wird es schwieriger, uns selbst für dumm zu halten oder unsere eigenen Einsichten und Erkenntnisse in Frage zu stellen. Wir beginnen, das Gefühl zu genießen, wir selbst zu sein, uns als Liebe, Intelligenz, Kraft und Sexualität zu erfahren. Das hilft uns, eine Loyalität zu uns selbst zu entwickeln, selbst bei schwierigen Begegnungen mit anderen Menschen.

Wenn wir den Innenraum unseres Körpers bewohnen, beginnen wir zu erkennen, wer wir sind, und zwar nicht indem wir uns von außen beobachten, sondern indem wir uns von innen heraus erleben. Wir werden zum Subjekt, das die Welt um sich herum betrachtet, anstatt ein Objekt zu sein, das gesehen und bewertet wird. Unser ganzes Leben lang werden wir beobachtet und beurteilt. Die meisten Kinder spüren sehr genau, wie andere Menschen auf sie reagieren. Als Reaktion auf das Wissen, beobachtet zu werden, sind wir alle bis zu einem gewissen Grad gehemmt und befangen. Wir fragen uns besorgt, ob unsere Worte, unser Körper oder unser Verhalten auf Zustimmung stoßen. Wenn wir jedoch unseren Körper bewohnen, uns nicht länger als Objekt sehen und uns stattdessen subjektiv erfahren, schwindet die Befangenheit schnell. Wir sind uns immer noch bewusst, wie andere auf uns reagieren, aber dieses Bewusstsein wird überlagert durch unsere Loyalität uns selbst gegenüber, unsere erlebte Erfahrung unseres Selbst. Wir müssen uns nicht mehr eisern im Griff haben und können spontan sein.

Eine Klientin namens Charity erzählte mir, dass sie sich ihr gesamtes Leben lang plump und unbeholfen vorgekommen war. Sie sagte, sie fühle sich wie ein tapsiger Welpe, der nie groß geworden ist. „Ich habe jede Hoffnung aufgegeben, einmal anmutig zu sein. Ich kann noch so viele Tanzkurse besuchen, ich kann es einfach nicht.“ Es war eine Offenbarung für Charity, ihren Körper zu bewohnen. Sie sagte: „Ich kann erleben, dass es in meinem Körper nur mich gibt. Wenn ich meinen Körper mit mir selbst fülle, dann gibt es da keinen Raum für kritische Stimmen.“ Charity stellte sogar fest, dass sie begann, ein Gefühl von Anmut zu entwickeln, einer Art von Harmonie in ihrem Körper, wodurch ihre Selbstkritik nachließ. „Ich kann nun meinen gesamten Körper gleichzeitig bewegen, sodass sich die Bewegung tatsächlich gut anfühlt. Ich fühle mich regelrecht bezaubernd.“

Diese grundlegende Selbstkenntnis und Loyalität tragen auch zu unserer Resilienz bei, denn wir erholen uns schneller, wenn ein anderer uns beleidigt oder wenn uns unser eigenes Verhalten peinlich ist.

Wenn wir unsere Existenz in unserem Körper erleben, spüren wir auch, wie wertvoll diese ist, und das führt häufig dazu, dass wir besser für uns sorgen. Wir treffen in Bezug auf Ernährung, Bewegung, Ruhe, Umweltstress und Beziehungen bessere Entscheidungen.

Rachel kam zu mir, weil sie sich mit Selbstmordgedanken trug, aber immer noch Hoffnung hatte, dass das Leben doch lebenswert sein könnte. Obwohl sie erst Anfang dreißig war, hatte sie schon mehrere missbrauchende Beziehungen zu Männern hinter sich. Als wir uns begegneten, hatte sie es gerade geschafft, einen Mann zu verlassen, der begonnen hatte, sie zu schlagen, und man konnte die blauen Flecke noch gut erkennen. Aufgewachsen war sie in einem gläubigen jüdischen Haushalt. Ich fragte sie, ob sie Gebete oder Segenswünsche kenne. „Ja", sagte sie und lächelte zum ersten Mal. „Viele. Berakah." Die Art, wie sie lächelte, als sie das hebräische Wort für *Segen* aussprach, schien mir anzudeuten, dass ihre Religion eine Quelle der Heilung für sie sein könnte. Als ich sie durch die Hauptübung führte, schlug ich ihr vor, dass sie einen Segen für sich selbst aussprechen sollte, während sie jeden Teil ihres Körpers bewohnte. Sie hatte wenige Jahre zuvor nach einem heftigen Streit mit ihrer Familie gebrochen, doch die Übung erinnerte sie daran, wie unschuldig sie sich als Kind in der Synagoge gefühlt hatte. Als sie in ihrem Körper mit sich selbst in Kontakt kam, berichtete sie, dass sie ihre natürliche Unschuld und selbst das „heilige Feuer" in ihrem Körper spüren könne. Stück für Stück gewann sie das Gefühl für die Heiligkeit des Lebens zurück, das ihr als Kind beigebracht wurde. Nach einigen Monaten Übung und Gesprächen über den Schmerz, den sie auch als Kind erlitten hatte, fühlte sie sich nicht länger selbstmordgefährdet. Und sie beschloss, einen Mann zu finden, den sie lieben konnte und der das Leben auch als heilig ansehen würde.

### Erdung wiedergewinnen

Wenn wir unseren Körper bewohnen, holen wir uns die natürliche Unterstützung der Schwerkraft zurück. Wenn wir uns als Kinder nicht sicher gehalten fühlten oder uns nicht auf die physische oder emotionale Unterstützung unserer Eltern verlassen konnten, erscheint es uns oft so, als würden wir von der Basis unseres Körpers weggezogen. Auf der emotionalen Ebene fällt es uns dann vielleicht schwer, uns von anderen unterstützen zu lassen. Auf der körperlichen Ebene wiederum verlassen wir uns eventuell nicht darauf, dass die Erde, der Fußboden oder der Stuhl uns wirklich tragen. Als Reaktion auf Traumata entwurzeln sich viele Menschen. Sie orientieren sich nach oben und scheinen den Körper durch den Kopf verlassen oder sich über das unangenehme Umfeld ihrer Kindheit erheben zu wollen.

Die meisten von uns leben stärker im Ober- als im Unterkörper, auch wenn wir kein schweres Trauma erdulden mussten. Wir leben vielleicht in Brust, Armen, Hals und Kopf und finden nur schwer Zugang zu Füßen, Beinen, Becken und Bauchraum. Dementsprechend schwer fällt es uns, diese zu bewohnen. Als Folge davon fehlt uns das Fundament oder das, was man allgemein auch als *Erdung* bezeichnet. Wenn wir kein festes Fundament haben, wirft uns vieles leichter um, und wir werden von anderen Menschen oder Umständen überwältigt. Außerdem ruhen wir nicht in uns, sondern haben ein Gefühl der inneren Unruhe, das den Grad einschränken kann, in dem wir uns in unserem Leben zufrieden und sicher fühlen.

Wenn wir unseren Unterkörper bewohnen, fühlen wir mehr Verbindung zum Boden unter uns und können uns darauf verlassen, dass er uns trägt. Dadurch können wir die Anstrengung loslassen, die die meisten von uns darein stecken, sich aufrecht zu halten. Die natürliche Unterstützung des Bodens unter unseren Füßen kann uns ein Gefühl von Sicherheit geben und sogar das Gefühl der Unsicherheit mindern, das aus einem Mangel an Unterstützung in unserer Kindheit resultiert. Anders gesagt: Erdung spielt eine wichtige Rolle bei der Heilung der Auswirkungen von Traumata.

Paula kam zu mir, weil ihr die Erdung fehlte. Als Kind war sie ständig mit ihrer Familie umgezogen. Ihrem Vater fiel es schwer, eine feste Arbeit zu finden, häufig wurde er von einem Tag auf den anderen entlassen, und die Familie zog in die nächste Stadt, um dort neu zu beginnen. Natürlich sorgten die permanenten Arbeitsplatzverluste des Vaters für Spannungen zwischen den Eltern. Die Mutter beschwerte sich dauernd, dass sie sich auf ihn als Versorger nicht verlassen könne und deshalb keine Sicherheit habe. Paula hatte das Gefühl, dass dieser stetige Slogan *keine Sicherheit* sich in ihr festgesetzt hatte. Laut eigener Aussage fühlte sie sich ständig „wackelig".

Weil Paula sich im Stehen so unwohl fuhlte, begannen wir, unsere Erdungsarbeit im Sitzen. Zuerst bat ich sie, ihre Füße zu bewohnen. Als sie dies tat, fiel mir auf, dass sie nur den vorderen Teil ihrer Füße bewohnte und davon auch nur die unteren Ränder. Sie presste die Randbereiche ihre Zehen und Mittelfußknochen in den Boden, aber die Außenkanten ihrer Füße und die Fersen berührten kaum den Boden. Dieses Ungleichgewicht spiegelte sich auch und wurde fixiert durch die Art, wie sie in ihren Hüftgelenken saß. Nur die Innenränder waren bewohnt, sodass die Hüftgelenke auf eine Weise zueinander gezogen wurden, die ihr Becken verschmälerten.

Nachdem ich sie darauf aufmerksam gemacht hatte, fiel es ihr recht leicht, auch das Zentrum ihrer Hüftgelenke zu bewohnen. Diese Verlagerung ermöglichte es ihr, den inneren und äußeren Rand ihrer Füße zugleich zu bewohnen. Durch das Weiten von Hüftgelenken und Becken konnte sie sich auch besser in den Stuhl sinken lassen und den unteren Teil ihres Beckens bewohnen, den Sockel ihres Rumpfs. Sie war überrascht, wie stabil sie sich fühlte, wenn sie auf diese Weise ihre Füße und ihr Becken bewohnte.

Da Paula auch ein Gefühl der *Entwurzelung* erwähnt hatte, half ich ihr zudem zu erfahren, wie man sich im Boden verwurzelt. Ich bat sie, die Mitte ihrer Fersen zu finden und dann ihr Gewahrsein auf diese Stelle an beiden Füßen gleichzeitig zu lenken. Als nächstes bat ich sie, die Punkte genau vor den Mittelfußknochen an beiden Füßen zu finden und auch hier ein Gleichgewicht in der Wahrnehmung beider Punkte herzustellen. Im hinduistischen Yoga sind die Zentren der Fersenfußsohlen Chakren, und die Punkte vor dem Mittelfußknochen werden bei Akupunktur, Akupressur und asiatischen Kampfkünsten verwendet, wo sie unter dem Namen *Niere 1* oder *Sprudelnde Quelle* bekannt sind. Nachdem Paula alle vier Punkte an ihren Fußsohlen gefunden hatte, bat ich sie, sich vorzustellen, wie sie durch diese Punkte Wurzeln in die Erde wachsen ließ.

Während Paula diese Übung durchführte, wurde deutlich, dass es in ihrem Körper einen starken Zug nach oben gab, weg von der Erde, dessen Quelle ihre Stirn zu sein schien. Es handelte sich um eine chronische Verspannung in der Stirn, welche die Aufwärtsbewegung und das Gefühl fehlender Erdung in ihrem Körper aufrechterhielt. Als wir daran arbeiteten, die Spannung in der Stirn zu lösen, wurde Paula bewusst, dass sie als kleines Kind den ständig besorgten Blick ihrer Mutter gespiegelt hatte. Als sie dieses Haltemuster lösen konnte, war sie in der Lage, sich stärker in das Fundament ihres Beckenbodens und ihrer Füße sinken zu lassen.

Sie übte dann, ihren Körper auch beim Stehen und Gehen zu bewohnen, mit besonderem Augenmerk darauf, die inneren und äußeren Ränder ihrer Füße gleichzeitig zu bewohnen und in ihren Hüftgelenken anwesend zu sein, ohne das Becken zu verengen. Als sie in der Lage war, diesen Kontakt mit Füßen und Hüftgelenken im Stehen und Gehen zu halten, gab ich ihr eine weitere Übung. Ich bat sie, im Stehen die Punkte in der Fersenmitte und vor dem Mittelfußknochen zu finden. Dann sollte sie sich vorstellen, wie sie durch diese Punkte Wurzeln bis tief in den Boden wachsen ließ, genau wie sie es bereits im Sitzen getan hatte. Als sie dies tat, entstand automatisch ein innerer Energiestrom, der durch ihren Körper nach oben stieg und sie stützte.

Einige Menschen fühlen sich sehr schwer, wenn sie damit beginnen, ihren Körper im Stehen zu bewohnen. Sie haben das Gefühl, am Boden festzukleben. Doch mit ein wenig Übung können wir wahrnehmen, dass sich beim Einlassen auf den Boden eine spontane Aufwärtsenergie bildet, die durch unseren Körper fließt und ihn leicht und beschwingt macht. Je mehr wir uns in unserem Körper niederlassen, umso stärker können wir diese Aufwärtsenergie spüren. Es ist wichtig zu verstehen, dass es nicht darum geht, einen Druck nach unten aufzubauen. Es geht vielmehr um die Fähigkeit, unsere untere Körperhälfte zu bewohnen und dort zu ruhen.

Als Paula sich nach diesen Steh- und Gehübungen wieder hinsetzte, erinnere ich mich, wie sie mir erzählte, dass sie den Refrain ihrer Mutter *keine Sicherheit* bis ins Mark übernommen habe. Ich bat sie, sich vorzustellen, wie sich dieser Mangel an Sicherheit in ihren Knochen anfühlte. Paula war in der Lage, ihre Knochen zu bewohnen und zu spüren, dass die besorgte, wütende Stimme ihrer Mutter dort zu hausen schien. „Es ist wie ein kratziges, raues Gefühl in meinen Knochen, das mich davon abhalt, mich wirklich zu entspannen“, sagte sie. Sobald sie dies deutlich wahrnehmen konnte, konnte sie das stark verinnerlichte Muster aus ihren Knochen entlassen. Wir mussten die Übung einige Male wiederholen, aber schließlich konnte Paula spüren, dass sich in ihren Knochen keinerlei Sorge, Wut oder Unsicherheit mehr befand. Sie konnte ihre Knochen einfach als sie selbst bewohnen und hatte am Ende das Gefühl, dass sogar ihr Knochengerüst auf dem Boden ruhen und sie stützen konnte.

Zusätzlich zu unserer besonderen Beziehung zur Umgebung unserer Kindheit können auch soziale Faktoren dazu führen, dass wir stärker im Oberkörper wohnen als in der unteren Körperhälfte. Auch wenn es nicht auf jeden zutrifft, leben wir in unserer Kultur generell stärker *oberhalb der Gürtellinie*. Gute Menschen stellen den Kontakt untereinander über Herz und Kopf her und nicht *von dort unten*. Doch wenn wir unsere innere Ganzheit erleben, treten wir mit unserem ganzen Sein mit anderen in Kontakt. Unsere Offenheit für andere Menschen und unsere Aufgeschlossenheit ihnen gegenüber betrifft den gesamten Körper.

Besorgnis produziert ebenfalls eine Verlagerung in den Oberkörper. Wenn wir ängstlich sind, bewegen wir uns innerlich nach oben, weg von unserer Basis. Dieser angstbedingten Aufwärtsbewegung verdanken wir unter anderem den Ausdruck: „Das Herz schlug mir bis zum Hals.“ Viele feinfühlige Menschen wachsen mit einer Art von Angst auf und der dadurch bedingten Verlagerung ihrer selbst in den Oberkörper. Den gesamten Körper zu bewohnen, einschließlich des Unterkörpers, kann helfen, gewohnheitsmäßige Angstmuster zu lindern.

Unsere Hauptfundamente sind unsere Füße und der Beckenboden. Wenn wir uns in unseren Füßen und dem Beckenboden niederlassen, erleben wir in unserem gesamten Sein Erdung beziehungsweise Schwerkraft. Das hilft uns dabei, uns wohl und innerlich ganz zu fühlen. Bei der folgenden Übung schließe ich den Boden von Brust, Hals und Augenhöhle mit ein. Auf all diesen Fundamenten oder Sockeln können wir uns niederlassen. Es handelt sich nicht um einen Druck nach unten oder ein Zusammenfallen, sondern um die Fähigkeit, loszulassen und auf jedem Sockel zu ruhen.

Die Übung nimmt nur wenige Minuten in Anspruch. Wenn Sie sich häufig schlecht geerdet fühlen, können sie sich jeden Tag auf diese Übung einstimmen, bis es sich ganz natürlich und mühelos anfühlt, im Körper zu ruhen.

## ÜBUNG: Elementares Erden

Stellen Sie sich mit geöffneten Augen hin. Wenn Sie sich ein wenig wacklig auf den Beinen fühlen, können sie sich an einem Stuhlrücken festhalten. Die Übung kann auch im Sitzen durchgeführt werden.

Wenn Sie sich nicht an einem Stuhl abstützen müssen, lassen Sie die Arme locker an den Seiten herunterhängen. Achten Sie darauf, dass Sie nicht versuchen, sich durch ein Ballen der Fäuste oder Anspannen der Arme aufrecht zu halten.

Bewohnen Sie Ihre Füße. Nehmen Sie wahr, dass es keine Trennung zwischen Ihren Füßen und dem Boden gibt. Erleben Sie die Erdung, die es mit sich bringt, in Ihren Füßen zu sein. Stellen Sie sicher, dass Sie den gesamten Sockel Ihrer Füße bewohnen, bis hin zur hinteren Ferse. Bleiben Sie in Ihren Füßen anwesend.

Passen Sie Ihren Atem daran an, so weit unten in Ihrem Körper zu sein, sodass der Atem beim Einatmen Sie nicht von diesem Fundament wegzieht. Schauen Sie währenddessen geradeaus und erlauben Sie Ihrem Sehen, sich daran anzupassen, dass Sie sich so weit unten in Ihrem Körper befinden, sodass Sie weiterhin aus diesem Fundament heraus anwesend sein können.

Jedes Fundament in Ihrem Körper ist ein Fundament für Ihr gesamtes Sein. Deswegen ist dieses Fundament in Ihren Füßen beispielsweise auch wichtig für Ihr mentales Leben. Machen Sie die Erfahrung, wie Ihr mentales Leben zur Ruhe kommt und sich in Richtung Ihrer Füße niederlässt. Die gleiche Erfahrung können Sie nun mit Ihrem Gefühlsleben machen.

Bewohnen Sie Ihren Beckenboden. Das ist der gesamte Boden Ihres Rumpfs einschließlich Ihrer Sitzhöcker. Erfahren Sie das gesamte Viereck Ihres Beckenbodens. Lassen Sie sich das Fundament Ihres Beckenbodens erleben. Ihr Gefühlsleben kommt zur Ruhe, weil Sie dieses Fundament haben, und Ihr mentales Leben ebenfalls. Und Ihre Arme können sich ausruhen.

Bewohnen Sie Ihr Zwerchfell, den Boden Ihres Brustraums. Auch dieses stellt ein Fundament für Ihr gesamtes Sein dar. Ihr Gefühlsleben kommt zur Ruhe, weil Sie dieses Fundament besitzen, ebenso wie Ihre Stimme und Ihr Verstand.

Bewohnen Sie den Boden Ihres Halses, den ganzen Weg vom Schlüsselbein bis zur Rückseite Ihres Halses. Dies ist ein wichtiges Fundament, weil wir uns häufig durch den Hals nach oben ziehen. Das Fundament am Boden des Halses ermöglicht es Ihnen, sich durch den Hals nach unten zu bewegen und zur Ruhe zu kommen, sodass Ihre Stimme sich ausruhen kann. Ihr mentales Leben ruht, und Ihre Arme ruhen ebenfalls.

Bewohnen Sie den Boden Ihrer Augenhöhlen. Lassen Sie Ihre Augen in den Höhlen ruhen. Tun Sie dies mit offenen Augen, da es die Art verändert, wie Sie aus Ihren Augen herausschauen. Sehen Sie mit Ihren ganzen Augen, während diese in ihren Höhlen ruhen.

Bewohnen Sie nun alle fünf Fundamente gleichzeitig: Füße, Beckenboden, Zwerchfell, Kehle und Augenhöhlen. Gehen Sie langsam durch den Raum, während sie alle diese Fundamente bewohnen. Sie gehen nun in einem geerdeten Zustand. Spüren Sie jedes Mal, wenn Sie beim Gehen einen Fuß auf den Boden setzen, die Erfahrung, in Ihrem Fuß geerdet zu sein.

## Fazit

Obwohl Ängstlichkeit und Gefühle der Unsicherheit und Entwurzelung häufig Reaktionen auf Traumata sind, können sie zu gewohnheitsmäßigen Haltemustern werden, die auch dann weiter bestehen, wenn unsere gegenwärtigen Umstände ruhig und sicher sind. Erdung kann uns helfen, diese traumabasierten Muster im Körper loszulassen. Sie kann bewirken, dass wir unsere echten Reaktionen auf Erlebnisse in unserem derzeitigen Leben erfahren und ausdrücken können. Wenn wir beispielsweise im Zwerchfell als Fundament unserer Brust ruhen, dann verbindet uns dies mit dem tiefsten Grund unseres Herzens. Wir kennen dies aus den Momenten in unserem Leben, als es uns gelang, etwas Wichtiges mit absoluter Ehrlichkeit auszudrücken. Wenn wir aus tiefstem Herzen sprechen, dann fallen wir tatsächlich auf den Boden unseres Brustraums und den Boden der Kehle. Das ermöglicht uns, die Verbindung zu spüren, die innere Kontinuität zwischen unserem Herzen und unserer Kehle, und unsere emotionale Wahrheit zu sprechen.

Wenn wir unseren Körper bewohnen und lernen, uns gut und gern in ihm aufzuhalten, wird unsere authentische Annahme des Lebens und unsere Fähigkeit zum authentischen Selbstausdruck zu einer dauerhaften Seinsweise, einer alltäglichen Realität. Erdung, Resilienz, Selbstliebe, Handlungsfähigkeit und Präsenz sind nur einige der Wege, über die das Bewohnen unseres Körpers uns hilft, Traumata zu heilen und das Geburtsrecht unserer wahren Natur wiederzuerlangen.

# 4

# Die Qualitäten im Körper

*Leere ist das Feld, in dem alles und jedes – als absolutes Zentrum, versehen mit einer absolut einzigartigen Individualität – als es selbst manifest wird.*

KEIJI NISHITANI

Wenn wir den inneren Raum unseres Körpers bewohnen, erfahren wir in Form einer Mixtur aus Gewahrsein, Emotion und Körperempfindungen, wie das elementare Bewusstsein unseren Körper und die Umgebung durchdringt. Es existiert jedoch auch ein stärker umrissenes Spektrum von Qualitäten in unserem Körper, die wir erfahren können. Diese Qualitäten scheinen angeboren zu sein, denn sie werden eher entdeckt als künstlich hergestellt, wenn wir beginnen, alle Teile unseres Körpers zu bewohnen. Gemeinsam bilden sie die Erfahrung eines vereinigten Urgrunds unseres Seins, in dem sich der Inhalt der Erfahrung bewegt.

Ich kann nicht erklären, wodurch das Erfahren dieser Qualitäten zustande kommt, daher kann ich auch keine metaphysische Behauptung zu ihrer tatsächlichen Existenz aufstellen. Ich weiß jedoch, dass wir sie erfahren können und dass die Erfahrung des Einstimmens auf jede einzelne Qualität uns helfen kann, die durch Traumata verursachten Konstriktionen, Glaubenssätze und Verhaltensweisen loszulassen.

Beim *Realization Process* gibt es spezielle Übungen für das Erfahren jeder Qualität innerhalb des Körpers. Wir stimmen uns auf die Qualität des Geschlechts (wie auch immer sich das für jeden von uns anfühlen mag) und der Sexualität in den Geschlechtsorganen und dem Becken ein, auf die Qualität der Kraft in unserem Bauchraum (zwischen Becken und Brust), auf die Qualität der Liebe in unserer Brust, auf die Qualität der Stimme in unserer Kehle und auf die Qualität der Intelligenz in unserem Kopf. Da es sich hier um Qualitäten handelt, sind es Erfahrungen, die sich mit Worten nicht präzise beschreiben lassen. Ich verwende hier die Worte, die für mich am besten geeignet sind, um Menschen einen Zugang zu diesen Qualitäten in ihrem Körper zu ermöglichen.

Obwohl wir uns auf die Qualitäten in bestimmten Teilen unseres Körpers einstimmen, können wir erfahren, dass sie unseren gesamten Körper durchziehen. Es kann beispielsweise sehr spannend sein, die Qualität der Liebe in den Beinen zu erfahren oder die Qualität der Intelligenz in den Händen. Genauso wie wir das elementare Bewusstsein als eine Mischung aus Gewahrsein, Emotion und körperlichen Empfindungen erfahren können, kann der Innenraum unseres Körpers als eine Mischung aus allen Qualitäten unseres Seins erlebt werden. Das bereichert jeden Aspekt unseres Ausdrucks und Erlebens, bringt Timbre in unsere Stimme, Tiefe in unsere Berührung, Intensität in unsere sexuelle Lust und Weite in unser Denken. Die Qualitäten in unserem Körper müssen nicht kultiviert oder konstruiert werden. Sie treten ganz natürlich hervor, wenn wir innerlich in Kontakt mit uns selbst gehen. Die Integration dieser natürlichen Qualitäten des Körpers bildet das erlebte Fundament unserer Ganzheit, den inneren Zusammenhalt unseres individuellen Seins. Das direkte Einstimmen auf diese Qualitäten kann uns helfen, unseren inneren Kontakt zu vertiefen und die Konstriktionen loszulassen, die wir als Kinder in unserem Körper angelegt haben.

Die Fähigkeit, diese Qualitäten in unserem Körper zu erfahren, ist ein wichtiger Schritt, um uns von den Folgen und Fragmentierungen zu befreien, die die Kindheitstraumata hinterlassen haben, denn genau diese Qualitäten haben wir damals versucht zu deckeln oder zu kontrollieren. Wenn unsere Intelligenz für ein Elternteil oder Geschwister zu bedrohlich war, haben wir womöglich unsere Fähigkeit zu denken eingeschränkt und Konstriktionen in unserem Kopf angelegt. Nicht der Kopf stellt allerdings das Problem dar, sondern unsere Intelligenz, und die Konstriktionen dienen lediglich ihrer Beschränkung. Wenn uns jemand überfordert hat, haben wir vielleicht unsere Kraft begrenzt, indem wir unseren Bauchraum eingeschnürt haben. Auch hier geht es nicht um den Bauch, sondern um die Erfahrung von Kraft und Stärke, die wir unterdrücken.

Die meisten von uns wachsen so auf, dass wir uns dieser Qualitäten in unserem Körper kaum bewusst sind. Anstatt die Qualitäten unserer Lebendigkeit zu erfahren, leben wir vielleicht in einem abstrakten Gebilde von Vorstellungen und Bildern, die wir uns über uns gemacht haben, wie beispielsweise: „Ich bin Lehrerin“, oder: „Ich bin eine freundliche Person.“ Manchmal ist das Wiederentdecken unserer Qualitäten, das tatsächliche Spüren unserer Existenz, behaftet mit der Angst vor Bestrafung oder der Angst vor dem Brechen von Tabus. Manchmal spielt auch Wut darüber mit hinein, dass es notwendig war, diese Qualitäten zu unterdrücken, und Trauer über den Verlust dieser lebenswichtigen Aspekte unseres Selbst. Doch wenn wir uns wiederfinden, sind die Fülle und Einzigartigkeit dieser Qualitäten unverwechselbar. Wir wissen, dass wir intelligent sind, weil wir unsere Intelligenz tatsächlich spüren können. Das bedeutet, dass wir aufhören können, uns selbst zu erzählen, dass wir dumm sind, zu dumm, um unsere Ziele zu erreichen oder zu dumm, um unsere Meinung zu äußern. Wir wissen, dass wir nicht mehr überwältigt werden können, weil wir jetzt die Qualität unserer eigenen Kraft in unserem Körper erleben. Wir fühlen uns nicht länger weniger kraftvoll als andere Menschen, weil wir die Qualität unserer persönlichen Stärke in unserem Körper spüren können. Und wir wissen, dass wir gut sind, dass unser Selbsthass auf Illusionen beruht, weil wir tatsächlich die Liebe in unserer Brust spüren können.

## Die Qualität der Intelligenz

Obwohl Menschen bewusst ist, dass sie über Intelligenz verfügen – speziell, wenn sie sehr intelligent sind –, erfahren nur wenige Menschen ihre Intelligenz als eine Qualität des Seins. Vor einigen Jahren habe ich einmal versucht, diese Art der Arbeit einer kleinen Gruppe von Psychoanalytikern in New York näherzubringen. Jeder einzelne von ihnen war extrem misstrauisch allem gegenüber, dem nur ein Hauch von *Mystik* anhaftete, und das Erfahren elementaren Bewusstseins fiel ganz offensichtlich in diese Kategorie. Am Ende erbarmte eine würdevolle und äußerst angesehene Dame sich meiner. Schließlich befand ich mich unter Psychoanalytikern, die jeden Tag Menschen dabei halfen, ihr Leid zu überwinden, und als sie mich von dieser Wolke aus Misstrauen umgeben sah, sagte sie, sie wolle meine Ideen einmal ausprobieren.

Ich wusste, dass diese Frau viele Bücher über Psychoanalyse geschrieben hatte, also begann ich mit ihrem Kopf. Ich stand hinter ihr und legte meine Hände sanft auf beide Seiten ihres Kopfes. Ich forderte sie auf zu spüren, dass sie sich zwischen meinen Händen befand. Sie protestierte zunächst ein wenig, probierte es dann aber aus und bewohnte ihren Kopf. Als sie sich als in ihrem Kopf lebend erlebte, gab sie ein erstauntes „Oh“ von sich. Ich bat sie, sich nun auf die Qualität ihrer Intelligenz einzustimmen. Sie lachte und sagte: „Ich habe keine Ahnung, was sie damit meinen.“ Ich hatte meine Hände immer noch an ihrem Kopf und fragte sie, ob sie sich an das Gefühl in ihrem Kopf erinnern könne, das sie habe, wenn sie an ihrem Computer sitze und an einem Buch arbeite und darauf warte, dass sich der nächste Satz bildet. „Sie meinen, wie sich das anfühlt?“, fragte sie ein wenig sarkastisch. Ihr Tonfall wurde ihr jedoch sofort bewusst, und sie folgte meiner Aufforderung. Der Raum zwischen meinen Händen wurde noch lebendiger und angefüllter mit der Intelligenz dieser Frau. „Huch“, sagte sie. „Das ist ja merkwürdig.“

Die Qualität im Kopf ist nicht allein auf das Fühlen des Denkens beschränkt, sondern beinhaltet auch das Gefühl für das Potenzial des Denkens. Es ist das Gefühl unserer Intelligenz, ob sie nun arbeitet oder ruht. Das Bewohnen des Körpers bedeutet nicht, dass Sie sich dieses Gefühls in Ihrem Kopf ständig bewusst sind. Aber das Einstimmen darauf hilft uns, unseren Kopf vollständiger zu bewohnen.

Wenn ich die Einstimmung auf die Qualitäten unseres Seins lehre, spreche ich in der Regel eher von *Verstehen* als von *Intelligenz*. Ich habe festgestellt, dass Menschen, die ich bitte, sich auf die Qualität der Intelligenz einzustimmen, häufig nur die Vorderseite ihres Gehirns bewohnen, ihre Stirn. Hier halten sie sich am ehesten bewusst auf, wenn sie beispielsweise Probleme lösen. Daher lautet die Anweisung in der Übung zum *Realization Process* auch: „Bewohnen Sie Ihr Gehirn. Stimmen Sie sich auf die Qualität des Verstehens in Ihrem gesamten Gehirn ein."

Menschen, die behaupten, sie seien ständig im Kopf oder müssten mehr aus ihrem Kopf heraus, meinen damit in der Regel, dass sie sich selbst als im Kopf lebend empfinden. Häufig spüren sie eine Anspannung in der Stirn, die auch von außen sichtbar ist. In unseren Gedanken zu leben oder in unserer Stirn unterscheidet sich stark vom Bewohnen des gesamten Gehirns. Selbst unser Denken scheint besser zu funktionieren, wenn wir das gesamte Gehirn bewohnen, und zwar in dem Sinne, dass es origineller und kreativer ist.

Als Aline zu mir kam, hatte sie das Gefühl, größtenteils in ihrer Brust zu leben. Sie war eine warmherzige, empathische junge Frau mit einem unbeschwerten, liebevollen Lächeln. Sie verfügte auch über einen verhaltenen Sinn für Humor, den ich als zugleich einnehmend und beunruhigend empfand. Die meisten Witze über sich selbst rankten sich um dumme Fehler, die sie bei der Arbeit gemacht hatte, oder Worte, die ihr kluger Freund benutzt hatte und die sie nachschlagen musste, um zu verstehen, was er gemeint hatte. Häufig schüttelte sie bei der Pointe dieser Witze leicht den Kopf, als wolle sie etwas losrütteln, das sich in ihrem Gehirn festgesetzt hatte.

Es war diese Bewegung, die meine Aufmerksamkeit weckte und mich auf die durchaus ernste Selbstzurücknahme aufmerksam machte, die sich hinter ihrem Humor verbarg. Es stellte sich heraus, dass sie in einer Familie aufgewachsen war, in der Intelligenz Vorrang vor allen anderen Eigenschaften hatte. Ihre drei älteren Brüder buhlten um die Gunst der Eltern und warfen am Abendbrottisch auf eine Weise mit mathematischen Beweisen und neuesten Forschungsergebnissen um sich, die Aline an trainierte Seehunde erinnerte. Als Nesthäkchen der Familie und einziges Mädchen wurde von ihr nicht erwartet, dass sie sich an diesen mentalen Kunststücken beteiligte, und ihre wenigen Versuche trafen auf den hämischen Spott ihrer Geschwister und das nachsichtige Schmunzeln ihrer Eltern. In ihrem jetzigen Leben erlebte sie häufiger etwas, das sie als „eingefrorenes Gehirn“ bezeichnete, wann immer sie sich mit Menschen unterhielt, die sie für intelligent hielt. Sie sagte, sie könne förmlich spüren, wie ihr Gehirn erstarre.

Diese Kontraktionsbewegungen fühlen sich häufig an, als würden sie uns geschehen, und wir beschreiben sie mit Sätzen wie: „Meine Brust zog sich zusammen“ oder: „Mir schnürte es die Kehle zu.“ Doch auch wenn es uns nicht bewusst ist, sind es wir selbst, die die Bewegung ausführen. Mit ein wenig Übung war Aline in der Lage zu spüren, wie sie ihr Gehirn „einfror“. Es war eine ganz feine innere Bewegung, die sie aber dennoch steuern konnte. Sie war in der Lage, sich als die Auslöserin der Bewegung zu sehen. Ihr wurde auch bewusst, dass ihr diese Bewegung sehr vertraut war. Sie hatte sie seit ihrer frühesten Kindheit auf genau diese Weise ausgeführt, genauer gesagt, seit sie alt genug war, um mit am Abendbrottisch zu sitzen und sich aus dem schlauen Familiengeplänkel ausgeschlossen fühlte. Da sie bereits in diesen jungen Jahren beschlossen hatte, sie sei dumm, führte sie die Bewegung im Kopf immer aus, wenn eine Situation aufkam, in der sie versuchen könnte, intelligent zu sein und scheitern würde. Obwohl die Bewegung spontan zu sein schien und dies ursprünglich auch war, gelang es Aline, sich bewusst zu machen, dass sie selbst sie ausführte. Anstatt sich auf diese Weise einzuschränken, konnte sie ihren Kopf bewohnen und tatsächlich die Qualität ihrer eigenen Intelligenz spüren. Nach einer Weile erforderte dies keine Anstrengung mehr. Sie stellte fest, dass sie die ganze Zeit in ihrem Kopf lebte und dass ihr Verstand reibungslos funktionierte. Da sie über die gleichen Gene verfügte wie ihre Brüder, fiel ihr im Verlauf unserer Arbeit auf, dass Menschen ihre Gesprächsbeiträge zu schätzen begannen und interessiert waren an dem, was sie zu sagen hatte. Und sie begann, Spaß an ihrer eigenen Intelligenz, ihrer eigenen Meinung und ihren eigenen Erkenntnissen zu haben.

## Die Qualität der Stimme

Die Qualität unserer Stimme wohnt in unserer Kehle, in Form unseres Potenzials zu sprechen. Obwohl sie nicht so deutlich wahrnehmbar ist wie die anderen Qualitäten des Körpers, ist sie ein wichtiger Aspekt unseres Selbst, den wir sehr häufig unterdrücken. Es gibt viele Gründe, warum Kinder ihre Kehle einschnüren. Wenn wir gefüttert werden, obwohl wir nicht hungrig sind, und weinen oder Nein sagen, diesen aufdringlichen Löffel mit Nahrung nicht aufhalten zu können, dann ziehen wir womöglich aus Abwehr die gesamte mit der Essensaufnahme verbundene Anatomie zusammen, also Lippen, Mund, Speiseröhre und Magen. Später verwenden wir vielleicht das gleiche Muster, um andere Dinge abzuwehren, wie beispielweise ungewollte Zuneigung, oder wir benutzen es sogar zur Unterdruckung unseres eigenen Wunschs nach Zuwendung, wenn wir fürchten, abgelehnt zu werden. Ein typisches Muster, bei dem wir unsere Kehle zuschnüren, ist, wenn wir nicht weinen wollen. Sehr häufig ist die Kehle auch angespannt, weil wir die Luft anhalten, um unangenehme Gerüche oder Rauch nicht einzuatmen, oder als Teil einer Angstreaktion. Eine Verengung rund um den Kehlkopf verfolgt oft den Zweck, unsere Sprechfähigkeit zu begrenzen. Es ist ziemlich wahrscheinlich, dass jedes Kind irgendwann einmal zu hören bekommt, es solle leise sein. Wir können unseren natürlichen kindlichen Überschwang nur dadurch stoppen, dass wir die Anatomie anspannen, die mit dem stimmlichen Ausdruck verbunden ist. Einige Kinder spannen ihren Hals auch gegen oralen sexuellen Missbrauch an.

Ich werde nie den Moment vergessen, als ich zum ersten Mal die Qualität meiner eigenen Stimme spürte. Es war so eine außergewöhnliche Erfahrung, dass ich mich lebhaft daran erinnern kann, wie ich am frühen Abend in meiner Wohnung in New York saß. Es war eine Offenbarung für mich, dass ich tatsächlich in meiner Kehle spüren konnte, dass ich eine Stimme hatte. Als ich daran arbeitete, die dort vorhandenen Anspannungen zu lösen, erinnerte ich mich daran, wie sehr ich mich geschämt hatte, als meine unreifen Meinungen als Kind und Jugendliche von den Erwachsenen um mich herum ins Lächerliche gezogen worden waren. Ich traf auch auf die Zurückhaltung meiner Mutter, sich auszudrücken, die in ihrer Kehle und dem oberen Brustraum angesiedelt war, und die ich gespiegelt hatte. Nach der Entdeckung der Qualität der Stimme in meiner Kehle platzte ich mehrere Wochen lang in unpassenden Momenten mit Bemerkungen heraus, dazu noch in ungewohnter Schärfe und Lautstärke. Da ich den Großteil meiner Kindheit und Jugendzeit Tänzerin war, hatte ich früher immer gescherzt, dass Sprechen meine Zweitsprache wäre. Menschen, die mich gut kannten, waren daher überrascht, als ich nun begann, scheinbar wahllos Äußerungen von mir zu geben. Aber mit der Zeit und der zunehmenden Lösung der Anspannung nahm meine verbale Teilnahme am Leben wieder ein normales Ausmaß an. Ich kanalisierte meine überschüssige verbale Energie ins Schreiben. Ich hatte es schon häufig zuvor versucht, dabei aber stets das Gefühl gehabt, lediglich den Autor zu imitieren, dessen Buch ich gerade las. Als ich die Qualität der Stimme in meiner Kehle entdeckte, begann ich zu spüren, dass ich mit meiner eigenen Stimme schrieb und dass mein Herz und mein Verstand sich auf irgendeine Weise in dieser Stimme vereinten. Meine Worte begannen zu fließen, und das war eine große Erleichterung für mich.

## Die Qualität der Liebe

Die Qualität der Liebe scheint ebenfalls eine angeborene, wichtige Komponente unseres Wesens zu sein. Wir entdecken diese Qualität in unserem Körper, wenn wir den Innenraum unserer Brust bewohnen. Diese Liebe ist unabhängig von einem Objekt. Sie kann stets als unveränderliche, fortlaufende Qualität unseres Seins erfahren werden, selbst wenn wir allein sind und auch ohne die Anwesenheit oder Erinnerung an eine geliebte Person oder Sache.

Die Brust zu bewohnen und sich auf die Qualität der Liebe in der Brust einzustimmen ist eine entscheidende Hilfe bei der Traumaheilung. Eine der häufigsten Folgen von Traumata in der Kindheit ist Selbstverachtung. Wie bereits erwähnt, geben sich nahezu alle

Kinder selbst die Schuld an dem Missbrauch, den sie erleben. Wenn Eltern, Geschwister oder Gleichaltrige sie fortwährend kritisieren, dann verfügen sie noch nicht über die Selbsterkenntnis, um dieser Kritik zu widersprechen und sehen sie somit als Wahrheit an. Wenn Kinder Wut, Gewalt oder sexuellem Missbrauch ausgesetzt sind, haben sie fast immer das Gefühl, dies verdient zu haben. Der Grund hierfür ist vielleicht, dass Kinder an eine gerechte Welt glauben. Selbst Erwachsenen, die als Kinder misshandelt wurden, fällt es häufig noch schwer, ihr Kindheits-Ich als unschuldiges Opfer zu sehen. Sie haben das Gefühl, irgendetwas getan zu haben, was die Wut, die Gewalt, die Vernachlässigung, das Verlassenwerden oder den Mangel an Liebe rechtfertigte. Doch wenn wir die Liebe in unserer eigenen Brust als natürliche Qualität unseres Seins spüren, lösen sich Selbstverachtung und Selbsthass häufig auf. Es ist schwierig, Abneigung oder Misstrauen uns selbst gegenüber aufrecht zu erhalten, wenn wir spüren können, dass wir aus Liebe bestehen.

Eine weitere häufige Folge von Traumata ist die Unfähigkeit zu vertrauen und somit eine andere Person zu lieben. Wenn wir die Qualität der Liebe jedoch als Teil unserer eigenen Natur erleben, fühlen wir uns weniger verletzlich im Angesicht möglichen Fehlverhaltens anderer, weil wir leichter in der Selbstliebe bleiben können. Wir können die Haltung dieser Person uns gegenüber mit dem Gefühl der Liebe vergleichen, die wir nun in unserem eigenen Körper kennen, und haben nun weniger Angst vor Ablehnung. Es wird immer noch ein Verlustgefühl aufkommen, wenn eine Beziehung zu Ende geht, aber wir werden die Liebe nicht verlieren, weil sie stets ein Teil von uns ist. Diese Qualität der Liebe ist eine Art von Fülle. Wir können sie großzügig verteilen, weil sie niemals zur Neige geht.

Wir können diese Erfahrung der Liebe in unserer Brust nutzen, um Bereiche unseres Körpers zu heilen, die Ziel von Missbrauch waren. Eine Klientin, die ich hier Barbara nenne, hatte als Kind und Teenager schweren sexuellen Missbrauch erlebt. Sie beschrieb sich selbst mir gegenüber als „Müll" und „beschädigte Ware". Ich hatte zuvor noch nie jemanden getroffen, der so ramponiert und ungepflegt aussah wie diese Frau. Ihr Gesicht war kreidebleich, und ihr Haar hing glanzlos und fettig herunter. Während sie in meinem Büro saß, hielt sie ihr Gesicht stets abgewandt, als wolle sie sich vor meinem Blick verstecken. Selbst mit der Art, wie sie sich kleidete, schien sie so viel wie möglich von sich verdecken und verbergen zu wollen.

Ich führte sie durch die Hauptübung des *Realization Process*, beschränkte sie aber auf den ersten Teil, in dem es darum ging, ihren Körper zu bewohnen. Ich befürchtete, dass das Erleben des alles durchdringenden Raums des elementaren Bewusstseins ihr ein noch stärkeres Gefühl der Verletzlichkeit geben könnte, als sie es sowieso schon hatte. Ich bat sie allerdings, sich auf die Qualitäten in ihrem Körper einzustimmen. Es ist die Übung am Ende dieses Kapitels. Als ich sie aufforderte, ihre Brust zu bewohnen und die Qualität der Liebe darin wahrzunehmen, presste sie beide Hände auf ihre Brust und sammelte ihre Aufmerksamkeit dort. Nach einer Weile ersetzte ein Ausdruck des Erstaunens den zuvor flachen und leeren Blick in ihren Augen. „Ich fühle etwas“, sagte sie. Dann begann sie sehr leise zu weinen, das fast wie ein Wimmern klang, und gleichzeitig zu lachen. „ich weiß nicht, warum ich weine“, sagte sie. „Aber ich spüre dort tatsächlich etwas.“

Nach mehreren Monaten war Barbara in der Lage, alle Qualitäten in ihrem Körper ziemlich gut wahrzunehmen. Sie konnte auch über viele der schrecklichen Dinge sprechen, die ihr widerfahren waren. Sie konnte meinem Blick standhalten, mich ansehen und es mir gestatten, sie zu betrachten, während sie mit den Qualitäten ihrer eigenen Lebendigkeit verbunden blieb. Dann schlug ich vor, dass sie das Gefühl der Liebe in ihrer Brust zur Heilung der Körperteile einsetzen sollte, die durch das Trauma verletzt worden waren. Die meiste Zeit verbrachte sie damit, Liebe an ihre Genitalien zu senden. Eines Tages sagte sie mir, sie habe nun das Gefühl, ihre Geschlechtsorgane seien Liebe. „Ich kann die Liebe und Güte dort spüren“, sagte sie.

## Die Qualität der Stärke

Stärke ist ebenfalls eine Erfahrung, die im Körper erlebt werden kann. Die Qualität der Stärke zeigt sich, wenn wir unseren Bauchraum bewohnen, den Bereich zwischen Brust und Becken. Stärke zu fühlen stellt für viele Menschen eine große Herausforderung dar. Damit wir uns auf diese Qualität in unserem Körper einlassen können, müssen wir sie von den Assoziationen trennen, die wir mit diesem Wort verbinden, wie den Missbrauch von persönlicher Stärke und Macht, den wir vielleicht in unserem Umfeld, der Gesellschaft oder in der Politik sehen und der weltweit Ursache von Tragödien ist.

Die Qualität der Stärke, die wir in unserem Körper spüren können, hat nichts damit zu tun, Macht über andere Menschen zu haben. Es ist kein aggressives Gefühl, sondern natürliche, reine Stärke, vergleichbar der Kraft eines Wasserfalls. Stärke gibt uns ein Gefühl von innerer Beschwingtheit, Vitalität und Kraft.

Nahezu jeder von uns unterdrückt diese Qualität bis zu einem gewissen Grad. Frauen wachsen meist mit dem Glaubenssatz auf, dass es nicht weiblich (oder unangemessen) ist, diesen Aspekt ihrer selbst zu leben. Auch wenn destruktive kulturelle Vorstellungen über Geschlechterrollen heutzutage weniger ausgeprägt sind, wird das Erbe der Unterdrückung von Stärke und der Konstriktion des Bauchbereichs auch heute noch zu einem gewissen Grad durch jede nachfolgende Mädchengeneration gespiegelt. In unbewusster Nachahmung ihrer Mutter organisieren Mädchen sich so, dass sie hilflos sind, obwohl die gegenwärtigen Lebensumstände es ihnen erlauben würden, Stärke zu spüren.

Auch Männer unterdrücken häufig ihre Stärke als Reaktion auf Geschlechterstereotypen, in denen männliche Kraft als missbräuchlich und dominierend dargestellt wird. Sie fürchten, zu brutalen Machos zu werden, wenn sie es sich erlauben, ihre Stärke zu erleben. Genauso wie Frauen jahrhundertelang beigebracht wurde, dass Stärke bei Frauen unattraktiv ist, wurde Männern in unserer jetzigen Gesellschaft beigebracht, männliche Stärke sei unattraktiv und bedrohlich.

Sowohl Männer als auch Frauen können traumabedingte Gründe haben, ihre Stärke zu unterdrücken. Wir schnüren diesen Aspekt von uns sein, wenn wir auf verbale oder körperliche Weise schikaniert oder überwältigt wurden. Ein weiterer Grund, warum wir unsere Stärke eventuell als Kinder eingeschränkt haben, ist das Begrenzen unserer Vitalität, wenn wir das Gefühl hatten, dass diese unsere Eltern belastete oder provozierte.

Wenn wir die Qualität der Stärke nicht in unserem Körper erleben, dann fühlen wir uns häufig auch als Erwachsene noch von anderen Menschen überwältigt, selbst wenn diese uns nichts Böses wollen. Wir lassen uns dann beispielsweise im Umgang mit anderen leicht einschüchtern. Einige Menschen streben danach, diese Verletzbarkeit zu kaschieren, indem sie versuchen, in anderen Körperteilen Stärke zu simulieren, beispielsweise durch ein Vorschieben von Stirn oder Brustkorb. Doch auch wenn diese kompensatorische Haltung auf andere bedrohlich wirken mag, ist sie eine künstliche Verteidigungshaltung und fühlt sich nicht wirklich nach Stärke an. Wie bei jeder künstlichen Organisation in unserem Körper und unserem Wesen ist es zudem anstrengend, sie beizubehalten, selbst wenn uns nicht bewusst ist, dass wir diese Haltung einnehmen.

Unsere tatsächliche Qualität der Stärke erfordert keine Anstrengung, sie ist natürlich in unserem Körper vorhanden. Auch wenn wir sie in einer besonders herausfordernden Situation intensivieren können (alle unsere Qualitäten sind mit einer Art *Dimmschalter* versehen), handelt es sich im Normalzustand eher um ein beständiges, sanftes Gefühl persönlicher Stärke als um einen aktiven Zustand. Als innere Qualität – im Vergleich zu einer nach außen gerichteten Haltung – können wir in unserer eigenen Stärke ruhen. Das gibt uns die Möglichkeit, uns anderen gegenüber ohne Anstrengung gleichwertig und von unserer eigenen Stärke unterstützt zu fühlen.

Da Stärke eine Qualität ist, eine Erfahrung, ist es schwer, sie anderen verbal zu vermitteln, und noch schwerer, sie bei der Einstimmung darauf zu unterstützen. Ich habe allerdings einen Weg gefunden, der häufig funktioniert. Bei einem Workshop bat Louise mich kürzlich, sie beim Finden der Qualität ihrer Stärke zu unterstützen.

Sie sagte, sie hätte keine Ahnung, was ich damit meine und wüsste nicht, wo sie anfangen solle. Ich nahm meinen Stuhl und setzte mich direkt vor sie. Dann forderte ich sie auf, ihren Bauchraum zu bewohnen. Obwohl sie es nicht gewohnt war, mit diesem Teil ihres Körpers in Kontakt zu sein, war sie in der Lage, diesen Bereich zu finden und zu bewohnen. Die leichte Konstriktion, die sie in diesem Bereich aufwies, löste sich ein bisschen, als sie ihn bewohnte.

„Okay", sagte sie. „Aber ich spure da immer noch keine Stärke."

Ich sagte ihr, dass ich mich jetzt auf die Qualität der Stärke in meinem eigenen Bauchbereich einstimmen würde und bat sie zu schauen, ob sie es mir gleichtun könne. Als ich mich auf die Qualität der Stärke in meinem Bauchbereich einstimmte, dauert es nur einen kurzen Moment, und sie fand die Qualität in ihrem eigenen Körper. Dieses neue Gefühl in ihr überraschte sie und gefiel ihr.

„Das fühlt sich ziemlich gut an", strahlte sie.

„Ich werde nun diese Qualität der Stärke in meinem eigenen Körper intensivieren, und Sie schauen wieder, ob sie es mir gleichtun können. Lassen Sie nicht zu, dass ich Sie überwältige." Anschließend intensivierte ich die Qualität der Stärke in meinem eigenen Bauchbereich. Louise schaute einen Moment lang ängstlich, stellte dann aber fest, dass auch sie ihre Qualität von Stärke intensivieren konnte. Wir saßen uns einen Augenblick lang gegenüber und genossen einfach das Gefühl von zwei Frauen, die mit der Qualität der Stärke in sich in Kontakt waren.

Dann schaute Louise auf einmal besorgt. „Aber in meinem täglichen Leben möchte ich nicht so sein", sagte sie. „Ich möchte ein liebevoller Mensch sein."

Viele Menschen glauben, sie müssten sich zwischen stark und liebevoll entscheiden. Zum Glück jedoch gibt das Design unseres Körpers beides her, und wir können beide Qualitäten gleichzeitig leben. Im Körper können wir spüren, wie die Qualität der Liebe in unserer Brust auf der Qualität der Stärke in unserem Bauchbereich ruht und dadurch gestützt wird. Die innere Kontinuität zwischen Brust und Bauchbereich bedeutet, dass wir die Qualität der Liebe als mit der Qualität der Stärke zusammenhängend erfahren. Es gibt keine Trennung zwischen verschiedenen Qualitäten, und wir müssen uns nicht für eine davon entscheiden.

Ich bat Louise, ihre Brust zu bewohnen und mit der dortigen Qualität der Liebe in Kontakt zu treten. Dann bat ich sie erneut, ihren Bauch zu bewohnen und mit der Qualität der Stärke in Kontakt zu kommen, was ihr nun relativ leicht fiel.

„Bewohnen Sie nun Ihre Brust und Ihren Bauch gleichzeitig", forderte ich sie auf. „Und treten Sie so gleichzeitig in Kontakt mit der Liebe und Stärke in Ihnen."

Genau das tat sie und lächelte mich dann an. „Irgendwie macht es meine Liebe stärker", meinte sie.

Meine Interaktion mit Louise, bei der ich ihr half, die Qualität der Stärke in ihrem Körper zu erfahren, war keine Übertragung. Sie konnte die Qualität nicht nur deshalb in sich spüren, weil ich selbst offen für diese Qualität in mir war, sondern sie maß aus eigenem Willen ihre Qualität von Stärke an meiner. Natürlich ist das Phänomen der Übertragung bei allen Interaktionen zwischen Menschen beteiligt, insbesondere dann, wenn eine Person in einem Bereich wesentlich offener ist als die andere. Wenn wir beispielsweise auf einen Freund oder Lehrer treffen, der mit seiner authentischen Stimme in Kontakt ist, kann es sein, dass wir aufgrund dieser Begegnung leichter Zugang zu unserer eigenen Stimme finden. Eine Frau berichtete, dass sie sich beim Aufenthalt in der Natur durch die Kraft der Bäume, der Erde und des Himmels um sie herum gestärkt fühle. Das Öffnen für eine Qualität durch die Übertragung einer anderen Person oder externen Quelle ist jedoch häufig temporärer Natur, wenn wir diese Qualitäten nicht selbst im eigenen Körper finden können.

## Die Qualitäten von Geschlecht und Sexualität

Die Geschlechtszugehörigkeit ist eines der bedeutendsten Themen in unserer heutigen Kultur. Das Hervortreten von Transgendern als gesellschaftliche und politische Kraft hat eine wichtige Debatte über die Natur der Geschlechtlichkeit an sich in Gang gebracht. Eines der positivsten Ergebnisse dieser Debatte – neben einer breiteren Akzeptanz von Diversität in der Gesellschaft – ist die erhöhte Aufmerksamkeit dafür, dass wir in vielerlei Hinsicht immer noch in antiquierten Geschlechterrollen und Stereotypen feststecken.

Beim *Realization Process* besteht ein Teil der folgenden Übung „Einstimmung auf die Qualitäten im Körper" (→ Seite 99), in Kontakt mit der Qualität des Geschlechts im Becken zu kommen. Die entsprechende Aufforderung lautet: „Spüren Sie, dass Sie sich in Ihrem Becken befinden!" (Manchmal schließe ich die Genitalien mit ein.) „Kommen Sie in Kontakt mit der Qualität von Geschlechtlichkeit, wie immer sich dies für Sie anfühlen mag!"

Der Zweck dieser Übung besteht darin, Menschen zu helfen, ihr Becken vollständig zu bewohnen und in Kontakt mit der Qualität von Geschlechtlichkeit zu kommen, die sie am Boden ihres Beckens spüren. Wenn eine Person, die in meinen Augen weiblich erscheint, ihre Genitalien bewohnt und die dort vorhandene Qualität als männlich empfindet, dann hat das denselben Nutzen, als wenn sie sich dort als weiblich empfindet. Selbst wenn das Erleben der Qualität mit jeder Kontaktaufnahme verschieden ist, ändert dies nichts am Sinn der Übung. Die Intention ist, die Qualität zu spüren, die dort vorhanden ist, sodass wir uns selbst in unserem Becken und Genitalbereich stärker bewohnen können. Da es sich zudem um Qualitäten handelt, ist es nicht wichtig, mit welchem Begriff wir unser Erleben belegen. Wichtig ist allein die Erfahrung, dass unser Körper diese innere Qualität hat.

Obwohl die Einbeziehung der Qualität des Geschlechts in den *Realization Process* häufig Anlass für lange und zuweilen hitzige Diskussionen ist, habe ich sie beibehalten, weil ich festgestellt habe, dass viele Menschen das Erleben ihrer Geschlechtlichkeit unterdrücken. Unsere Assoziationen mit beiden Geschlechtern sind so durch konventionelle Stereotype begrenzt, dass viele Menschen wenig Interesse daran haben, diesen Aspekt ihres Selbst in ihre Ganzheit einzubeziehen. Ich glaube allerdings, dass diese Weigerung, sich als einem Geschlecht zugehörig zu erleben, auf das Bedürfnis einer Heilung und Inklusion dieser Qualität hindeuten könnte.

Der Zweck der Verbindungsaufnahme mit der Qualität der Geschlechtlichkeit in unserem Becken und Beckenboden besteht darin, dass wir uns dann vollständiger bewohnen und erfahren können. Wenn wir dies tun, entsteht daraus unter anderem ein Zuwachs an Freude und Lust. Wo immer wir in Kontakt mit dem Innenraum unseres Körpers sind, sind wir offen und empfänglich für unsere Umgebung, für Stimulation und Lust. Es ist lustvoll, unser gesamtes Wesen zu erfahren und in der Lage zu sein, uns in uns selbst zu entspannen, ohne etwas unterdrücken zu müssen.

Es ist auch eine Quelle der Stärke, das Fundament unseres Rumpfs zu bewohnen. Es ist die Grundlage für alle unsere Seinsqualitäten. Wann immer wir einen Teil von uns konstringieren, begrenzt dies bis zu einem gewissen Grad unser gesamtes Sein. Das liegt daran, dass alle unsere Qualitäten den gesamten Körper durchziehen. Wenn wir also die Qualität unseres Fundaments in unserem Becken unterdrücken, dann sind die Grundlagen aller Teile von uns selbst ebenfalls davon betroffen.

Da jedoch der Zweck der Einstimmung auf die Qualitäten unseres Körpers darin besteht zu heilen, ganz zu werden und Freude und Stärke in uns zu finden, kann das Einstimmen auf die Qualität der Geschlechtlichkeit aus der Übung ausgelassen werden, wenn es Unbehagen bereitet. Stattdessen können Sie in Kontakt mit der Sexualität in Ihrem Becken treten.

Andererseits kann ein wenig temporäres Unbehagen auch gerechtfertigt sein, wenn es dazu beiträgt, lang bestehende Vorurteile gegen das eigene Geschlecht aufzuheben oder die gesellschaftliche Unterdrückung zu heilen, unter der man gelitten hat, weil man sich nicht als sein biologisches Geschlecht ausleben konnte. Die Qualität des Geschlechts im Körper hat nichts mit Persönlichkeitszügen und Verhaltensweisen zu tun, die uns durch soziale Konventionen auferlegt wurden. Für diejenigen von uns, die sich mit ihrem biologischen Geschlecht identifizieren, kann es hilfreich sein, mit dieser Qualität in unserem Körper in Kontakt zu kommen, um uns von möglichen negativen Assoziationen und Haltungen zu befreien, die wir womöglich uns selbst gegenüber hegen.

Als ich Marisa aufforderte, mit der Qualität ihres Geschlechts in ihrem Becken in Kontakt zu treten, weigerte sie sich. Obwohl sie weder transgender war noch dem dritten Geschlecht angehörte, wollte sie sich nicht mit ihrer Weiblichkeit identifizieren. Sie verlangte, dass ich ein anderes Wort als „Geschlecht“ verwende. Also bat ich sie, sich auf die Qualität ihrer Sexualität einzustimmen, was sie wesentlich angenehmer fand. Sie schaffte es hiermit allerdings nicht, ihr Becken bis ganz zum Beckenboden zu bewohnen. Aus diesem Grund bat ich sie, sich vorzustellen, wie es sich anfühlen würde, weiblich zu sein. Sie musste nicht sehr lange nachdenken und sagte: „Frauen sind schwach und unterwürfig.“

Viele Frauen befürchten, dass sie schwach und passiv sein oder sich in einer pflegenden und versorgenden Rolle wiederfinden könnten, wenn sie es sich erlauben, weiblich zu sein. Aber keine unserer Qualitäten ist schwach. Sie werden vielmehr als Aspekte des unzerstörbaren Urgrunds unseres Seins erfahren. Das weibliche Fundament von Körper und Sein ist genauso stark und machtvoll wie das männliche.

Eine andere Klientin beschrieb ihren neuen Partner als „sehr ausgewogen, männlich und weiblich“. Ich fragte sie, was sie damit meine. „Er ist sehr lieb“, antwortete sie.

Männer sind durch die Stereotype ihres Geschlechts genauso beschränkt worden wie Frauen. Die herkömmlich an sie gestellten Erwartungen haben sie ihrer Fähigkeit zur Feinfühligkeit, Intuition und emotionalen Empfänglichkeit beraubt. Wenn wir jedoch unseren Körper bewohnen, stellen wir fest, dass beide Geschlechter über die ganze Bandbreite menschlicher Fähigkeiten verfügen: Intelligenz, Selbstausdruck, Emotion, Stärke und Sexualität. Der ganzgewordene Mann kann so lieb und fürsorglich sein wie eine Frau und die ganzgewordene Frau so stark wie ein Mann.

Es gibt einen kleinen Unterschied zwischen der Qualität des männlichen und weiblichen Geschlechts, aber er ist nur sehr fein und hat nichts mit geschlechtsspezifischen Rollen zu tun. Doch auch wenn sich männliche und weibliche Geschlechtsqualitäten voneinander unterscheiden und auch je nach Person leicht variieren, unterscheidet sich die Qualität des Geschlechts immer noch angemessen von den Qualitäten der Stärke, Liebe, Stimme oder Intelligenz, um als klar abgegrenzte eigene Qualität wahrgenommen zu werden.

Zusätzlich zu unseren negativen Assoziationen zu unserem Geschlecht weigern sich einige Menschen, die Qualität zu erleben, weil sie ihnen nicht spirituell zu sein scheint. Denn wie kann der Urgrund des Seins männlich oder weiblich sein? Viele spirituelle Traditionen, speziell im Westen, haben spirituelle Reife gleichgesetzt mit einem geschlechtslosen oder hermaphroditischen Zustand – einem Zustand der Reife, der „irdische" Bedürfnisse hinter sich gelassen hat. Wenn wir jedoch erkennen, dass das elementare Bewusstsein unseren Körper und unsere Umgebung durchzieht, wird unser individuelles Sein nicht ausgelöscht, sondern tritt vielmehr klarer hervor. Man könnte auch sagen, dass wir durch das Erkennen des elementaren Bewusstseins einen tieferen, feineren Kontakt mit unserer individuellen Form erzielen mit all ihren Bedürfnissen und Wünschen.

Carl Jung, einer der ersten Psychoanalytiker, der Spiritualität in sein Modell von Reife aufgenommen hat, lehrte, dass Männer heil werden, wenn sie Kontakt mit ihrer „weiblichen Seite", der *Anima*, aufnehmen und Frauen, wenn sie dies mit ihrer männlichen Seite tun, dem *Animus*. Aber Jung lebte zu einer Zeit, in der männliche und weibliche Rollen stark durch soziale Konventionen beschränkt waren. Für Jung musste eine Frau, um in Kontakt mit ihrer männlichen Seite zu kommen, Zugang zu Macht und Intelligenz haben und einen Handlungsspielraum besitzen, während es einem Mann möglich sein musste, emotional, unterstützend und intuitiv zu sein. Heute wissen wir, dass wir nicht von Geburt an auf diese geschlechtsspezifischen Eigenschaften begrenzt sind, sondern dass sie uns durch seit Langem bestehende wirtschaftliche und gesellschaftliche Konventionen aufgedrückt wurden. Für mich fördert Jungs Theorie von *Anima* und *Animus* das falsche Verständnis, dass Verhaltens- und Persönlichkeitszüge als männlich oder weiblich kategorisiert werden können.

Obwohl das Thema Geschlecht also kontrovers ist, lehre ich es weiterhin als eine unserer Qualitäten, weil es ein Teil von uns ist, der oft verletzt oder unterdrückt wurde und geheilt oder zurückgewonnen werden sollte. Auch wenn einige der Verletzungen und Konstriktionen in unserem Becken von sexueller Scham oder Missbrauch herrühren, können diese Zusammenziehungen in unserer Sexualität uns auch am Erleben unserer Geschlechtlichkeit hindern.

Alex kam zu mir, weil er Schwierigkeiten hatte, sexuell erregt zu werden. Obwohl er Frauen anziehend fand, konnte er keinen Geschlechtsverkehr haben, weil er nur selten eine Erektion bekam. Er erzählte, dass er sich im Umgang mit anderen Männern häufig minderwertig oder schwächer fühlte, obwohl er wusste, dass sie nichts von seinen Erektionsstörungen ahnten. „Es ist, als würde mir etwas Wichtiges fehlen“, sagte er.

Es gibt viele Ursachen für sexuelle Probleme, sowohl bei Männern als auch bei Frauen. Alex konnte die Qualität der Sexualität in seinem Becken spüren, aber nicht intensiv genug, um seine Genitalien zu erreichen. Als er versuchte, mit der Qualität des Geschlechts in Kontakt zu kommen, erinnerte er sich plötzlich daran, wie seine Schwester, als beide noch Teenager waren, halbnackt durchs Haus lief. Alex war das extrem peinlich, und er schämte sich auch noch Jahre später bei dem Gedanken daran, wie sehr ihn der Anblick des nahezu nackten Körpers seiner Schwester sexuell erregt hatte. Er konnte spüren, wie er das Problem in seiner Jugend gebändigt hatte, indem er seinen Genitalbereich eingeschnürt hatte. Als er diese Konstriktion erkannte und sie anschließend lösen und diesen Bereich seines Körpers bewohnen konnte, begann er, auch die Qualität seines Geschlechts zu erfahren. Dieser Kontakt mit sich selbst intensivierte seine Sexualität. Er erzählte mir, dass das Erleben seiner Qualität der Männlichkeit sein Verhältnis zu Männern und Frauen gleichermaßen verändert habe. Zum ersten Mal in seinem Leben wusste er es zu schätzen, sich in einem männlichen Körper zu befinden. Er war zu sexueller Erregung in der Lage, wenn er mit einer Frau zusammen war, die er attraktiv fand, und er fühlte sich nun anderen Männern gegenüber gleichwertig.

Die nachfolgende Übung bringt Sie in Kontakt mit den drei Hauptqualitäten des elementaren Bewusstseins: Gewahrsein, Emotion und Körperempfindungen. Sie lernen zu erfahren, wie diese Qualitäten ihren Körper und die Umgebung durchdringen. Die darauf folgende Übung hilft Ihnen, das Spektrum der verschiedenen Qualitäten in Ihrem Körper zu erleben.

## ÜBUNG: Einstimmung auf die Qualitäten elementaren Bewusstseins

Sitzen Sie aufrecht, die Füße berühren den Boden.

Spüren Sie, dass Sie überall in Ihrem Körper zugleich sind. Finden Sie den Raum außerhalb Ihres Körpers, im Sie umgebenden Zimmer. Nehmen Sie wahr, dass der Raum in Ihrem Körper und der außerhalb Ihres Körpers der gleiche, fortlaufende Raum ist. Er durchdringt sie. Spüren Sie, dass der Raum, der Ihren Körper durchdringt, auch die gesamte Umgebung durchdringt. Bewegen Sie sich dazu nicht aus Ihrem Körper hinaus: Stimmen Sie sich auf den Raum ein, der schon da zu sein scheint und sie und ihre Umgebung durchdringt.

Stimmen Sie sich auf die Qualität des Gewahrseins ein. Werden Sie sich Ihres Gewahrseins bewusst. Gehen Sie in Kontakt mit dem Gewahrsein in ihrem Kopf, um ihn herum und über ihm.

Erfahren Sie, wie die Qualität des Gewahrseins Ihren gesamten Körper durchdringt, sodass es sich so anfühlt, als bestünden Sie aus der Qualität des Gewahrseins.

Spüren Sie, wie die Qualität des Gewahrseins Ihren gesamten Körper und die Umgebung gleichzeitig durchzieht.

Stimmen Sie sich auf die Qualität der Emotion ein. Gehen Sie in Kontakt mit der Emotion in der Mitte Ihres Körpers, der Brust und dem Oberbauch.

Erfahren Sie, wie die Qualität der Emotion Ihren gesamten Körper durchdringt, sodass es sich anfühlt, als bestünden Sie daraus. Es geht hier nicht um eine bestimmte Emotion, sondern um den feinen Urgrund der Emotion.

Spüren Sie, wie die Qualität der Emotion Ihren gesamten Körper und die Umgebung gleichzeitig durchströmt.
Stimmen Sie sich auf die Qualität der Körperempfindungen ein. Kommen Sie hinunter in den Unterbauch, die Beine und Füße, und gehen Sie in Kontakt mit der Qualität körperlicher Empfindungen.
Erfahren Sie, wie die Qualität der Körperempfindungen Ihren gesamten Körper durchdringt, sodass es sich anfühlt, als bestünden Sie daraus. Auch hier geht es nicht um eine bestimmte Empfindung, sondern um den feinen Urgrund der Körperempfindungen.
Spüren Sie, wie die Qualität der Körperempfindungen Ihren gesamten Körper und die Umgebung gleichzeitig durchzieht.
Spüren Sie nun, wie die Qualität der Körperempfindungen zeitgleich mit der Qualität des Gewahrseins Ihren gesamten Körper und die Umgebung durchzieht.
Fügen Sie die Qualität der Emotion hinzu, die ebenfalls zeitgleich Ihren gesamten Körper und die Umgebung zugleich durchdringt. An diesem Punkt vermischen sich die Qualitäten miteinander und können nicht unterschieden werden.
Bleiben Sie einen Moment in diesem üppigen Feld von Gewahrsein, Emotion und Körperempfindungen, die Ihren Körper und die Umgebung durchziehen.

Die folgende Übung kann mit der Übung zur Einstimmung auf das elementare Bewusstsein in Kapitel 3 (→ Seite 57) verknüpft werden. Wenn Sie dort aufgefordert werden, einen Teil Ihres Rumpfs, Halses oder Kopfs zu bewohnen, können Sie die Einstimmung auf die jeweils damit verbundene Qualität mit hinzunehmen.

## ÜBUNG: Einstimmung auf die Qualitäten im Körper

Sitzen Sie mit geradem Rücken, die Füße berühren den Boden. Schließen Sie die Augen. Beginnen Sie, indem Sie spüren, wie Sie im Inneren Ihrer Füße sind und diese vollständig bewohnen. Lassen

Sie Ihren Atem sich daran anpassen, dass Sie in Ihren Füßen sind, sodass der eingeatmete Atem Sie nicht von ihnen wegzieht. Spüren Sie nun, wie Sie Ihren gesamten Körper zugleich bewohnen. Bleiben Sie einen Moment lang ruhig sitzen und seien Sie in Ihrem ganzen Körper lebendig und anwesend.

Bewohnen Sie nun Ihr Becken und Ihren Genitalbereich. Kommen Sie in Ihrem Becken und in Ihrem Genitalbereich in Kontakt mit der Qualität Ihres Geschlechts, wie auch immer sich das für Sie anfühlen mag. Bringen Sie Ihren Atem in Ihr Becken und spüren Sie, wie er sich durch die Qualität Ihres Geschlechts bewegt.

Bewohnen Sie Ihren Bauchbereich zwischen den Rippen und dem Becken. Kommen Sie in Kontakt mit der Stärke in Ihrem Bauchraum, mit Ihrer persönlichen Kraft. Bringen Sie Ihren Atem hinunter in Ihren Bauch und spüren Sie, wie er sich durch die Qualität Ihrer Stärke bewegt.

Bewohnen Sie Ihre Brust. Lassen Sie sich in Ihre Brust sinken, sodass Sie spüren können, wie Sie in Ihrem Herzen sitzen. Kommen Sie in Kontakt mit der Qualität der Liebe in Ihrer Brust. Es muss kein großes Gefühl sein. Spüren Sie einfach ein wenig Zärtlichkeit in Ihrer Brust. Bringen Sie Ihren Atem hinunter in Ihre Brust und spüren Sie, wie er sich durch die Qualität Ihrer Liebe bewegt.

Bewohnen Sie Ihren Hals. Kommen Sie in Kontakt mit der Qualität Ihrer Stimme, Ihrem Potenzial zu sprechen, in Ihrem Hals. Bringen Sie Ihren Atem hinunter in Ihren Hals und spüren Sie, wie er sich durch die Qualität Ihrer Stimme bewegt.

Bewohnen Sie Ihr gesamtes Gehirn. Kommen Sie in Kontakt mit dem Denken in Ihrem gesamten Gehirn. Bewegen Sie Ihren Atem beim Einatmen durch den Kopf und lassen Sie ihn beim Ausatmen los, sodass er an einen beliebigen Ort strömen kann. Spüren Sie, wie er sich durch die Qualität Ihres Verstehens bewegt.

Spüren Sie nun, wie Sie gleichzeitig in Ihrem gesamten Körper sind, einschließlich Armen und Beinen, Rumpf, Hals und Kopf. Finden Sie den Raum außerhalb Ihres Körpers. Nehmen Sie wahr, dass es sich bei dem Raum in Ihrem Körper und dem Raum außerhalb Ihres Körpers um den gleichen fortlaufenden Raum handelt. Sie sind in Ihrem

Körper, aber Sie sind durchlässig. Der Raum in Ihrem Körper und derjenige außerhalb davon sind der gleiche Raum.
Öffnen Sie langsam die Augen und spüren Sie weiterhin, dass Sie in Ihrem Körper sind und der Raum innerhalb und außerhalb Ihres Körpers der gleiche fortlaufende Raum ist. Kommen Sie, ohne sich aus Ihrem Körper zu begeben, in Kontakt mit dem Raum, der Ihren Körper und alles in Ihrer Umgebung durchdringt.

Eine Variante dieser Übung besteht darin, sich mit jeder Qualität im jeweiligen Körperteil zu verbinden und dann zu fühlen, wie die Qualität Ihren gesamten Körper durchströmt. Beispiel: Spüren Sie, dass Sie Ihr gesamtes Gehirn bewohnen. Kommen Sie in Kontakt mit der Qualität des Denkens in Ihrem gesamten Gehirn. Erfahren Sie nun die Qualität des Denkens in Ihrem gesamten Körper. Sie können ein paar Minuten innehalten und jede Qualität im gesamten Körper erfahren.

## Fazit

Wenn Sie diese Übung über einen längeren Zeitraum mehrmals pro Woche durchführen, werden die Qualitäten einfach da sein, wann immer Sie Ihre Aufmerksamkeit auf das Bewohnen Ihres Körpers richten. Es sind im Übrigen nicht nur Qualitäten, sondern auch Fähigkeiten. Wenn wir uns selbst als diese Qualitäten erkennen und sie verkörpern, dann geben sie uns mehr Zugang zu lustvollen, sinnlichen Erfahrungen, zu unserer Fähigkeit, persönliche Stärke zu zeigen, wenn es darauf ankommt, zum Spüren des spontanen Aufwallens von Liebe und anderen Emotionen in Reaktion auf andere Menschen, zu unserer authentischen Stimme und zum freien Fluss unserer Erkenntnisse und unserer Kreativität.

# 5
# Traumata aus der Körpermitte heraus heilen

*Der organismische Grund ist nicht vollkommen unerfahrbar, denn wir können in erweiterten Bewusstseinszuständen in direkten Kontakt mit ihm treten.*

SHIN'ICHI HISAMATSU

Ganz schlechte Nachrichten", platzte es aus Selene heraus, als sie in meine Praxis stürmte. Sie ließ sich wie üblich in ihren Stuhl am Fenster fallen und bedeckte ihr Gesicht mit den Händen. „Ich bringe es einfach nicht fertig, das schaffe ich nicht." – „Was ist denn los?", fragte ich. „Ich muss Thanksgiving zu Hause verbringen", schluchzte sie. „Und er wird auch da sein."

Ich wusste sofort, wen sie meinte: ihren Onkel, der sie in ihrer Kindheit über mehrere Jahre hinweg jedes Wochenende missbraucht hatte. „Was soll ich nur tun?", fragte sie mich. „Wie kann ich am gleichen Tisch mit ihm sitzen, nett plaudern und essen, während er mich ansieht?"

Selene und ich sprachen seit einem Jahr über dieses Haupttrauma in ihrem Leben, seit sie damals zu mir gekommen war. Sie hatte sich bemüht, sich wieder in Besitz zu nehmen, ihren Körper zu bewohnen und zu wissen, dass er ihr gehörte. Sie hatte gelernt, die Berührungen ihrer Lebenspartnerin zuzulassen und schließlich auch zu genießen, ohne dass Erinnerungen an den Missbrauch aufkamen. Sie hatte begonnen, bei der Arbeit und in ihren Beziehungen aufzublühen und von innen heraus zu strahlen, wie Menschen dies tun, wenn sie ganz und heil werden.

Aber der Gedanke daran, dem Mann gegenüberzustehen, der sie geschändet hatte, warf sie zurück in ihren zerbrochenen Zustand, den „zersplitterten Stücken aus Dunkelheit", wie sie ihre Erfahrung während der Missbrauchsjahre und noch lange Zeit danach beschreibt. „Ich drehe durch, ich verliere mich", rief sie mit wachsender Panik in der Stimme.

„Nein", beruhigte ich sie. „Sie können dieses Gefühl nicht verlieren. Sie sind immer noch da in Ihrer eigenen Mitte. Setzen Sie sich aufrecht hin und finden Sie sich dort!" Selene nahm eine aufrechte Sitzposition ein, und nach und nach vertiefte sich ihr Atem, während ich zur Unterstützung ihrem Blick standhielt. So wie sie es schon viele Male zuvor geübt hatte, richtete sie ihren Blick nach innen, bis sie ihre subtile Körpermitte fand. Das ist der vertikale Kanal, der durch den innersten Kern von Rumpf, Hals und Kopf verläuft. Aus dieser Mitte heraus konnte sie ihr gesamtes Selbst auf einmal spüren und beruhigte sich. Sie war wieder ganz bei sich. Die Zentrierung in ihrer inneren Mitte gab ihr eine Perspektive. Sie befand sich tief in ihrem eigenen Körper, und ihr Onkel war außerhalb von ihr, nicht länger gegen sie gepresst, ihr die Luft abschnürend, wie dies in ihren Erinnerungen der Fall war. Sie übte, in dieser Mitte zu bleiben, während sie sich vorstellte, er sei im Nebenraum, und stellte fest, dass sie stabil dort bleiben konnte, in Kontakt mit sich selbst. Schließlich übte sie, sich vorzustellen, er befände sich im gleichen Raum, säße am gleichen Tisch. Indem sie ihre zentrierte Position steigerte, indem sie in diese Mitte von sich selbst atmete, war sie in der Lage, dort zu bleiben, die Kontrolle über ihren Körper zu haben und ihn über die Entfernung zwischen beiden hinweg anzusehen.

Als Selene und ich uns rund zwei Wochen später das nächste Mal sahen, erzählte sie mir stolz, dass sie die meiste Zeit ihres Thanksgiving-Besuchs in der Lage gewesen sei, in ihrer Mitte zu bleiben. „Er ist so abstoßend", sagt sie. „Aber ich bin präsent geblieben und nicht abgedriftet. Ich habe ihm direkt in die Augen gesehen, aber ich fühlte keine Verbindung mehr. Er kann mir nichts mehr anhaben. Ich war in meinem Körper, und er war dort drüben, vollkommen getrennt von mir."

Die subtile, vertikale Körpermitte wird sowohl im hinduistischen Yoga erwähnt, wo sie *Sushumna* genannt wird, als auch im tibetischen Buddhismus, wo sie den Namen *Zentraler Kanal* trägt. Beide spirituelle Traditionen sprechen von bestimmten Punkten entlang dieses Kanals (die im hinduistischen System als Chakren bezeichnet werden), auf die man sich konzentrieren kann, um die inhärenten Qualitäten unseres Seins auszubilden. Chakren werden als sensible Punkte entlang des Kanals empfunden, an denen es besonders leicht ist, in den Kanal als Ganzes einzutreten.

Die subtile Körpermitte ist wichtig für unser spirituelles Erwachen, weil sie unser Zugang zum alles durchdringenden Raum elementaren Bewusstseins ist. Sie ist auch entscheidend für unsere psychische Heilung und Reife. Beim *Realization Process* gehen wir als Teil des Ansatzes zur Traumaheilung in Kontakt mit Punkten entlang dieser subtilen Linie und atmen in sie hinein.

Der Kontakt zur subtilen Körpermitte erleichtert die psychische Heilung auf unterschiedliche Weise: Sie ist unser Zugang zum Erleben unserer individuellen Ganzheit und unserer Einheit mit der Umgebung, sie steigert unseren Blick auf den wechselnden Inhalt unserer Erfahrung, sie unterstützt das Auflösen von festen Überzeugungen, traumatischen Erinnerungen und schädlichen Beziehungen, und sie verbessert unseren Fokus, sodass wir traumabasierte Haltemuster im Körper effektiver und präziser lösen können.

Wir können die subtile Körpermitte als Kanal für die Bewegung feinstofflicher Energie von der Mitte des unteren Rumpfs (und darunter) zur Mitte unseres Kopfes (und darüber) nutzen. Ich nenne diesen Kanal *feinstofflich*, weil er kein Teil des physischen Körpers ist. Er besteht nicht aus Körpergewebe, und man wird ihn bei keiner Autopsie finden. Trotzdem ist er mit einer bestimmten Empfindung verbunden und bietet uns spezielle Möglichkeiten, uns selbst und die Welt um uns herum zu erfahren, die ich im Folgenden genauer beschreiben möchte. Und er findet sowohl in der buddhistischen als auch der hinduistischen Lehre Erwähnung.

## ÜBUNG: Atmen entlang der Körpermitte

Bei dieser Übung finden wir drei Punkte entlang der subtilen Körpermitte und initiieren den Atem aus ihnen heraus. Diese Übung verfolgt drei Hauptziele. Zum einen hilft sie uns, mit der gesamten Körpermitte in Kontakt zu kommen und sie zu bewohnen, damit wir uns dem Raum des elementaren Bewusstseins noch stärker öffnen können. Zum zweiten bringen wir mit ihrer Hilfe den Atem mit unserer Energie in Verbindung. Der dritte Nutzen besteht darin, dass wir uns für die feinstofflichen Energien innerhalb der Körpermitte und des gesamten Körpers öffnen.

Wir können uns für das Atmen entlang der Körpermitte jeden Punkt aussuchen, der sich auf dieser Linie befindet, sogar einen, der über unserem Kopf oder unterhalb unseres Rumpfs liegt. Im Allgemeinen arbeiten wir beim *Realization Process* aber mit dem Kopfzentrum, dem Herzzentrum und dem Beckenzentrum.

Alle diese Punkte zeichnen sich durch ein spezielles, leicht erkennbares Gefühl aus, das eine leicht elektrische, vibrierende Qualität hat. Wir müssen unsere Aufmerksamkeit allerdings auf entspannte Weise tief in jeden Bereich unseres Körpers lenken, um dieses Gefühl zu finden. Das Kopfzentrum befindet sich etwa zwischen unseren Ohren, in der Mitte des Innenraums unseres Kopfes. Das Herzzentrum liegt in der Mitte unserer Brust, allerdings nicht an der Vorderseite, sondern tief im Kern des Körpers. Das Beckenzentrum liegt in der Mitte des Beckens (zwischen dem zweiten und dritten Chakra, auf der Höhe des *Hara* oder *Dan Tien*), aber wiederum so tief innen wie Sie Ihre Aufmerksamkeit nach innen richten können.

Der Atem, den wir aus diesen Punkten initiieren, ist sehr fein, und sowohl das Ein- als auch das Ausatmen findet im jeweiligen Punkt statt. Es mag sich zuerst anfühlen, als würde man auf diese Weise nicht genügend Luft bekommen. Aber mit ein wenig Übung werden Sie feststellen, dass dieser feine Atem innerhalb des jeweiligen Punkts den ganzen Körper mühelos mit Atemluft versorgt. Wir senden den Atem nicht in den gesamten Körper, aber allein durch das Atmen in diesen Punkt füllt sich der Körper mit einem Mix aus subtilem Atem und Energie.

Setzen Sie sich aufrecht hin und schließen Sie die Augen.
Richten Sie Ihre Aufmerksamkeit auf das Zentrum Ihres Kopfes. Allein dadurch, dass Sie sich im Zentrum ihres Kopfes befinden, haben sie vollständigen Zugang zum inneren Raum ihres gesamten Körpers. Indem Sie im Kopfzentrum anwesend sind, können Sie den Innenraum Ihrer Füße, Hände und ihres gesamten Körpers spüren.
Atmen Sie durch die Nase ein und bringen Sie den Atem in die Mitte Ihres Kopfes. Atmen Sie durch die Nase aus. (Der Atem muss subtil oder fein sein, um sich durch ihren Kopf ins Zentrum zu bewegen.)
Initiieren Sie den Atem nun vom Kopfzentrum aus, sodass dieses Kopfzentrum den Atemzug nimmt – ganz so, als befände sich Luft in Ihrem Kopfzentrum, die Sie einatmen könnten. Das Ausatmen ist ein Loslassen aus dem Kopfzentrum heraus.
Wenn Sie im Kopfzentrum atmen, spüren Sie vielleicht eine Resonanz, eine leichte Vibration entlang der gesamten Längslinie Ihres Körpers.
Richten Sie Ihre Aufmerksamkeit auf das Herzzentrum (in der Mitte Ihrer Brust, tief in der subtilen Mitte des Körpers). Das Herzzentrum zentriert Sie in Ihrer Ganzheit. Allein dadurch, dass Sie sich dort befinden, haben Sie vollständigen Zugang zum gesamten Innenraum Ihres Körpers.
Initiieren Sie nun Ihren Atem aus dem Herzzentrum heraus. Beim Ausatmen lassen Sie aus dem Herzzentrum heraus los. Wenn Sie im Herzzentrum atmen, spüren Sie vielleicht eine Resonanz entlang der gesamten Längslinie Ihres Körpers.
Richten Sie Ihre Aufmerksamkeit auf Ihr Beckenzentrum in der Mitte Ihres Beckens, tief in der subtilen Körpermitte. Das Beckenzentrum zentriert Sie in Ihrer Ganzheit. Allein dadurch, dass Sie sich dort befinden, haben Sie vollständigen Zugang zum gesamten Innenraum Ihres Körpers.
Initiieren Sie nun Ihren Atem aus dem Beckenzentrum heraus. Wenn Sie im Beckenzentrum atmen, spüren Sie vielleicht eine Resonanz entlang der gesamten Längslinie Ihres Körpers.
Richten Sie Ihre Aufmerksamkeit nun erneut auf Ihr Kopfzentrum. Richten Sie als nächstes Ihre Aufmerksamkeit auf Kopf- und Herzzentrum gleichzeitig.

Richten Sie Ihre Aufmerksamkeit synchron auf alle drei Zentren. Initiieren Sie den Atem aus allen drei Zentren gleichzeitig. Beim Ausatmen lassen Sie aus allen drei Zentren heraus los. Wenn es Ihnen nicht gelingt, den Atem aus allen drei Zentren zugleich zu initiieren, dann achten Sie darauf, dass Sie in jedem Fall im Kopfzentrum bleiben. Atmen Sie aus dem Kopfzentrum heraus und fügen Sie die anderen beiden hinzu, soweit es Ihnen möglich ist. Mit ein wenig Übung werden Sie in der Lage sein, mit allen drei Zentren gleichzeitig zu atmen.

Wenn Sie aus allen drei Zentren heraus atmen, spüren Sie vielleicht eine Resonanz, eine feine Vibration im gesamten Körperinneren.

Öffnen Sie die Augen. Richten Sie Ihre Aufmerksamkeit gleichzeitig auf Ihr Kopf-, Herz- und Beckenzentrum. Jeder dieser Punkte fühlt sich so an, als befände er sich im absoluten Zentrum Ihrer Erfahrung. Nehmen Sie Ihr Umfeld aus diesem inneren Kern heraus wahr. Normalerweise erfahren wir unsere Umgebung von der Oberfläche unseres Körpers aus. Indem Sie sich in die subtile Körpermitte begeben, erhalten Sie womöglich einen tieferen Einblick in Ihre Umgebung. Initiieren Sie den Atem weiterhin aus allen drei Zentren gleichzeitig.

Lassen Sie Ihren Blick auf dem Boden zu Ihren Füßen ruhen oder schauen Sie einfach geradeaus. Nehmen Sie Kontakt zum elementaren Bewusstsein auf, das Ihren Körper und Ihre Umgebung durchzieht. Schauen Sie, ob Sie wahrnehmen können, dass die Zentren Ihnen dabei helfen, in den alles durchdringenden Raum des Bewusstseins einzutreten. Sie können aus diesen Punkten heraus loslassen und sich noch vollkommener in diesem Raum niederlassen.

## Unser Zugang zu Ganzheit und Einheit

Um in Kontakt mit der subtilen Mitte unseres Körpers zu kommen, müssen wir unseren nach innen gerichteten Blick verfeinern und vertiefen. Die subtile Mitte liegt nicht in der exakten Körpermitte, sondern weiter hinten in Richtung Wirbelsäule. Da die subtile Körpermitte als gerade Linie erfahren wird und eine gesunde Wirbelsäule keine gerade Linie aufweist, können wir uns weder an der Wirbelsäule noch an einer anderen Struktur unserer physischen Anatomie orientieren. Wir können sie nur an dem mit ihr verbundenen Gefühl erkennen. Wenn wir unseren Blick, ausgehend von der Vorderseite unseres Körpers, so tief nach innen richten, wie es uns möglich ist, kommen wir in einen Bereich, der eine leicht elektrische Qualität hat. Genau wie das elementare Bewusstsein eine lebendige, leuchtende Stille ist, wird dieser Kanal als aufgeladene Stille im innersten Kern unseres Seins empfunden. Je geübter wir darin werden, ihn zu finden, umso stärker spüren wir auch, dass wir durch das Kontaktieren eines Punkts entlang dieser Linie die gesamte Körpermitte erfahren können, vom Scheitel bis zum Beckenboden. Wenn wir in Kontakt mit einem Punkt entlang dieser Linie gehen, wird dadurch der gesamte Kanal aktiviert.

Jeder Punkt entlang der subtilen Körpermitte ist eine Eintrittspforte in unsere innere Ganzheit und Vollständigkeit. Jeder Punkt öffnet uns das Tor zur Erfahrung des Urgrunds des elementaren Bewusstseins in unserem Körper. Allein dadurch, dass wir uns beispielsweise im Herzzentrum aufhalten, haben wir gleichzeitig Zugang zum gesamten restlichen Körper. Je stärker wir die subtile Körpermitte bewohnen, umso vollständiger und lebhafter erfahren wir die Qualitäten unserer Ganzheit: Geschlecht und Sexualität, Stärke, Liebe, Stimme und Intelligenz. Denn sie scheinen aus dieser Mitte zu stammen.

Aus der subtilen Körpermitte heraus spüren wir, dass wir im Zentrum unserer Erfahrungen leben. Wir erkennen uns selbst als das unveränderliche Zentrum inmitten all der ständigen Bewegung des Lebens. Selbst in schwierigen Situationen mit anderen Menschen oder persönlichen Krisen können wir in dieser zentrierten

Position bleiben. Wir sind darin immer noch für andere zugänglich, aber nicht mit ihnen verstrickt und stecken nicht länger in alten Verhaltensmustern fest. Klienten erzählen mir häufig: „Letzte Woche habe ich meine Familie besucht, und es hat sich ganz anders angefühlt, weil ich in meiner Mitte geblieben bin. Ich konnte sie einfach lassen wie sie sind, ohne ins übliche Drama zu verfallen. Und ich konnte ihnen gegenüber auch ich selbst sein." Oder: „Mein Mann und ich fingen wieder unseren üblichen Streit an, aber diesmal reagierte ich nicht wie sonst, sondern blieb in meiner Mitte. Dadurch war es mir möglich zu erkennen, dass er eher traurig war als wütend auf mich, und ich habe auf diese Traurigkeit reagiert. Wir schafften es so tatsächlich, unseren Streit beizulegen und fühlten uns einander so nahe wie schon lange nicht mehr."

Unsere Körpermitte zu bewohnen fühlt sich so an, als lebten wir am Ursprung unserer Fähigkeit zu denken, zu fühlen und zu spüren. Alle unsere Reaktionen kommen frisch aus dem Moment statt aus unseren üblichen Verhaltensmustern heraus.

Aus diesem Blickwinkel unserer Mitte heraus können wir das Leben annehmen, ohne uns verdrängt zu fühlen. Eine Klientin erzählte mir einmal, die größte Wirkung würde sie verspüren, wenn sie die Straßen ihres Heimatorts entlangginge. Michele beschrieb sich selbst als introvertiert. Sie fühlte sich immer scheu und befangen, wenn sie in ihrer kleinen freundlichen Stadt unterwegs war, und hielt ihr Gesicht stets abgewandt von den Menschen, die ihr auf der Straße begegneten, um jeder Interaktion aus dem Weg zu gehen. Sobald sie jedoch in ihrer subtilen Körpermitte leben konnte, änderte sich das. Sie entdeckte, dass es aus ihrer Mitte heraus kein Problem war und es ihr sogar Freude machte, Menschen auf der Straße zu begegnen und einen freundlichen Gruß auszutauschen. „Aus meiner Mitte heraus fühlt sich einfach alles wie Wärme an", sagte sie.

Genau wie die subtile Körpermitte ein Zugang zum elementaren Bewusstsein ist, das unser individuelles Sein durchströmt, fungiert sie auch als Zugang zum elementaren Bewusstsein, das die Umgebung durchdringt. Wenn wir daher die Mitte unseres Körpers bewohnen, erfahren wir uns selbst zugleich als einheitlichen, alles durchdringenden Urgrund unserer individuellen Form und der Umgebung. Die Körpermitte zu bewohnen ist eine unabdingbare Voraussetzung für die Realisierung elementaren Bewusstseins. Wenn wir keinen Zugang zu diesem Kanal finden, haben wir vielleicht ein Gefühl von Raum oder Weite, aber es wird sich noch als getrennt von uns anfühlen, wie ein Objekt unserer Erfahrung. Oder wir öffnen uns dafür allein über unseren Kopf und erleben es rein als Gewahrsein. Wenn wir die subtile Mitte unseres Körpers bewohnen, erfahren wir elementares Bewusstsein als unsere eigene Natur. Das Bewusstsein erfährt sich also quasi selbst. Wie bereits beschrieben, ist das elementare Bewusstsein nicht nur leerer Raum und nicht nur Gewahrsein, sondern ein lebendiger, leuchtender Raum, reich an elementaren Qualitäten unseres Seins.

Auf die gleiche Weise, in der das elementare Bewusstsein nicht mit dem Inhalt unserer Erfahrungen verstrickt ist und somit ohne Hindernisse fließen kann, ist auch die subtile Körpermitte von der Bewegung der Erfahrung getrennt. Dadurch, dass wir mit diesem Kanal in Kontakt gehen und in ihm leben, müssen wir uns selbst und unser Umfeld nicht ständig im Griff haben. Wir können unsere üblichen Verhaltensmuster leichter erkennen und uns von ihnen lösen. Das gilt auch für die starren Formen, die sich im Bindegewebe unseres Körpers gebildet haben. Wenn wir uns selbst aus der subtilen Körpermitte heraus loslassen, erleben wir uns zunehmend auf dem Urgrund unseres Seins.

## Den Blickwinkel erweitern

Die subtile Mitte unseres Körpers ist unser Zugang zum Einssein mit der Umgebung und zugleich auch unser größter Abstand zur Umgebung. Das Bewohnen des innersten Kerns von uns selbst erweitert unseren Blickwinkel, sowohl was unser inneres Erleben angeht als auch die Welt um uns herum. Er setzt die Dinge ins Verhältnis, sodass normale Irritationen uns nicht mehr überfordern, und gibt uns die Möglichkeit, die größeren Zusammenhänge der

Umstände zu erkennen, in denen wir uns gerade befinden. Er kann uns auch helfen, die Erinnerungen an vergangene traumatische Ereignisse neu zu betrachten, sodass wir allmählich akzeptieren und verarbeiten können, dass uns diese Dinge passiert und sie Teil unserer Geschichte sind, ohne dass sie uns ausmachen. Aus dem Blickwinkel unserer Körpermitte stehen wir in wesentlich geringerem Ausmaß unter dem Einfluss unserer Gegenwart und Vergangenheit: Wir haben Raum zum Atmen und einen klareren Blick auf das, was gerade passiert oder in der Vergangenheit passiert ist.

Diese tiefere Perspektive hilft uns wahrzunehmen, wenn wir erneut in alte reaktive oder defensive Muster abrutschen, die wir als Reaktion auf kleine und große Traumata entwickelt haben. Wir haben dadurch die Wahl, in anderer Weise auf Situationen zu reagieren, die diese Muster in der Vergangenheit ausgelöst haben.

Als Folge von Traumata halten wir womöglich chronische Gefühle von Besorgnis, Furcht, Trauer oder Wut in unserem Körper, die unsere Stimmung beeinflussen. Auch wenn es uns nicht möglich ist, zurückzuverfolgen, welche Traumata diesen chronischen emotionalen Zuständen zugrunde liegen, haben sie dennoch Einfluss auf die Weise, wie wir uns selbst und die Welt erfahren. Wenn wir beispielsweise Trauer im Körper behalten, erleben wir das Leben hauptsächlich als traurig und sehen die Traurigkeit in allen Menschen, die uns begegnen. Halten wir Wut oder Angst in unserem Körper, wird uns das Leben meist furchteinflößend oder frustrierend vorkommen, wie ein ständiger Kampf. Diese Stimmungen färben auch auf unsere gewohnheitsmäßigen Denkmuster ab, welche wiederum unsere Stimmungen beeinflussen, sodass wir am Ende in einem Teufelskreis feststecken.

Ein erweiterter Blickwinkel kann uns helfen, unsere üblichen stimmungserzeugenden Gedanken zu erkennen und uns von chronischen, emotionalen Zuständen zu befreien. Die Ursachen für ernsthafte Gemütskrankheiten wie schweren Depressionen, Manien und bipolaren Störungen liegen in der Regel in einem chemischen Ungleichgewicht oder anderen Störungen im Gehirn, sodass eine Behandlung mit Medikamenten erforderlich ist. Schwächere Formen der Depression und leichte Ängste hingegen werden oft durch wiederkehrende Denkmuster aufrechterhalten. Wenn Sie sich selbst sagen: „Ich bin glücklich", dann werden Sie vielleicht eine temporäre Aufhellung Ihrer Stimmung spüren. Beim Satz: „Ich werde nie rechtzeitig mit meiner Arbeit fertig werden" hingegen macht sich womöglich eine leichte Sorge in Ihnen breit, selbst wenn der Satz keinen Bezug zu Ihrer gegenwärtigen Realität hat. Wenn Sie sich selbst erzählen, dass Sie hässlich sind, dann werden Sie bemerken, dass Ihre Stimmung sinkt. Menschen mit chronischer Depression und Ängsten halten häufig einen unbewussten inneren Monolog negativer Vorstellungen aufrecht. Sie tauchen dabei in Gedanken des Selbsthasses ein, die ihr Aussehen und ihre Intelligenz abwerten und ihre Chancen, Liebe zu finden oder beruflich erfolgreich zu sein, zunichtemachen.

Ich kannte eine hochintelligente Frau, die sich selbst in einem Zustand lähmender Angst hielt, indem sie sich ständig vorhielt, sie sei dumm. Sie war so an diese spottende innere Stimme gewöhnt, dass sie ihre Präsenz kaum wahrnahm. Versuchte sie jedoch stillzusitzen und ein paar Minuten lang nicht zu denken, stellte sie erstaunt fest, dass die Stimme sich alle paar Minuten zuverlässig meldete. „Kein Wunder, dass ich Probleme habe, meine Dissertation abzuschließen", sagte sie.

Chronisch negative Stimmungen können durch das Verändern unserer Gedanken geheilt werden. Doch jeder, der schon einmal über einen längeren Zeitraum versucht hat, „gute Gedanken" zu denken, weiß, wie extrem schwierig das ist. Im besten Fall ist es eine Art von Gehirnwäsche, die uns in einem statischen Geisteszustand hält, der das Erscheinen von spontanen Gedanken – guten oder schlechten – verhindert. Unsere zwanghaften oder negativen Gedanken werden überdeckt, ohne jedoch wirklich ausgelöscht zu werden, sodass sie in unbedachten Momenten immer noch auftauchen können.

Ein wirksameres Heilmittel für verdrießliche Gedanken ist ein Wechsel der Perspektive. Wenn wir unsere Gedanken aus einem anderen Blickwinkel betrachten, können wir sie beobachten, ohne involviert zu sein (und ohne ihnen Glauben zu schenken). Manchmal entdecken wir dann sogar, was diese Gedanken auslöst, und können so die Trigger bearbeiten, anstatt weiterhin unsere Gedanken zu unterdrücken. Sobald die Dauerschleife unserer üblichen Gedanken beginnt, bewegen sie sich entlang ausgetretener Pfade und sind schwer aufzuhalten. Gelingt es uns allerdings in dem Moment, in dem dies passiert, genau wahrzunehmen, welches Ereignis der Auslöser war – wie beispielsweise ein Blick auf unser Spiegelbild in einer Schaufensterscheibe oder ein missbilligender Blick oder eine Bemerkung eines Kollegen oder Verwandten –, haben wir die Chance, uns selbst gut zuzureden und unsere Reaktion auf das auslösende Ereignis aufzulösen.

Wenn wir unsere üblichen Denkmuster aus einem neuen Blickwinkel betrachten, glückt es uns vielleicht sogar, den Ursprung all dieser negativen Gedanken in unserer Kindheit zu finden: Wie es dazu kam, dass wir begannen, an unseren Fähigkeiten zu zweifeln oder unsere Intelligenz beziehungsweise unser Erscheinungsbild abzuwerten. Wir haben die Möglichkeit, unsere depressiven Gedanken auf alte Gefühle von fehlender Liebe oder Ablehnung zurückzuführen oder unsere Ängste auf die drohende Ablehnung oder Gewalt in unserem Elternhaus oder unter Gleichaltrigen, und uns dann bewusst zu machen, dass diese Umstände in unserem Leben gar nicht mehr vorhanden sind. Vielleicht können wir spüren, wie wir uns in Reaktion auf Kindheitserlebnisse zusammengezogen und Emotionen in unserem Körper gehalten haben, und sind dann in der Lage, sie aus unserem Körper zu entlassen, sodass wir nicht länger von den Emotionen der Vergangenheit heimgesucht werden.

Wir können uns unsere Gedanken bewusst machen, indem wir sie beobachten, was das Ziel vieler Meditationsübungen ist. Einige Formen, insbesondere solche für Meditationsneulinge, versuchen, das übliche Gedankenkarussell anzuhalten, indem der Fluss der Gedanken ganz gestoppt wird. Es gibt eine Zen-Meditation für Anfänger, bei der der Meditierende angehalten ist, jedes Mal beim Ausatmen von eins bis zehn zu zählen, und jedes Mal wieder bei eins zu beginnen, wenn ein Gedanke auftaucht. Das sieht dann meist so aus, dass man ständig wie ein Mantra „Eins" vor sich hinsagt. Diese Meditation schärft allerdings den Blick dafür, wie viele Gedanken wir haben und wie diese beschaffen sind, was uns in der Regel nicht bewusst ist. So sind wir vielleicht den ganzen Tag gedanklich mit einem verbalen Schlagabtausch mit einem Freund oder Familienmitglied beschäftigt, ohne dass es uns auffällt und ohne dass wir unsere Anspannung und unseren Ärger wahrnehmen.

Der Akt des Beobachtens kann uns dabei helfen, Endlosschleifen zu unterbrechen und aufzulösen. Dabei ist es am Ende unnötig, sie ganz zu stoppen. Fortgeschrittene Meditationstechniken leiten uns vielmehr an, den Gang der Gedanken zu beobachten, ohne uns in ihnen zu verfangen.

Die meisten Meditationsanleitungen verwenden dazu Bilder. Dabei soll man beobachten, dass die Gedanken vorbeiziehen wie Fische im Wasser oder Vögel am Himmel. Gedanken zu beobachten, anstatt sich in ihnen zu verlieren, macht unseren Verstand zu einem weitläufigeren Medium. Es ist eine tatsächliche räumliche Verlagerung, eine Erweiterung des Gewahrseins und eine Vertiefung des Blickwinkels. Es kann allerdings einige Jahre dauern, bis es gelingt, nicht mehr an den Gedanken „anzuhaften". Beim *Realization Process* kann die Übung der Kontaktaufnahme zur subtilen Körpermitte und ihr Bewohnen den Erwerb dieser Fähigkeit fördern und beschleunigen.

## Verfeinern und Integrieren von Atem und Energie

Beim *Realization Process* unterscheide ich zwischen der Erfahrung von uns selbst als Materie, Energie und elementares Bewusstsein. Es handelt sich hierbei um drei Ebenen der Subtilität oder Feinheit in unserer Einstimmung auf uns selbst und unsere Umgebung, wobei Materie die geringste Subtilität aufweist und Bewusstsein die höchste. Als Materie fühlen wir uns vollständig getrennt von der Welt um uns herum. Wir haben nur wenig inneren Kontakt mit uns, abgesehen von einem gewissen Grad an Bewusstheit für unseren Atem. Ansonsten nehmen wir den Körper nur wahr, wenn Emotionen oder körperliche Schmerzen unsere Aufmerksamkeit fordern.

Viele feinfühlige Menschen erleben sich selbst als Energie – den strömenden, vibrierenden, pulsierenden Aspekt unseres Seins. Als Energie fühlen wir uns häufig nicht nur eins mit der Welt um uns herum, sondern untrennbar mit ihr verbunden. Diese Verbundenheit kann zwar angenehm sein, bedeutet häufig aber auch, dass wir in Beziehungen zu anderen leicht unseren inneren Sinn für uns selbst verlieren können, für unsere eigenen Bedürfnisse und Vorlieben. Auch können wir leicht von der Welt um uns herum überwältigt werden, als würden wir von Sinnes- und Gefühlsreizen durcheinandergewirbelt.

Wenn wir uns selbst als elementares Bewusstsein erkennen, erfahren wir uns als die Stille, die alle Formen der Materie durchzieht und auch alle Bewegungen der Energie. Wir können dann erleben, dass die Energie durch uns strömt, ohne unsere grundlegende Identität zu verändern.

Das Energiesystem selbst erstreckt sich über ein Spektrum, das von dicht bis feinstofflich reicht. Als elementares Bewusstsein erleben wir die feinste Form unseres Energiesystems. Die subtile Vibration wird überall im Körper gleichzeitig erlebt. Die subtile Körpermitte ist daher nicht nur unser Zugang zu innerer Ganzheit und der Einheit von Selbst und anderen, wie sie das elementare Bewusstsein vermittelt. Sie macht uns auch mit der feinstofflichsten Art von Energie in uns bekannt.

Wenn wir in der Lage sind, in der subtilen Körpermitte zu atmen, wie wir dies in der vorherigen Übung des *Realization Process* getan haben, integrieren wir unseren physischen Atem mit unserem Energiesystem. Anstatt allein mit unserer Lunge zu atmen, spüren wir, wie wir mit dem gesamten Körper gleichzeitig atmen. Wir erleben beispielsweise, dass der Innenraum unserer Füße zur gleichen Zeit atmet wie das Innere unseres Kopfes. Überall in unserem Körper gibt es Energie und Atem. Wir können zugleich die Stille des elementaren Bewusstseins erleben und die feine Vibration von Atem und Energie im gesamten Körper. Dadurch fühlen wir uns in unserem ganzen Sein beschwingt.

Überall, wo wir den Innenraum unseres Körpers bewohnen, bewegt sich unsere Energie frei. Je mehr wir uns selbst als die Stille des elementaren Bewusstseins begreifen, umso freier, tiefer und fließender wird unsere Energie. Wenn wir unseren Körper zusammenziehen, schnüren wir nicht nur das physische Gewebe ein, sondern auch den energetischen Aspekt. In den Bereichen, in denen Konstriktionen vorhanden sind, können wir den Fluss und die Vibration unseres Energiesystems nicht erleben. Lösen wir diese Konstriktionen, gewinnen wir nicht nur mehr inneres Terrain zurück, sondern auch ein vollständigeres energetisches Erleben von uns selbst. Dieser innere Fluss wird, wenn er sich frei in unserem gesamten Körper bewegen kann, zur Grundlage unserer gefühlten Vitalität und Lebendigkeit.

## ÜBUNG: Kreisendes Atmen aus der subtilen Körpermitte

Diese Übung soll Ihnen dabei helfen, sich für die subtile Energie zu öffnen und dadurch auch noch stärker für den alles durchdringenden Raum des elementaren Bewusstseins in Ihrem gesamten Körper.

Setzen Sie sich aufrecht hin, die Füße berühren den Boden. Schließen Sie die Augen.
Richten Sie Ihre Aufmerksamkeit auf die Mittelpunkte Ihrer Fersenunterseiten. Stellen Sie mithilfe Ihres Gewahrseins ein Gleichgewicht in der Wahrnehmung beider Punkte her.
Richten Sie Ihre Aufmerksamkeit so auf die Mittelpunkte Ihrer Fersenunterseiten, dass sich eine automatische Resonanz in Ihren Hüftgelenken ergibt. Eventuell entdecken Sie, dass auch das Zentrum Ihrer Knie in Resonanz geht.

Richten Sie Ihre Aufmerksamkeit auf Ihre Schultergelenke. Stellen Sie mithilfe Ihres Gewahrseins ein Gleichgewicht in der Wahrnehmung des Innenraums beider Gelenke her.
Richten Sie Ihre Aufmerksamkeit so auf die Schultergelenke, dass sich eine automatische Resonanz in der Mitte Ihrer Handinnenflächen ergibt. Eventuell entdecken Sie, dass auch das Zentrum Ihrer Ellbogen in Resonanz geht.
Richten Sie Ihre Aufmerksamkeit auf den Mittelpunkt Ihres Kopfes. Initiieren Sie den Atem aus dem Kopfzentrum heraus und spüren Sie die Resonanz entlang ihrer gesamten subtilen Körpermitte und im gesamten Kreislauf der Punkte in Armen und Beinen.
Richten Sie Ihre Aufmerksamkeit auf Ihr Herzzentrum. Initiieren Sie den Atem aus dem Herzzentrum heraus und spüren Sie die Resonanz entlang ihrer gesamten subtilen Körpermitte und im gesamten Kreislauf der Punkte in Armen und Beinen.
Richten Sie Ihre Aufmerksamkeit auf Ihr Beckenzentrum. Initiieren Sie den Atem aus dem Beckenzentrum heraus und spüren Sie die Resonanz entlang ihrer gesamten subtilen Körpermitte und im gesamten Kreislauf der Punkte in Armen und Beinen.
Richten Sie Ihre Aufmerksamkeit erneut auf Ihr Kopfzentrum und anschließend auf Kopfzentrum und Herzzentrum zugleich. Richten Sie Ihre Aufmerksamkeit auf Kopf-, Herz- und Beckenzentrum zur gleichen Zeit. Initiieren Sie den Atem aus allen drei Zentren heraus und spüren Sie die Resonanz im gesamten Kreislauf der Punkte in Armen und Beinen.
Bewohnen Sie nun Ihren gesamten Körper. Lassen Sie die Erfahrung zu, mit dem gesamten Innenraum Ihres Körpers zu atmen. Der feine Atem und die subtile Energie, die Sie womöglich in den Zentren und Punkten wahrgenommen haben, befinden sich nun überall im Körper.
Öffnen Sie die Augen. Bewohnen Sie weiterhin Ihren Körper und spüren Sie Atem und Energie überall im Körper.

## ÜBUNG: Sich öffnen für den aufsteigenden Energiestrom

Diese Übung soll Ihnen helfen, sich für den Aufwärtsstrom an Energie entlang der subtilen Körpermitte zu öffnen. Es kann einige Zeit dauern und bedarf der Übung, diesen Strom wahrzunehmen. Wenn Sie regelmäßig und geduldig üben, werden Sie ihn früher oder später erfahren.

Der Aufwärtsstrom wird als feiner, dünner Energiestrang wahrgenommen. Manchmal erleben Menschen diese Energie auch wie ein mächtiges Aufwärtsrauschen, aber das ist zumeist nur eine erste Öffnungserfahrung. Mit einem subtileren Fokus können Sie die sehr feine, strangartige Energie finden. Es ist ein ruhiges, fortwährendes Strömen nach oben in der subtilen Körpermitte. Es gibt dort zwar auch einen Abwärtsstrom, aber beim *Realization Process* öffnen wir uns allein für den Aufwärtsstrom. Der Abwärtsstrom wird sich durch die Öffnung für den Aufwärtsstrom von selbst einstellen, ohne dass wir ihm gesonderte Aufmerksamkeit widmen müssen.

Setzen Sie sich aufrecht hin, die Füße berühren den Boden. Schließen Sie die Augen.

Nehmen Sie wahr, dass Sie Ihre Füße bewohnen. Lassen Sie Ihren Atem sich daran anpassen, dass Sie sich in Ihren Füßen befinden, damit der Atem beim Einatmen Sie nicht davon wegbewegt. Spüren Sie, dass Sie im gesamten Körper anwesend sind.

Bewohnen Sie nun Ihr Becken. Füllen Sie Ihr gesamtes Becken mit sich an.

Richten Sie Ihre Aufmerksamkeit auf die Mitte Ihres Beckenbodens. Öffnen Sie diesen Bereich und spüren Sie die aufströmende Energie in Ihrem Becken. Ziehen Sie die Energie nicht nach oben und stellen Sie sich diese nicht nur vor. Öffnen Sie sich einfach dafür und warten Sie, bis sie kommt. Heißen Sie sie in Ihrem Becken willkommen.

Bewohnen Sie nun Ihren Bauchraum, den Raum zwischen Becken und Brust. Finden Sie einen Punkt in der Mitte Ihres Bauchraums,

indem Sie sich in diesem Bereich so weit nach innen fokussieren, wie es Ihnen ohne Anstrengung möglich ist.
Öffnen Sie diesen Bereich in der Mitte Ihres Bauchraums und empfangen Sie dort den Aufwärtsstrom. Es kann hilfreich sein zu spüren, wie das Zentrum dieses Bereichs sich Richtung Boden niederlässt, um den Aufwärtsstrom zu fördern.
Bewohnen Sie Ihre Brust. Richten Sie Ihre Aufmerksamkeit auf die innerste Mitte Ihres Brustzentrums. Öffnen Sie diesen Punkt und lassen Sie ihn hinabsinken, um den Aufwärtsstrom in Ihrer Brust zu empfangen.
Bewohnen Sie Ihren Hals. Richten Sie Ihre Aufmerksamkeit auf die innerste Mitte Ihres Halses. Öffnen Sie diesen Punkt und lassen Sie ihn hinabsinken, um den Aufwärtsstrom in Ihrem Hals zu empfangen.
Bewohnen Sie Ihr Kopfzentrum. Öffnen Sie diesen Punkt und lassen Sie ihn hinabsinken, um den Aufwärtsstrom in Ihrem Kopf zu empfangen.
Nun können Sie den Strom weiter nach oben und durch die Mitte des Scheitelpunktes am Kopf hinausfließen lassen. Lassen Sie den Scheitelpunkt sanft herabsinken, damit sich die Energie durch ihn bewegen kann.
Richten Sie Ihre Aufmerksamkeit wieder auf den Beckenboden und spüren Sie, wie der Strom durch Ihre gesamte subtile Körpermitte nach oben aufsteigt und durch den Scheitel hinausströmt. Je entspannter und ruhiger Sie in Ihrem Körper sind, umso leichter wird der Strom durch Ihre subtile Körpermitte nach oben steigen.
Sie können Ihre Aufmerksamkeit auch auf die Mitte Ihrer Fersenunterseiten richten und diese Punkte für den feinstofflichen Aufwärtsstrom der Energie öffnen. Nehmen Sie die Energie auf und lassen Sie zu, dass sie durch Ihre Beine nach oben strömt und sich am Beckenboden mit dem dort beginnenden Aufwärtsstrom verbindet und weiter nach oben strömt.

Sie können diese Übung im Sitzen oder Stehen durchführen und sich für den Aufwärtsstrom entweder an der Mitte der Fersenunterseite oder in der Mitte des Beckenbodens öffnen.

Die meisten Menschen berichten beim ersten Bewohnen ihres Körpers von einem Gefühl der Leichtigkeit und Weite. Andere wiederum sind überrascht, dass sie sich schwerer fühlen als zuvor. Wenn wir größtenteils in unserem Oberkörper oder sogar über unserem Kopf gelebt haben, wie dies bei vielen von uns der Fall ist, dann kann sich das Bewohnen unseres gesamten Körpers zunächst so anfühlen, als wären wir zu fest mit dem Boden verbunden oder wie ein Klient es ausdrückte: „Ich bin jetzt so geerdet, dass ich mich nie wieder bewegen werde." Der Aufwärtsstrom der Energie kann dazu beitragen, dass der Körper sich beschwingt und gestützt fühlt. Wenn wir uns für ihn öffnen, erfordern Sitzen und Stehen wesentlich weniger Kraftaufwand.

## Fazit

In der subtilen Körpermitte zu leben, fühlt sich wie die tiefste Verbindung an, die wir mit unserem individuellen Sein haben können. Wir können spüren, dass wir allein sind mit unserer Erfahrung, relativ frei von den Einflüssen anderer, sodass wir erkennen können, was wir wirklich denken, fühlen und wahrnehmen. Wir können unser Umfeld und andere Menschen mit Abstand beobachten und erleben, ohne überwältigt, eingeschüchtert oder anderweitig vereinnahmt zu werden. Gleichzeitig eröffnet uns das Leben in der subtilen Körpermitte Zugang zur Erfahrung des Einsseins mit anderen Menschen. Wir können auch den Fokus und Atem verfeinern, mit dem wir uns in die am stärksten konstringierten Teile unseres Körpers und Wesens begeben und diese wieder zum Leben erwecken.

# 6

# Die Sinne von Traumata befreien

*Begrenzte Objekte erscheinen nicht länger als getrennte Strukturen mit festen Grenzen; stattdessen tritt das stille und durchscheinende Bewusstsein, aus dem alle Dinge bestehen, zutage und zeigt sich als die wahre Realität aller wahrgenommenen Objekte.*

PAUL MULLER-ORTEGA

Viele unserer Kindheitstraumata haben mit unseren Sinnen zu tun und haben dort auch in Form von Konstriktionen ihre Spuren hinterlassen. Unsere Umgebung war womöglich auf verschiedene Weise grob, schmerzhaft oder verwirrend für uns – in dem, was wir sahen und hörten, in dem, was wir rochen und schmeckten, in der Art, wie wir angefasst und behandelt wurden, ja sogar in der Art, wie unsere empfindliche Haut mit Kleidungsstoffen in Berührung kam. Genau wie in anderen Bereichen unseres Körpers sind auch in den Konstriktionen, die wir als Kinder in unseren Sinnesorganen erzeugt haben, Erinnerungen und Emotionen an die Sinnesreize gespeichert, vor denen wir uns geschützt haben. Viele unserer traumatischen Erinnerungen sind komplex. Vielleicht hat unser Vater uns angebrüllt, und gleichzeitig nahmen wir seinen Schweißgeruch wahr, sodass das Geräusch, der beißende Geruch und unsere Angst, Ziel seiner Wut zu sein, gemeinsam im Körper gebunden sind. Als Erwachsene geraten wir dann womöglich in Panik, wenn wir Schweiß riechen, oder uns wird übel, wenn man uns anschreit, genauso wie der Geruch des wütenden Vaters uns Übelkeit verursachte.

Wir beschränken unsere Sinneswahrnehmungen jedoch nicht nur als Reaktion auf traumatische Erlebnisse. Wir spiegeln auch die Konstriktionen unserer Eltern. Und wir ziehen unsere Sinne zusammen, um uns zu konzentrieren. Als Kinder mussten wir uns eine Menge Wissen schnell aneignen und es anschließend in Arbeiten und Tests abrufen können. Hier kann es notwendig gewesen sein, unsere Seh- und Hörfähigkeit einzuschränken, um das Gelernte korrekt aufnehmen und abspeichern zu können. Oder wir mussten Geräusche oder vielleicht sogar Gerüche in unserer Umgebung ausblenden, die unsere Fähigkeit, zu lernen oder unsere Hausaufgaben zu machen, beeinträchtigten. Vielleicht haben wir sogar Sinneswahrnehmungen begrenzt, um uns besser auf eine traumatische Kindheitsumgebung konzentrieren zu können. So kann es überlebenswichtig für uns gewesen sein, den genauen Tonfall in der elterlichen Stimme zu hören, wenn wir gerufen wurden oder zu hören, dass sich ein älteres Geschwister anschleicht, als wir nachts im Bett lagen. Auf diese Weise entwickeln wir gewohnheitsmäßige und schließlich chronisch werdende Einschränkungen in unserer Wahrnehmung. Wenn wir die Konstriktionen in unseren Sinnen loslassen, wird die Welt um uns herum wieder lebendiger, greifbarer und zugleich transparenter.

Es gibt eine Zen-Geschichte über einen Mönch und seinen Lehrer, die im Klostergarten spazieren gingen. Der Mönch sagte: „Ein alter Meister meinte, dass das gesamte Universum aus der gleichen Wurzel stammt wie ich selbst. Was genau bedeutet das?" Der Lehrer deutete auf eine Rose, die gerade in voller Blüte stand, und sagte: „Die meisten Menschen sehen diese Blume wie in einem Traum."

Zu Beginn dieses Buchs habe ich das elementare Bewusstsein als Basis unseres direkten, ungefilterten Kontakts zu uns selbst und unserer Umgebung beschrieben. Ein wichtiger Teil des Kontakts zu unserer Umwelt beruht auf Sinneswahrnehmungen. Als allgegenwärtiger Bewusstseinsraum ist das elementare Bewusstsein auch ein Wahrnehmungsraum. Wenn wir uns selbst als elementares Bewusstsein erkennen, nehmen wir unsere Umgebung mit größerer Klarheit wahr. Aus dieser Sicht unserer Subjektivität heraus gibt es weniger Projektionen, weniger Traum. Genau wie wir uns selbst als realer und authentischer erleben, erscheint uns auch die Welt um uns herum mehr so, wie sie wirklich ist. Wir haben, wie im Zen-Buddhismus beschrieben, den Eindruck, sie unmittelbar anzusehen.

Da unseren Sinnen die Aufgabe zukommt, für unsere Umwelt offen zu sein, schnüren wir sie häufig in der Kindheit ein, um die Eindrücke der Umgebung zu lindern. Auch Sinnesreize, die nicht emotional aufgeladen sind, können für ein Kind zu grob und überwältigend sein. Das Brummen eines Küchengeräts, die grellen Farben eines Bildes, das im Kinderzimmer hängt, oder der Geruch von Rauch können auf ein Kind irritierend oder bedrohlich wirken.

Eine der traumatischen Erinnerungen von Carol hing damit zusammen, dass sie mit etwa sieben Jahren in einem Auto voller Zigarettenrauch unterwegs war. Als Erwachsene empfand sie schon beim leisesten Anflug von Rauch Panik, als würde sie ersticken. Wann immer sie von dieser Fahrt in einem rauchgeschwängerten Auto sprach, was sie häufig tat, intensivierte sie die chronischen Haltemuster in Nase, Kehle und Lunge. Da sie immer wieder auf diese spezifische Erinnerung zu sprechen kam, erkundeten wir, was sonst noch um diese Zeit oder in diesem Auto passiert sein könnte, fanden aber nichts Außergewöhnliches. Als sie jedoch damit arbeitete, die Konstriktionen in ihrer Atmung zunächst zu intensivieren und dann loszulassen, wurde ihr bewusst, dass diese Szene sinnbildlich für eine Kindheit stand, in der sie durch den exzessiven Zigarettenkonsum ihrer Eltern zum Passivrauchen gezwungen war. Es war bei dieser Autofahrt mit sieben Jahren, dass sie begann, den übelriechenden Geruch, der sie so häufig umgab, mit ihren rauchenden Eltern auf den Vordersitzen in Verbindung zu bringen. Sie musste noch längere Zeit mit dem eingefahrenen Muster der Konstriktion in ihren Atemwegen arbeiten, bevor sie der Luft um sich herum zu trauen begann und wieder frei atmen konnte.

Die Sinne können auch vereinnahmt werden. Greta erzählte mir, dass sie als Kind sehr fasziniert war von einer Statue im Büro ihres Vaters, die drei Affen in verschiedenen Posen zeigte. Der erste bedeckte seine Augen mit den Händen, der zweite seine Ohren und der dritte seinen Mund. „Was tun die da?“, hatte sie gefragt. Ihr Vater hatte geantwortet, dass die Affen dafür stünden, dass man nichts Schlechtes sehen, hören oder sagen solle. Ihre Erinnerung an das Gespräch war sehr lebhaft, aber wie relevant dies für ihr eigenes

Leben war, verstand sie erst mehrere Jahrzehnte später. Die Zurückhaltung, die sich diese drei armen Affenfiguren auferlegt hatten, finde ich häufiger in Kindheitserzählungen meiner Klienten. „Wir sind eine glückliche, eine perfekte Familie“, sagen die Affen. „Alles andere, was du wahrnimmst oder sagen möchtest, hat hier keinerlei Geltung.“ Es ist leicht, Kinder dazu zu bringen, ihre eigene Wahrnehmung anzuzweifeln oder zu leugnen, wenn sie nicht dem entspricht, was man ihnen erzählt. Als Reaktion auf diese Diskrepanz unterdrücken sie eventuell ihre Wahrnehmung und ihr Verstehen und die Verbindung zwischen Wahrnehmung und Verstehen.

Die Emotionen und Erinnerungen, die in unseren Sinnen gespeichert sind, färben die Welt ein, die wir als Erwachsene sehen. Ich hatte einmal einen Klienten, der schon seit vielen Jahren versucht hatte, seine chronische Depression zu überwinden. Leslie sagte mir von vornherein, dass sein derzeitiges Leben sehr zufriedenstellend sei. Er liebe seine Frau und seine Kinder und habe ein erfüllendes und erfolgreiches Berufsleben. Er sagte auch, er wolle nicht über seine Kindheit reden und dass er sie mit mehreren Therapeuten Millimeter für Millimeter durchgegangen sei und es in Bezug auf seine Depression nichts gebracht habe. „Aber Sie müssen doch selbst zugeben, dass wir in einer sehr traurigen Welt leben“, sagte er zu mir. „Überall, wo ich hinschaue, sehe ich nur traurige Menschen.“

Als ich Leslie in Kontakt mit dem elementaren Bewusstsein brachte, fiel es ihm sehr leicht, seinen Körper zu bewohnen. Er verspürte sogar ein leichtes Glücksgefühl, als er seine Brust bewohnte, aber das wurde schnell wieder von chronischer Traurigkeit überlagert. Erst als wir bei der Übung sein Gesicht erreichten, konnte ich die starre Bindung seiner Trauer in seinen Augen sehen. Obwohl sein Blick tief und ausdrucksstark war mit vielen wechselnden Nuancen, entdeckte ich auch ein statisches Element, das mir wie die Trauer eines kleinen Jungen erschien. Ich fragte Leslie, ob er das Gefühl gebundener Traurigkeit in seinem Blick spüren könne. Mithilfe vorsichtiger Annäherung konnte er dieses Gefühl in seinen Augen isolieren, und dann wurde sein gesamter Körper von Traurigkeit durchflutet.

Ich fragte ihn, was er sehe. „Mein Vater schlägt meine Mutter", sagte er schluchzend. „Sie kauert vor ihm auf dem Boden, und er geht mit den Fäusten auf sie los."

„Ich habe immer gewusst, dass er sie schlug, ich habe in der Therapie schon so oft darüber gesprochen. Aber ich habe es noch nie so gesehen. Es ist, als würde es gerade hier vor meinen Augen geschehen. Und es ist so traurig. Ich fühle mich so hilflos und traurig."

Leslie und ich arbeiteten eine Weile an der Kontaktaufnahme zu diesem Teil seines Sehens, mit dessen Hilfe er an dieser schrecklichen Erinnerung festgehalten hatte, und spürten die Trauer, die er als kleiner Junge empfunden hatte, bevor wir mithilfe einer Methode, wie in Kapitel 8 beschrieben (→ Seite 189 ff.), dieses Bild seiner Eltern losließen. Dadurch wurden seine Augen klarer, und die Traurigkeit löste sich langsam auf. Er begann sich leichter zu fühlen, und sein Blick erschien tiefer und klarer. „Alles schaut viel heller und schöner aus", sagte er.

Nora kam zu einem Workshop und klagte über Schmerzen in der Schulter. „Ich habe das Gefühl, ich trage die Last der ganzen Welt auf meinen Schultern", gestand sie und versuchte, ihre Schultern zu lockern. „Ich ertrage es nicht einmal, mit anzusehen, wie die anderen in der Gruppe an sich arbeiten. Ich halte es einfach nicht aus, jemanden weinen zu hören." Wir begannen mit der Arbeit an der Verspannung in der Schulter, die ihr am meisten Schmerzen verursachte. Sie ging stärker in die Konstriktion und ließ dann los. Dabei schien ihr linkes Ohr in Richtung ihrer Schulter gezogen zu werden. „Ich habe ein Klingeln in diesem Ohr", sagte sie. Also verlegten wir unsere Arbeit jetzt auf ihr Ohr und unterzogen dieses dem Wechsel von Zusammenziehen und Loslassen. Wenn sie sich auf die Anspannung in ihrem Ohr konzentrierte, schien sich ihr Hörvermögen bis weit in den Raum links von ihr auszudehnen. Die Anspannung im Ohr schien ein Muster von extremer Wachsamkeit in Bezug auf das Hören zu halten. Als wir daran arbeiteten, rang sie plötzlich nach Luft und begann zu weinen. „Was hören Sie?", fragte ich sie. „Ich höre das Baby unten weinen", antwortete sie.

Sie war in einer Großfamilie aufgewachsen, und ihre Eltern waren häufig mit allem überfordert. Als Älteste fühlte sie sich sowohl für ihre gestressten Eltern als auch für ihre fünf jüngeren Geschwister verantwortlich. „Ich erinnere mich, wie ich nachts im Bett lag und versucht habe zu schlafen, aber auch immer die Ohren offen hatte für den Fall, dass ich gebraucht würde. Ich hatte immer ein Ohr offen für den restlichen Haushalt.“ Sobald sie die Ursache für die Anspannung in Ohr und Schulter erkannt hatte, fiel es ihr leichter, bewusst in die Konstriktion zu gehen und das intensive Muster des Lauschens auf Geräusche des Unbehagens zu erleben und es dann loszulassen. Nachdem sie dies mehrere Male wiederholt hatte, sagte sie, dass in ihrem Kopf zum ersten Mal seit Jahren Stille herrsche. Das hartnäckige Klingeln hatte aufgehört

Ich habe bereits erwähnt, dass gefüttert zu werden, wenn man nicht hungrig ist, im wiederholten Falle zu einer chronischen Konstriktion der Teile unserer Anatomie führen kann, die am Essen beteiligt sind. Aber auch unser Geschmackssinn kann traumatisiert werden, was zu ähnlichen Zusammenziehungen führt. Bei einem Restaurantbesuch beobachtete ich einmal ein Paar am Nebentisch. Sie schienen beide ziemlich angetrunken zu sein, während ihr Baby friedlich in einer Babytrage zu ihren Füßen schlief. Plötzlich tauchte der Vater aus einer Laune heraus einen Finger in seinen Whisky und steckte ihn in den Mund des schlafenden Kindes. Das Baby wachte auf, schluckte krampfhaft und zog dann seine Speiseröhre als Schutz vor dieser brennenden, stark schmeckenden Flüssigkeit zusammen.

Gleichzeitig schaute es hoch und sah in die lachenden Gesichter seiner Eltern. Ich hatte das Gefühl, es versuchte sich einen Reim auf diese beiden widersprüchlichen Sinneseindrücke zu machen: das Lachen der Eltern und das brennende Gefühl in Mund und Kehle.

Viele Kinder schalten ihren Tastsinn aus, wenn sie grob behandelt, missbraucht oder gezwungen werden, eine andere Person sexuell zu berühren oder von ihr auf diese Weise berührt werden. Dieses Zusammenziehen unseres Tastsinns kann sowohl unsere Fähigkeit, Berührung zu empfinden, begrenzen als auch das Gefühl für das, was wir selbst berühren.

Vor einigen Jahren kam eine Klientin zu mir, die ihren Tastsinn als Schutz vor dem Mangel an Wärme und Nähe in ihrer Kindheit konstringiert hatte. Lisa strahlte von innen heraus wie ein helles Licht, erschien gleichzeitig aber nahezu körperlos. Ich fand es interessant, dass sie so präsent und gleichzeitig so vom Körper abgetrennt sein konnte. Als wir zusammensaßen und ich ihr zuhörte, fiel mir auf, dass sie zwar ihre Haut zusammengezogen, sich aber gleichzeitig ihre innere Präsenz bewahrt hatte. Ihre Haut war so kontrahiert, dass es nahezu so schien, als habe sie gar keine. Obwohl sie jung war, machte sie irgendwie einen verwelkten Eindruck. Es überraschte mich nicht, als sie mir erzählte, sie sei noch nie in einer engen Beziehung gewesen, und sie sei sich nicht sicher, ob sie das überhaupt wolle.

Als sie über ihre Kindheit sprach, zeichnete sie das Bild eines extrem sensiblen und kontaktfreudigen Kindes, das von Eltern aufgezogen wurde, die kaum eines Kontakts fähig waren. Obwohl Lisa spürte, dass die Eltern sie liebten, empfand sie sie als so unnahbar und verhalten, dass die Interaktion mit ihnen ihr eher das Gefühl von Isolation und fehlender Berührung gab. Selbst wenn die Eltern sie tatsächlich berührten, fühlten sie sich immer noch weit entfernt an, als könnten sie sie nicht ganz erreichen. Als sie dies sagte, zog Lisa ihre Haut noch mehr zusammen, sodass ich es sehen konnte und auch sie selbst die genaue Bewegung der Konstriktion erstmalig bewusst wahrnahm. Es sah so aus, als verschließe sie ihre Poren. Mir kam der Gedanke, dass sie ohne die äußere Hautschicht, die die meisten Menschen haben, zugleich unberührbar und schmerzlich entblößt und verletzlich wirkte. Ich schlug ihr vor, sie möge sich vorstellen, einen Pelz zu haben. „Welche Art von Pelz?“, fragte sie zurück. Ich bat sie, sich einfach einen auszusuchen.

Während ich gespannt zusah, ließ Lisa sich einen imaginären, aber üppigen Pelz wachsen. Sie verwandelte sich langsam von einer verschrumpelten Pseudo-Alten in eine sinnliche junge Frau. „Wow! Das fühlt sich großartig an“, stellte sie fest. Der gedachte Pelz ermöglichte es ihr, sich in ihre Oberfläche hinein zu entspannen und ihre Körperhülle ganz auszufüllen, sodass sie nun größer wirkte. Durch die erweiterte, pelzige Oberfläche fühlte sie sich sicher genug, um sich der Erfahrung der Berührung zu öffnen. „Ich kann den Luftzug vom Fenster auf meinen Armen fühlen", staunte sie. „Das fühlt sich unglaublich an." Ich weiß nicht, ob sie sich überhaupt dessen bewusst war, dass sie begonnen hatte, mit den Fingerspitzen über den Bezug ihres Sessels zu streichen, aber ich wollte ihre Entdeckungsreise in diese neue Welt nicht durch eine Frage unterbrechen.

## Sinneserfahrungen steigern

Die Sinne spiegeln und offenbaren die Art, wie wir unseren Körper als Ganzes bewohnen. Wenn wir stärker im Oberkörper leben als in der unteren Körperhälfte, schauen wir aus dem oberen Teil unserer Augen heraus. Das bedeutet nicht, dass wir nach oben schauen, sondern dass wir uns so positioniert haben, dass wir aus dem oberen Drittel unseres Auges heraus schauen, und das beeinflusst, was wir sehen. Es beeinflusst das Erscheinungsbild unserer Welt. Wenn wir im mittleren Drittel unseres Körpers wohnen, schauen wir größtenteils aus dem mittleren Drittel heraus. Und sind wir hauptsächlich im unteren Körperdrittel zu Hause, im körperlichen Empfinden, dann schauen wir vornehmlich aus dem unteren Augendrittel heraus.

Sie können dies selbst testen, indem Sie sich einen Moment Zeit nehmen, Ihren gesamten Körper zu bewohnen. Richten Sie Ihre Aufmerksamkeit auf die Vorhänge im Zimmer oder den Teppich. Schauen Sie sich die Textur der Vorhänge oder des Teppichs an. Beobachten Sie, was dabei in Ihrem Körper passiert. Wahrscheinlich werden Sie feststellen, dass Sie ganz von selbst in den unteren Bereich Ihres Körpers fallen, um eine Textur sehen zu können.

Wenn wir alle Teile unseres Körpers gleichzeitig bewohnen, sehen wir mehr Aspekte der Welt um uns herum und empfangen dadurch ein vollständigeres Bild. Je mehr wir mit dem Innenraum unseres Körpers in Kontakt sind, umso vollständiger können wir die Welt um uns herum sehen, hören, berühren, schmecken und riechen. Wir öffnen uns auch für eine feinere Ebene von Sinneserfahrungen und können dadurch vielleicht das Licht sehen, das von Lebewesen ausgeht oder das feine Summen von Energie in der Luft hören.

## Die Wahrnehmung erweitern

Die Konstriktionen in unseren Sinnesorganen sind Anspannungen. Sie begrenzen unsere Wahrnehmung und belasten sie auch. Für angespannte Sinne ist die Wahrnehmung härtere Arbeit als für entspannte. Sie klammern sich an die Objekte der Wahrnehmung.

Alle Konstriktionen in unserem Körper bilden eine Schutzbarriere zwischen uns und der Welt um uns herum. Sie unterteilen den Raum in Selbst und Anderes. Dies gilt natürlich auch für die Konstriktionen in unseren Sinnen, die uns schützen und von Objekten der Wahrnehmung abtrennen sollen. In spirituellen Lehren wird dieser geteilte Raum von Selbst und Anderes als *Dualität* bezeichnet, die Vereinigung von beiden als *Nondualität*.

Der Raum der Dualität ist ein geschrumpfter Raum. Als Menschen mit Konstriktionen sind wir unweigerlich mit den Objekten verbunden, vor denen wir uns schützen. Wir sind zugleich von der Welt abgetrennt und mit ihr verbunden. Wenn wir uns selbst als elementares Bewusstsein erkennen, lassen wir sowohl die Verbindung als auch das Abgetrenntsein los. Wir entwirren uns von unserer Umgebung, während wir das Einssein mit ihr erfahren.

Eingeschnürte Sinne lassen unsere Welt schrumpfen. Sie trennen uns von den Objekten um uns herum, bringen uns diese aber gleichzeitig näher als sie es wirklich sind. Wenn wir Traumata heilen, leben wir in einer großräumigeren Welt. Das bedeutet, dass wir durch das Loslassen der Konstriktionen in unseren Sinnesorganen eine tiefere Perspektive gewinnen, die als Tiefenwahrnehmung bezeichnet wird. Objekte scheinen weiter entfernt, gleichzeitig aber auch klarer, als würden wir sie endlich so sehen wie sie sind.

Im Buddhismus wird diese Klarheit als *Soheit* bezeichnet. Wenn wir beispielsweise die Tasse auf unserem Schreibtisch mit relativ uneingeschränkten Sinnen betrachten, können wir ihre *Soheit* wahrnehmen, sozusagen die *Tassenheit* der Tasse. Wir erwachen vom Traum der Tasse, die überschattet wurde durch unsere chronisch begrenzte Sichtweise und die Projektion von tausend anderen Tassen, die wir schon zuvor *gesehen* haben, und betrachten die Tasse nun als sehr spezifische Tasse.

In diesem erwachten Zustand haben wir eventuell eine kognitive und emotionale Erfahrung von der Tasse. Wenn wir uns selbst und unsere Umgebung als elementares Bewusstsein kennen, dann üben unsere Gedanken und die emotionalen Reaktionen auf das Wahrgenommene keinen Einfluss auf unsere direkte Wahrnehmung aus. Wir denken vielleicht *Tasse* oder *meine Lieblingstasse* oder dass die Tasse ein wenig verschmutzt ist. Vielleicht haben wir auch eine emotionale Reaktion, ein Gefühl der Liebe für unsere Lieblingstasse, oder uns wird ein wenig mulmig, wenn uns plötzlich bewusst wird, wie viele Tassen Kaffee wir heute morgen schon getrunken haben. Aber diese Erkenntnisse und Emotionen finden momentan statt. Sie erscheinen rein und fließend im Raum des elementaren Bewusstseins, zusammen mit unseren Wahrnehmungen.

Für einige Leser mag dies offensichtlich sein, aber manche spirituellen Lehren behaupten, dass ein erwachter Zustand nichts anderes ist als die Sinneserfahrung, aber ohne Gedanken und Emotionen. Diese Vorstellung von spiritueller Verwirklichung beraubt die Welt nicht nur ihres Reichtums, sie schränkt auch unsere Möglichkeit ein, uns selbst als einheitlichen Urgrund elementaren Bewusstseins zu erkennen. Sie zerbricht unsere innere Ganzheit und trennt unsere Wahrnehmung von unseren anderen menschlichen Fähigkeiten ab, sodass die Kluft zwischen Selbst und Objekt größer wird. Daher ist es so wichtig zu verstehen, dass die *Soheit* der Tasse nicht erfordert, dass wir unsere mentalen und emotionalen Reaktionen auf unsere Umwelt unterdrücken.

Wenn wir uns selbst als elementares Bewusstsein erkennen, wird die Wahrnehmung müheloser. Wir können unser Anhaften an die wahrgenommenen Objekte aufgeben und ihnen stattdessen einfach erlauben, in unserem Wahrnehmungsfeld aufzutauchen, um so zu erleben, dass das elementare Bewusstsein die Wahrnehmung übernimmt. Natürlich bleiben wir für unsere Wahrnehmung verantwortlich, da das elementare Bewusstsein als unsere eigene Natur erfahren wird, nicht als etwas von uns Getrenntes. Doch müssen wir uns nun weder auf Objekte zubewegen noch sie zu uns heranziehen, denn sie scheinen nun unmittelbar aus dem klaren Raum des elementaren Bewusstseins aufzusteigen. Wir müssen nicht lauschen, um zu hören, oder bewusst schauen, um zu sehen.

Als elementares Bewusstsein scheinen unsere Sinne auch stärker in einer vereinigten Form zu wirken. Erfahrungsgemäß entsteht so eine einzige multisensorische Wahrnehmung unserer Umgebung, die ohne willentliche Anstrengung unsererseits eintritt.

Die Verschiebung, die in unserer Wahrnehmung als elementares Bewusstsein eintritt und viele Menschen am meisten erstaunt, ist die Fähigkeit, in andere Lebensformen hinein zu sehen. Im Wahrnehmungsraum des elementaren Bewusstseins erscheinen alle Objekte durchlässig zu sein, aus Raum zu bestehen. Bei einem unbelebten Objekt, wie beispielsweise einer Kommode, können wir trotzdem nicht erkennen, was in den Schubladen ist. Und obwohl die Wände eines Zimmers von Raum durchdrungen erscheinen, können wir nicht sehen, was sich auf der anderen Seite der Wand befindet. Doch bei lebenden Objekten, wie Bäumen, Tieren und Menschen, können wir bis zu einem gewissen Grad das Leben in ihnen sehen und fühlen. Es scheint eine Kombination aus Sehen und Berühren zu sein, aus unserem Seh- und Tastsinn. Ich nenne es *Sehfühlen*, wobei ich unter *fühlen* hier die taktile Erfahrung verstehe, nicht die Emotion.

Wenn wir beispielsweise erleben, wie das elementare Bewusstsein unseren Körper und einen Baum zur gleichen Zeit durchströmt, können wir die Schwingung und Lebenskraft im Baum sehfühlen. Nehmen wir ein Tier auf die gleiche Weise wahr, können wir vielleicht im Ansatz spüren, wie es ist, dieses Tier zu sein, und die Qualität der Intelligenz, der emotionalen Erfahrung und Körperlichkeit des Tiers erleben.

Wenn wir einen Menschen auf diese Weise wahrnehmen, erhalten wir noch stärker nuancierte Informationen. Wir können bis zu einem gewissen Grad wahrnehmen, wo eine Person offen ist in ihrem Körper und wo nicht. Wir können sehfühlen, welche Gefühle sie zurzeit bewegen und sogar, welche Emotionen chronisch im Körper festgehalten werden, zusammen mit einem Gefühl für die ungefähren Zeiten, in denen dies geschah. Bis zu einem gewissen Grad können wir sogar sehfühlen, wie es ist, diese Person zu sein: die besondere Qualität der Intelligenz, der Liebe und der Empfindungen dieses Menschen.

Manchmal protestieren Teilnehmer bei meinen Workshops, weil sie es unpassend oder unhöflich finden, eine andere Person in dieser Tiefe wahrzunehmen. Diese Ansicht teile ich nicht. Wir benötigen nicht die Erlaubnis einer anderen Person, um sie wirklich zu sehen. Wann immer wir einen anderen Menschen betrachten, sehen wir mehr als er uns zeigt und mehr als ihm selbst bewusst ist. Ich halte es für angemessen, unser Einfühlungsvermögen für die Welt um uns herum zu kultivieren und Menschen so weit wie möglich in der Tiefe wahrzunehmen. Es ist ein Teil unserer Kenntnis der Welt und unserer Nähe zu anderen Menschen. Und es ist ein Teil unserer Selbstverwirklichung als elementares Bewusstsein. Dennoch ist es wichtig, dass wir das, was wir sehen, mit Mitgefühl und Zurückhaltung anwenden und immer im Hinterkopf behalten, dass unsere Wahrnehmung falsch sein kann.

Der tibetische Buddhist und Lehrer Chögyam Trungpa Rinpoche sagte einmal, dass Mitgefühl bedeutet, durch die Verwirrung hindurchzublicken. Wenn wir in einem anderen Menschen sehfühlen, können wir manchmal durch die Schichten aus Schutz- und Ausgleichskonstriktionen hindurchsehen und die wirkliche Person dahinter erkennen. Häufig ruft dies in uns ein Anerkennen unserer grundlegenden Verwandtschaft mit der gesamten Menschheit hervor und ein spontanes Aufwallen von Mitgefühl für die vielen Arten, in denen wir alle uns versteckt und beschränkt haben.

## ÜBUNG: Wahrnehmung als elementares Bewusstsein

Setzen Sie sich aufrecht hin, die Füße berühren den Boden. Die Augen sind geöffnet.
Spüren Sie, dass Sie in Ihrem gesamten Körper gleichzeitig sind. Richten Sie Ihre Aufmerksamkeit auf den Raum außerhalb Ihres Körpers. Spüren Sie, dass es sich bei dem Raum innerhalb und außerhalb Ihres Körpers um den gleichen fortlaufenden Raum handelt. Er durchdringt Sie. Bewegen Sie Ihren Atem sanft und gleichmäßig durch den Raum. Spüren Sie, dass der Raum, der Ihren Körper durchdringt auch alle Objekte im Zimmer und die Zimmerwände durchdringt. Bleiben Sie in Ihrem Körper anwesend, während Sie dies wahrnehmen.
Nehmen Sie wahr, dass alle Geräusche, die Sie hören, einfach nur im Raum geschehen, ohne den Raum zu verändern.
Spüren Sie, dass es der Raum selbst ist, der die Geräusche hört. Sie müssen nicht lauschen, um zu hören. Das Hören geschieht von allein. Sie empfangen die Geräusche völlig mühelos.
Erlauben Sie nun allem, was Sie sehen, einfach im Raum zu sein, ohne den Raum zu verändern.
Spüren Sie, dass der Raum, der Ihren gesamten Körper durchdringt, auch ihre Augen durchdringt. Ihre Augen bestehen aus Raum.
Spüren Sie, dass es der Raum selbst ist, der sieht. Sie müssen nicht schauen, um zu sehen. Das Sehen geschieht von allein. Sie empfangen die visuellen Bilder völlig mühelos.
Nehmen Sie nun wahr, dass alles, was Sie hören, und alles, was Sie sehen, zur gleichen Zeit im Raum des elementaren Bewusstseins stattfindet, ohne dass Sie sich Mühe geben müssten zu lauschen oder zu schauen. Empfangen Sie die Geräusche und visuellen Bilder zur gleichen Zeit.

## ÜBUNG: Sehen

Die folgenden beiden Übungen können helfen, den visuellen Aspekt der Wahrnehmung als elementares Bewusstsein zu erleben.

Setzen Sie sich vor ein Objekt. Am besten eignet sich dazu ein lebendes Objekt, wie eine Pflanze oder ein Baum, aber Sie können auch jedes beliebige andere Objekt wählen.
Bewohnen Sie Ihren gesamten Körper.
Richten Sie Ihre Aufmerksamkeit auf den Raum, der Sie und das Objekt durchdringt.
Versuchen Sie, den Raum, der Sie und das Objekt durchdringt, so zu erleben, dass das Objekt durchlässig erscheint, durchdrungen von Raum. Der Raum durchdringt und offenbart das Objekt. Strengen Sie sich nicht unnötig an, aber lassen Sie Ihren Blick auch nicht unscharf werden. Sitzen Sie einfach jeden Tag ein paar Minuten davor und nehmen Sie Kontakt auf mit dem Raum, der Sie und das Objekt durchzieht.
(Die Übungen regelmäßig zu machen ist wichtiger als das zeitliche Ausdehnen der Übung.)
Mit ein wenig Übung werden Sie die beiderseitige Durchlässigkeit Ihrer selbst und des Objekts erfahren. Wenn es sich um ein lebendes Objekt handelt, offenbart der fortlaufende Raum nicht nur die Form, Farbe und Beschaffenheit des Objekts, sondern auch die Lebenskraft darin.
Setzen Sie sich nun vor ein bewegtes Objekt, wie eine flackernde Kerzenflamme oder Dampf, der aus einem Topf kochenden Wassers aufsteigt.
Bewohnen Sie Ihren gesamten Körper und nehmen Sie Kontakt auf mit dem Raum, der Sie und das bewegte Objekt durchdringt.
Lassen Sie zu, dass der Raum das Objekt durchdringt und offenbart.
Nehmen Sie die Stille des elementaren Bewusstseins wahr, das die Bewegung des Objekts durchdringt. Die Flamme oder der Dampf bewegen sich durch die Stille des Raums, ohne sie in irgendeiner Weise zu verändern.

Nach diesen Sehübungen ist es gut, wenn Sie Ihre Hände kurz aneinander reiben, um Wärme zu erzeugen, und sie dann sanft über die Augen zu legen. So können Ihre Augen sich in die Wärme und Dunkelheit hinein entspannen.

## ÜBUNG: Hören

Diese Übung kann Ihnen helfen, den auditiven Aspekt der Wahrnehmung als elementares Bewusstsein zu erleben.

Stellen Sie Musik an, die Sie mögen.
Bewohnen Sie Ihren gesamten Körper gleichzeitig. Richten Sie Ihre Aufmerksamkeit auf den Raum außerhalb Ihres Körpers. Spüren Sie, dass es sich bei dem Raum innerhalb und außerhalb Ihres Körpers um den gleichen fortlaufenden Raum handelt. Nehmen Sie Kontakt auf zu dem Raum, der Ihren Körper und die Umgebung durchdringt.
Lassen Sie den Klang der Musik im Raum geschehen, ohne dass er die Stille des Raumes stört. Nehmen Sie die Stille des elementaren Bewusstseins und den Klang der Musik zur gleichen Zeit wahr.
Vielleicht erleben Sie sogar, wie die Musik zugleich innerhalb und außerhalb Ihres Körpers ist.
Schalten Sie die Musik nun ab.
Erfahren Sie weiterhin, dass Sie Ihren Körper bewohnen und dass der Raum des elementaren Bewusstseins Sie und Ihren Körper durchdringt.
Empfangen Sie nun die Geräusche in Ihrer Umgebung auf dieselbe Weise wie Sie den Klang der Musik empfangen haben. Die Klänge in Ihrer Umgebung geschehen in der Stille des elementaren Bewusstseins, ohne die Stille zu verändern.

## ÜBUNG: Berühren

Diese Übung kann Ihnen helfen, den taktilen Aspekt der Wahrnehmung als elementares Bewusstsein zu erleben.

Bewohnen Sie Ihren gesamten Körper gleichzeitig. Richten Sie Ihre Aufmerksamkeit auf den Raum außerhalb Ihres Körpers. Spüren Sie, dass es sich bei dem Raum innerhalb und außerhalb Ihres Körpers um den gleichen fortlaufenden Raum handelt. Nehmen Sie Kontakt auf zu dem Raum, der Ihren Körper und die Umgebung durchdringt. Legen Sie Ihre Hand auf ein Objekt und berühren Sie es dabei mit der gesamten Hand. Bewohnen Sie währenddessen Ihre Hand ebenso wie den Rest Ihres Körpers.
Bleiben Sie in Ihrem gesamten Körper und empfangen Sie das Gefühl des Objekts mit Ihrem ganzen Sein.

## PARTNERÜBUNG: Eine andere Person wahrnehmen

Vorab ein kurzes Wort der Warnung: Alle Erfahrungen sind subjektiv, auch wenn sie aus dem elementaren Bewusstsein heraus erlebt werden. Sie unterliegen unseren Projektionen, Interpretationen und Wahrnehmungseinschränkungen. Wenn ich diese Übung in Workshops durchführen lasse, nehme ich den Teilnehmern vorab immer das feste Versprechen ab, dass sie das, was sie sehfühlen, weder mit der beobachteten Person noch mit jemand anderem teilen. Ich schlage Ihnen vor, dass auch Sie Ihre Beobachtungen für sich behalten, wenn Sie diese Partnerübung durchführen. Die Übung dient allein der Förderung Ihres eigenen Einfühlungsvermögens.

Setzen Sie sich mit geöffneten Augen Ihrem Partner gegenüber. Der Partner sollte die Augen geschlossen halten.
Spüren Sie, dass Sie in Ihrem gesamten Körper anwesend sind. Richten Sie Ihre Aufmerksamkeit auf den Raum außerhalb Ihres Kör-

pers. Spüren Sie, dass es sich bei dem Raum innerhalb und außerhalb Ihres Körpers um den gleichen fortlaufenden Raum handelt. Nehmen Sie wahr, dass der Raum, der Sie durchdringt, auch Ihren Partner durchdringt.
Richten Sie Ihre Aufmerksamkeit auf den Raum, der den Kopf Ihres Partners durchdringt. Erlauben Sie dem Raum im Inneren des Kopfes zu sehfühlen. Projizieren Sie nicht Ihr Sehen in den Kopf Ihres Partners, sondern gehen Sie in Kontakt mit dem elementaren Bewusstsein, das den Kopf Ihres Partners durchdringt. Vielleicht sind Sie in der Lage, die Qualität seines Seins zu sehen und die Intelligenz in seinem Kopf. Oder Sie sehen, wo er in seinem Gesicht und Kopf präsent ist und wo nicht (das individuelle Muster von Offenheit und Verteidigung). Eventuell sehen Sie auch bestimmte Emotionen, die in Kopf und Gesicht gebunden sind, und die Qualität des Alters, in dem die Person sich befunden hat, als die Emotionen gebunden wurden. Es kann auch sein, dass Sie sehfühlen können, wie es ist, diese Person in ihrem Kopf zu sein.
Wiederholen Sie die Übung und richten Sie Ihre Aufmerksamkeit nun auf den Raum, der die Brust Ihres Partners durchdringt. Erlauben Sie dem Raum, im Inneren der Brust zu sehfühlen. Projizieren Sie nicht Ihr Sehen in die Brust Ihres Partners, sondern gehen Sie in Kontakt mit dem elementaren Bewusstsein, das die Brust Ihres Partners durchdringt. Vielleicht sind Sie in der Lage, die Qualität seines Seins zu sehen und die Emotionen in seiner Brust. Oder Sie sehen, wo er in seiner Brust präsent ist und wo nicht (das individuelle Muster von Offenheit und Verteidigung). Eventuell sehen Sie auch bestimmte Emotionen, die in der Brust gebunden sind, und die Qualität des Alters, in dem die Person sich befunden hat, als die Emotionen gebunden wurden. Es kann auch sein, dass Sie sehfühlen können, wie es ist, diese Person in ihrer Brust zu sein.
Nehmen Sie Kontakt auf zum Raum, der Sie und den gesamten Körper Ihres Partners durchdringt. Erlauben Sie dem Raum, im Körper Ihres Partners zu sehfühlen. Erlauben Sie sich zu sehen, wo er in sich lebt, wo er offener und wo er nicht so offen ist. Erlauben Sie sich, alle Emotionen zu sehen, die im Körper gehalten werden, und

das Alter, in dem die Person war, als die Emotionen gebunden wurden. Erlauben Sie sich zu fühlen, wie es ist, diese Person in ihrem Körper zu sein.
Schließen Sie die Augen. Spüren Sie, dass Sie in Ihrem gesamten Körper zugleich sind. Nehmen Sie tiefen Kontakt mit Ihrem eigenen Körper auf.

Anschließend tauschen die Partner die Rollen. Die Person, die zuvor die Augen geschlossen hatte, öffnet sie nun und führt ihrerseits die Übung durch.

## Fazit

Es gibt eine weitere buddhistische Geschichte, bei der die Sinne beteiligt sind. Sie betrifft den Kern dieser spirituellen Lehre, da sie von der Erleuchtung Buddhas handelt. Laut Überlieferung hatte Buddha die ganze Nacht (und wahrscheinlich schon Jahre zuvor) meditierend unter einem Bodhibaum gesessen, entschlossen, das Mysterium des Universums und seiner eigenen Natur zu durchdringen. Im Morgengrauen öffnete er die Augen und sah den Morgenstern. In diesem Moment erlangte er die Erleuchtung und rief aus: „Ich bin erwacht, zusammen mit der gesamten großen Erde und allen anderen Wesen."

Wenn wir die Haltemuster in unseren Sinnen lösen, können die Auswirkungen auf unsere Sinneserfahrungen uns einen Zugang verschaffen zum einheitlichen Urgrund unseres Seins und allen Seins. Mit offenen Sinnen nehmen wir wahr, dass alles Leben aus dem gleichen unteilbaren elementaren Bewusstsein heraus entsteht – und zu bestehen scheint – wie wir selbst.

# 7

# Beziehungen
# Einheit und Getrenntheit

*Dissoziation, als Zustand der Gespaltenheit und als chronischer Prozess, ist letztendlich eine Hürde für Beziehungen – sowohl zu uns selbst als auch zu anderen.*

ELIZABETH F. HOWELL

Das Erfahren des elementaren Bewusstseins galt bis vor Kurzem als äußerst fortgeschrittenes Stadium spiritueller Verwirklichung, beschrieben hauptsächlich in asiatischen spirituellen Texten, die ursprünglich für Mönche gedacht waren. Aus diesem Grund wurden einige seiner Eigenschaften, die große Auswirkungen auf unser tägliches Leben und vor allem unsere Beziehungen haben, bislang ignoriert. Ein treffendes Beispiel hierfür ist, dass das elementare Bewusstsein eine Dimension von Verbindung darstellt. Wenn wir erkennen, dass wir selbst und unsere Umgebung von elementarem Bewusstsein durchzogen sind, entsteht das Gefühl von direkter Verbindung zu uns selbst und allem um uns herum.

## Elementares Bewusstsein und Verbindung

Verbindung ist schwer zu beschreiben, und dennoch haben wir alle sie bis zu einem gewissen Grad erlebt. Es ist ein greifbares *Gefühl* von Verbundenheit. Wenn Sie beispielsweise jemand an der Hand halten, dann spüren Sie womöglich mehr als nur die Textur der Haut dieser Person oder die Festigkeit der Hand. Vielleicht haben Sie das Gefühl, die gesamte andere Person zu berühren und von ihr berührt zu werden. Wenn Sie jemandem in die Augen schauen, dann erfahren Sie mehr als nur die Farbe und Form der Augen und vielleicht sogar mehr als ihren emotionalen Ausdruck. Sie spüren vielleicht eine Verbindung mit der Person, die sie anblickt, wie dies schon der Ausdruck *Augenkontakt* suggeriert. Es ist dieses geheimnisvolle Wissen, das sich vertieft, wenn wir das elementare Bewusstsein erleben, als wäre eine Sperre beim Erfahren dieser grundlegenden Fähigkeit von uns genommen.

Als elementares Bewusstsein erleben wir, dass wir aus dem gleichen *Stoff*, dem gleichen Bewusstsein bestehen wie alles und jedes, dem wir begegnen. Dadurch findet unser Kontakt zu unserer Umgebung nicht länger nur auf der Oberfläche statt, sondern wir erleben eine Verbindung, die unsere eigene innere Tiefe an die innere Tiefe von allem um uns herum anschließt. Der Innenraum unseres Körpers, der von elementarem Bewusstsein durchzogen ist, hat die wenig bekannte Fähigkeit, den Innenraum anderer Körper zu kennen und mit ihm in Verbindung zu treten.

Diese Verbindung bedarf nicht einmal der körperlichen Berührung. Wir können diese tiefe Verbindung auch über die Entfernung hinweg erleben. Wir können einen Vogel betrachten, der am anderen Ende der Wiese auf einem Ast sitzt, und eine Verbindung zu diesem Vogel spüren, eine schwingende Verbindung zwischen unserem Wesen und dem des Vogels. Diese Verbindung gibt uns auch eine Art von Wissen. Es ist in diesem Fall kein Faktenwissen über den Vogel, sondern eher Kenntnis über das Sein dieses speziellen Vogels, das Gefühl der Lebendigkeit in seinem Körper. Wir können auf der Straße an jemandem vorbeigehen und die gleiche Art von Verbindung mit dieser Person erleben, die resonante Verbindung unserer gemeinsamen Lebendigkeit, selbst wenn diese Person uns nicht einmal wahrnimmt. Und wir können in einem gewissen Maß das Gefühl der Lebendigkeit dieser Person in ihrem Körper spüren, die Qualität ihrer Liebe, ihrer Intelligenz, ihrer Sexualität und wie es sich anfühlt, diese Person zu sein. Es ist ein detailliertes Kennen der anderen Person, das von dieser jedoch nicht als zudringlich empfunden wird, weil wir unseren eigenen Körper dabei nicht verlassen. Tatsächlich ist es so, dass wir mit unserem eigenen Innenraum in Kontakt bleiben müssen, um uns auf diese tiefe Weise zu verbinden. Es ist nur die spezifische Intimität des elementaren Bewusstseins, die unseren eigenen Körper und unsere Umgebung zur gleichen Zeit durchdringt.

Verbundenheit ist nicht notwendigerweise gegenseitig. Wir können auf einer Wiese oder im Bus sitzen und Verbindung mit allem Leben um uns herum erleben. Diese fortlaufende Erfahrung erzeugt ein Gefühl tiefer Verbundenheit und Verwandtschaft mit jedem, dem wir begegnen, sowie ein Gefühl der Zugehörigkeit zu dieser Welt. Sie kann uns beim Überwinden unserer Ängste vor anderen Menschen und dem Ausräumen von Vorurteilen und Ablehnung helfen.

Damit eine gegenseitige Verbindung entsteht, müssen Menschen (oder Tiere) ihren Körper bewohnen. Viele von uns haben schon einen Hund oder eine Katze berührt und eine Art Antwortreaktion oder Verbindung gespürt. Diese gegenseitige Verbindung ist noch stärker mit einem menschlichen Wesen, das seinen Körper bewohnt, da Menschen bewusster sind als Hunde oder Katzen. Wenn zwei Menschen auf das elementare Bewusstsein eingestimmt sind, dann erfahren sie einen reichen gegenseitigen Kontakt über die gesamte innere Tiefe ihrer Körper hinweg.

Das ist leichter zu erfahren als intellektuell zu erfassen. Wenn gerade jemand in Ihrer Nähe ist, während Sie dies lesen, dann nehmen Sie sich einen Moment Zeit, um sich der Person anzunähern und, wenn möglich, ihre Hand zu ergreifen. Bewohnen Sie nun bitte beide ihre eigenen Hände. Vielleicht können Sie spüren, dass allein dadurch, dass jeder den Raum seiner eigenen Hand bewohnt, eine reiche gegenseitige Verbindung entsteht. Es gibt eine Tiefe der Verbindung durch den gesamten inneren Raum beider Hände. Und dies tritt ein, ohne ein Bemühen, eine Verbindung mit der anderen Person aufzunehmen. Es reicht aus, wenn jeder seine eigene Hand bewohnt.

Das Gleiche passiert in jedem Teil unseres Körpers. Wenn Sie neben einem Menschen liegen, den Sie sehr gut kennen, dann schauen Sie einmal, ob Sie dies mit Ihrem gesamten Körper erfahren können. Jeder bewohnt den eigenen Körper, während beide einander Körper an Körper berühren. Es ist interessant, dass wir mehr Verbindung zueinander erleben, wenn wir nicht miteinander verschmelzen, nicht die Verbindung zu uns selbst verlieren, um jemand anderem nah zu sein. Stattdessen müssen wir in Verbindung mit uns selbst bleiben, um tatsächlich die Einheit mit einer anderen Person zu erleben.

Diese Verbindung zwischen zwei Körpern kann auch über eine Entfernung hinweg stattfinden. Und sie kann mit jedem stattfinden, der auch auf das elementare Bewusstsein eingestimmt ist. Wenn sich zwei Menschen treffen, die beide den Innenraum ihres Körpers bewohnen, dann gehen die Qualitäten, die in ihrem Körper vorhanden sind, ganz natürlich und spontan in Verbindung mit den gleichen Qualitäten im Körper der anderen Person. Die Liebe in unserer eigenen Brust beispielsweise geht in Resonanz mit der Liebe in der Brust einer anderen Person. Die Qualität unserer Intelligenz geht mit der Qualität der Intelligenz im Kopf des anderen in Resonanz. Wir erleben dies als ein wahres Zusammentreffen von Herz und Kopf, selbst wenn wir nicht der gleichen Meinung sind wie der andere. Die Resonanz von Qualitäten zwischen zwei Körpern ist ein wichtiger Aspekt der Vollständigkeit unserer Verbindung mit einer anderen Person. Die gegenseitige Resonanz dient als Stimulierung oder sanfte Verstärkung der Qualitäten beider Parteien.

Das elementare Bewusstsein zeigt auch unsere tatsächlichen Grenzen auf. Wenn zwei Menschen sich auf dieser Ebene begegnen, dann erfahren beide sie als das Fundament ihrer gefühlten Existenz als Individuum, während sie zugleich Einheit miteinander erleben. Das bedeutet, dass sie sich zugleich getrennt vom anderen und vereint mit ihm fühlen. Unsere innere Verbindung mit dem Innenraum unseres Körpers ist unsere Begrenzung im Raum, und sie ermöglicht uns, uns selbst dann getrennt von der anderen Person zu fühlen, wenn wir das Einssein mit ihr erleben.

Es ist interessant, dass der gleiche Urgrund des elementaren Bewusstseins sich für jeden von uns wie das Fundament unseres individuellen Seins anfühlt. Ein alter indischer Text beschreibt dies so: „Es ist ein und dasselbe Selbst, das als das eigene Selbst leuchtet und das Selbst der anderen."[1] Der indische Philosoph Abhinavagupta, der im 11. Jahrhundert lebte, schrieb: „Wenn das Herz in einem Zustand der Konstriktion ist, ist das erwachte Gewahrsein des individuellen Selbst in einem Zustand der Unwissenheit. Doch wenn diese Konstriktion nicht mehr wirkt, leuchtet die wahre Natur des Selbst auf."[2]

## Der Zusammenhang zwischen Verbindung und Trauma

Von unseren ersten Lebensmomenten an entwickeln wir uns in Beziehung zu anderen Menschen. Im Umgang mit unseren engsten Bezugspersonen und Familienmitgliedern lernen wir, wer wir sind, wer die anderen sind und wie die Welt ist. Wenn unsere frühen Beziehungen liebevoll, stabil, nährend und unterstützend sind, dann wachsen wir mit der Erwartung auf, von anderen geliebt, versorgt und unterstützt zu werden.

Traumata entstehen vor allem durch Brüche in diesen frühen Beziehungen in Form von fehlender Liebe und missbrauchtem Vertrauen. Diese Beziehungstraumata aus unserer Kindheit können unsere Fähigkeit einschränken, im Erwachsenenalter befriedigende Beziehungen einzugehen. Wenn wir die Auswirkungen von Beziehungstraumata heilen, werden wir folglich nicht nur in uns selbst zunehmend heil und ganz, sondern wir werden auch fähig, sinngebende, authentische Beziehungen zu anderen aufzubauen. Wir müssen uns nicht in einer Paarbeziehung befinden, um Beziehungstraumata zu heilen. Aber das Heilen dieser Brüche in unseren frühen Beziehungen kann uns helfen, tiefer, klarer und offener mit unseren Partnern und allen anderen Menschen in unserem Leben in Beziehung zu treten.

Das Frühstadium unserer Beziehung zur Mutter, der Hauptbezugsperson, beeinflusst, ob wir uns im späteren Leben in der Verbindung zu einem anderen Menschen sicher fühlen können. Wenn die Mutter uns stark vernachlässigt oder gar misshandelt hat, werden wir als Erwachsene intime Beziehungen eher vermeiden. Wenn sie in ihrer Zuneigung oder Aufmerksamkeit sehr sprunghaft war, empfinden wir vielleicht ein tiefsitzendes Misstrauen gegenüber anderen Menschen und sind unfähig, uns auf die Liebe einer anderen Person einzulassen.

Die Mutter-Kind-Beziehung und die Art, wie jeder von uns mit den Herausforderungen dieser Beziehung umgeht, kann viele verschiedene Formen annehmen. Kinder entwickeln eine erstaunliche Erfindungsgabe bei der schweren Aufgabe, ihre Liebesfähigkeit zu schützen und zu erhalten. Ich erinnere mich an eine Frau, deren Mutter psychisch krank und daher unfähig war, für sie zu sorgen. Es gab weder einen Vater noch andere Verwandte. Als kleines Kind ging sie statt mit ihrer Mutter eine Verbindung mit einem bestimmten Baum im Garten ein. Vielleicht hatte ihr Versuch, zumindest ein geringes Maß an Wärme von ihrer Mutter zu erfahren, sie dafür sensibilisiert, die uneingeschränkte Lebenskraft zu empfangen, die von dem Baum ausging, oder vielleicht bildete sie sich diese auch nur ein. Aber sie hatte das Gefühl, dass der Baum für sie sorgte und dass die Verbindung gegenseitig war, und schaffte es dank dieser Verbindung, ihr Herz offen zu halten. Häufig brachte sie ihrer unzugänglichen Mutter Wildblumen von der Wiese hinter dem Haus, in einer Geste, über die sie das Gefühl hatte, die durch den Baum erfahrene Bemutterung mit ihr zu teilen. Sie wuchs heran und wurde zu einer besonders warmherzigen Ehefrau, Mutter und Psychotherapeutin.

Wahrscheinlicher ist allerdings, dass wir unsere Fähigkeit, tiefe und bleibende Verbindungen mit anderen einzugehen, einschnüren, wenn wir nicht früh im Leben eine sichere Beziehung zu jemandem erfahren. Wie bei allen traumabasierten Einschränkungen ist auch bei der Bindungsunfähigkeit ein Aspekt unseres Körpers und Seins beteiligt.

Ich hatte einmal eine Klientin, die die Auswirkungen dieses frühen Mangels an Verbindung beispielhaft verkörperte. Sharon war eine erfolgreiche Geschäftsfrau um die Fünfzig, die eine Form von nüchterner Kompetenz und Unabhängigkeit ausstrahlte. Sie hatte ihr gesamtes Erwachsenenleben lang allein gelebt und war nie eine echte Partnerschaft eingegangen. Dabei fühlte sie sich durchaus ein wenig einsam und hatte im Laufe der Jahre auch einige Versuche gestartet, eine Partnerschaft einzugehen, diese aber stets nach wenigen Wochen abgebrochen.

Sharon beschrieb ihr Kindheitsumfeld als generell glücklich und liebevoll. Allerdings war sie das mittlere Kind einer kinderreichen Familie, und die vielen Anforderungen an ihre Eltern bedeuteten, dass sie sich größtenteils allein großziehen musste. Sie beschrieb beide Eltern in glühenden Worten, aber ihr Verhalten zeigte keine Wärme, als sie von ihnen sprach. Als Sharon gerade einmal stehen konnte, wurde schon das nächste Baby geboren, und es gab auch schon ein paar ältere Geschwister im Kleinkindalter. Ich hatte den Eindruck, dass Sharon diese „wundervolle Mutter" größtenteils aus der Ferne beobachtet hatte, ohne sie tatsächlich anzunehmen oder sich ihr nah zu fühlen.

Sharon erzählte, dass sie noch nie eine längere Partnerschaft gehabt hatte, weil ihr noch nie jemand begegnet war, der gut genug für sie war. „In welcher Weise gut genug?", fragte ich. Sie musste nicht lange nachdenken und antwortete: „Nun, er muss mindestens so viel Geld verdienen wie ich. Außerdem sollte er groß und gut gebaut sein, freundlich, einfühlsam und kein Alkoholiker. Ich stehe eher auf dunkle Haare, und ich mag keine Männer mit Glatze. Er sollte wortgewandt und belesen sein. Und eher extrovertiert als introvertiert." Diese Anforderungen erschienen mir etwas oberflächlich und darüber hinaus auch irgendwie kalt, und ich brauchte einen Moment, um den Grund hierfür zu verstehen. Es war wie eine Bilderbuchperson: der große, dunkelhaarige, einfühlsame Mann mit Geld und vollem Haar. Die tatsächliche Erfahrung von Anziehung, von Liebe, kam nicht vor.

Als Sharon und ich dieses Thema weiter beleuchteten, fiel mir auf, dass sie ihre Fähigkeit stillgelegt hatte, Anziehungskraft zu spüren: das unerklärliche Dahinschmelzen des Herzens und spontane Aufwallen von Gefühlen, das wir bei einigen Menschen stärker verspüren als bei anderen. Sobald wir diese Anziehung spüren, können wir sicherlich mit uns debattieren, ob die betreffende Person aus irgendwelchen Gründen unpassend oder unerreichbar ist. Doch wenn wir die Fähigkeit abgeschaltet haben, diese Anziehung überhaupt zu spüren, wenn wir die spontane Bewegung der Anziehung in unserem Körper konstringiert haben, verlieren wir unser Hauptleitsystem zum Finden einer Person, die wir lieben.

Ich behaupte nicht, dass Partnerschaften eine notwendige Voraussetzung für Glück sind. Es gibt so viele Quellen des Glücks im Leben, und niemand kann beurteilen, was für eine andere Person das Beste ist. Aber unsere Fähigkeit zur Verbindung einzuschränken ist nicht das Gleiche, wie für sich die Entscheidung zu treffen, allein zu bleiben. Wenn wir einen Teil von uns selbst stilllegen, dann begrenzen wir damit unser ganzes Sein und in einem gewissen Maß auch unsere Fähigkeit, Glück zu empfinden.

Bei einer unserer Sitzungen richtete Sharon ihre Aufmerksamkeit auf die Anspannung in ihrem oberen Brustraum und spürte dort Traurigkeit. Als sie begann, die Anspannung loszulassen, stellte sie fest, dass es nicht wirklich Traurigkeit war, sondern Sehnsucht. Dann erinnerte sie sich, wie sie in einem Raum ihrer Mutter gegenüberstand, die damit kämpfte, ein Kleinkind zu wickeln und dabei nicht gerade sanft vorging. „Das Baby, mein Bruder Ben, weinte und schlug mit den Armen um sich. Sie versuchte, ihn mit einer Hand festzuhalten und mit der anderen die Windel zuzumachen, und sie schien wütend zu sein. Ich war hingefallen und hatte mir die Hand aufgeschürft, und ich kann mich noch erinnern, wie weh es getan hat. Ich wollte, dass sie zu mir herübersah oder mich in den Arm nahm, aber ich wusste, dass es nicht ging. Ich kann mich nicht erinnern, dass ich danach noch einmal von ihr in den Arm genommen werden wollte“, erzählte Sharon. Als sie an ihre Mutter dachte, konnte sie die Bewegung in ihrer oberen Brust spüren, wie sie sich gegen das Gefühl der Sehnsucht verschloss und sie dann löste. „Oh“, sagte sie. „Es fühlt sich an, als sei dort nun mehr Raum für mich.“ Dann lächelte sie plötzlich. Vor ihrem inneren Auge war das Gesicht eines Freundes erschienen, und zum ersten Mal in ihrer Erinnerung verspürte sie ein „Aufwallen von Liebe“ in ihrer Brust.

Wenn wir die traumabasierten Konstriktionen in unserem Körper heilen und lösen, sind wir besser in der Lage, Anziehung, Begehren und Liebe für andere zu empfinden. Wir können spüren, dass wir das Recht haben, dass unsere Wünsche und unsere Liebe erwidert werden. Unser Kontakt zu uns selbst hilft uns auch, die Andersartigkeit von anderen zu tolerieren und zu akzeptieren, ohne uns dadurch bedroht oder verdrängt zu fühlen. Wir sind in der Lage, auch schwierige Zeiten in Beziehungen zu überstehen, sodass sie sich über die Zeit hinweg entwickeln und vielleicht zu lebenslangen Verbindungen mit Freunden und Partnern werden.

## Das Gleichgewicht zwischen innerer und äußerer Verbindung

In den vergangenen Jahrzehnten hat es eine interessante Verschiebung in einem weiten Bereich der Psychotherapie gegeben, was das Ziel psychischer Heilung und Reife betrifft. Die alten Schulen der Psychotherapie sehen Selbstwerdung als das Ziel, also die Fähigkeit, sich als separates Individuum zu erkennen und zu erleben, während viele der neueren Richtungen eher gesunde Beziehungen anstreben, die Fähigkeit, befriedigende Beziehungen aufzubauen und zu pflegen. Diese Verschiebung spiegelt eine allgemeine neue Welle des Verstehens in unserer Kultur wider, in deren Zuge Menschen und die Natur als ein ineinandergreifendes System angesehen werden, sogar ein Feld der gegenseitigen Beeinflussung, von dem das Individuum ein untrennbarer Teil ist. Diese postmoderne westliche Idee, dass es in Wahrheit kein getrenntes, autonomes Selbst gibt und daher auch keine objektive Realität, die von der Subjektivität des Beobachters getrennt werden kann, passt sehr gut zu einigen asiatischen Konzepten von wechselseitigen Abhängigkeiten und Nondualität.

Da beide Sichtweisen (mit ihrer Hervorhebung von Individuation und gegenseitiger Abhängigkeit) jedoch nur selten den Körper einbeziehen, gehen sie in ihren Theorien oft zu weit. Wenn wir erfahren, wie das elementare Bewusstsein unseren Körper und unsere

Umgebung als Einheit durchzieht, dann sehen wir, dass Individuation ein integraler Teil der Nondualität ist. Als elementares Bewusstsein reifen wir als getrenntes Wesen und transzendieren zugleich unsere Getrenntheit. Wir können nur in dem Maß mit unserer Umgebung in Verbindung treten, in dem wir eine innere Verbindung zu uns selbst haben. Wo immer wir den inneren Raum unseres Körpers bewohnen, sind wir offen und aufgeschlossen für unser Umfeld. Gegenseitige Abhängigkeit ist kein Gegensatz zur Individuation, und letztere löscht erstere nicht aus.

In den 1950er-Jahren entwickelte Margaret Mahler, eine der Wegbereiterinnen im Bereich der Kindesentwicklung, die Theorie einer „Loslösungs- und Individuationsphase".[3] Ihrer Auffassung nach beginnen wir unser Leben in einer Art symbiotischer Verbundenheit mit unserer Mutter. Wir unterscheiden nicht zwischen ihrer Erfahrung und unserer eigenen. Im Verlauf der ersten drei Lebensjahre (in Mahlers optimistischer Sicht) lösen wir uns aus der Symbiose und erkennen uns selbst als getrennte Person. In den 1980er-Jahren zeigten die Forschungen von Daniel Stern, dass Kinder ein rudimentäres Gefühl der Getrenntheit besitzen. Sie können schon als Neugeborene zwischen sich selbst und der Mutter unterscheiden.[4] Ebenso wie Mahler glaubte er allerdings auch, dass diese Fähigkeit mit der Zeit heranreift. Er ergänzte die Theorie um die wichtige Erkenntnis, dass zusammen mit der Reifung der Individuation auch unsere Fähigkeit heranreift, eine enge Beziehung zu einer anderen Person zu haben. Wenn wir unsere eigene Subjektivität kennenlernen, haben wir die Möglichkeit, die getrennte Subjektivität einer anderen Person zu erkennen und dazu in Beziehung zu gehen.

Unser Entwicklungsweg als Kind besteht darin, die Verbindung zu uns selbst und anderen zu vertiefen. Wenn wir nicht mit zu vielen Widrigkeiten zu kämpfen haben, entwickelt sich diese zweifache Linie von innerer und äußerer Verbindung gleichzeitig. Je stärker die innere Verbindung zu uns selbst ist, umso mehr stehen wir für die Verbindung mit anderen zur Verfügung. Man könnte spekulieren, dass dies ein natürlicher, spontaner Prozess ist, eine Art von innerer Reifung hin zur subtilen Körpermitte und zugleich hin zu unserem Erkennen von uns selbst und anderen als elementares Bewusstsein, wären da nicht die Einschnürungsmuster, die wir alle als Kinder entwickeln und spiegeln. Diese Konstriktionen hindern uns daran, unseren Körper vollständig zu bewohnen und in unserer subtilen Mitte anzukommen. Es wird uns zur Gewohnheit, auf oder knapp unter der Oberfläche von uns selbst zu wohnen statt in unserer inneren Tiefe, ebenso wie wir uns daran gewöhnen, bis zu einem gewissen Grad in unserer Verbindung zu anderen Menschen begrenzt zu sein. Das ist unser gemeinsames Menschsein, die *conditio humana*.

Häufig müssen Kinder sich zwischen den beiden Seiten der Reifung entscheiden: der inneren Verbindung zu sich selbst und der Verbindung zu anderen. Wenn die Zuneigung unserer Eltern erdrückend oder zudringlich erscheint, dann legen wir vielleicht unsere Fähigkeit zur Verbindung mit anderen lahm, in dem Versuch, die Integrität und Autonomie unseres individuellen Wesens zu schützen. Oder wir kappen die innere Verbindung zu uns selbst, als Reaktion auf eine zudringliche Liebe oder auch auf emotional distanzierte Eltern, und suchen die Nähe zu unserer Familie, indem wir in ihr aufgehen und uns mit ihr verstricken. Beide Muster führen zu einer Einschränkung unserer Fähigkeit, wahrhaft in Verbindung mit uns selbst und anderen zu gehen.

Diese zwei Verbindungsvarianten – Menschen auszuschließen oder sich selbst aufzugeben, um mit ihnen zu verschmelzen – können auch im Erwachsenenalter unsere Methoden für Beziehungen bleiben. Beide Beziehungsmuster senken unsere Fähigkeit zu lieben und Liebe zu empfangen. Dabei behindern sie nicht nur in gewissem Maße unseren inneren Zugang zu unseren eigenen Gedanken, Emotionen und Körperempfindungen, sondern sie begrenzen auch unsere Fähigkeit, eine andere Person wahrhaft zu sehen und zu kennen, emotional auf sie zu reagieren und wahre Erregung und Lust im körperlichen Kontakt mit ihr zu empfinden.

Auf dem Gebiet früher Bindungsmuster zu unseren Müttern und wie diese unsere späteren Beziehungen beeinflussen ist viel

Forschung betrieben worden. Aber unsere Art, Beziehungen zu knüpfen, entwickelt sich auch noch in der Kindheit und sogar im Jugendalter weiter. Unsere Beziehungen zu Eltern, Geschwistern und der erweiterten Familie ebenso wie zu Autoritätspersonen und Gleichaltrigen tragen zu unseren impliziten Beziehungsmustern bei. Sie bestimmen, ob wir anderen mit Offenheit oder Misstrauen begegnen, mit Vertrauen oder Angst. Sie beeinflussen, ob wir uns wohlfühlen, wenn wir durch unsere Welt gehen, oder das Gefühl haben, wir seien zu auffällig, gehemmt oder gar unsichtbar. Und sie bestimmen, ob wir eine Festung um uns herum aufbauen, die uns von menschlicher Wärme abschneidet, oder ob wir unsere eigenen Bedürfnisse und Vorlieben ignorieren und uns in Beziehungen mit anderen verlieren.

Psychologen sind sich einig, dass eine sichere Bindung die Fähigkeit voraussetzt, sowohl mit Nähe als auch mit Trennung umgehen zu können. Margaret Mahler beschreibt den Gipfel von Beziehungsreife als „Objektkonstanz“ – die Fähigkeit, sicher genug in unseren Bindungen zu sein, dass wir eine Trennung von unseren Bezugspersonen ertragen und sie bei ihrer Rückkehr willkommen heißen.[5] Ist die Bindung nicht sicher, gerät das Kind bei einer Trennung in hoffnungslose Verzweiflung. Die Rückkehr der geliebten Bezugsperson wird dann mit Skepsis, Feindseligkeit und Misstrauen aufgenommen. Das gebrochene Herz riskiert keine weitere Verletzung. Das gesunde, widerstandsfähige Herz hingegen liebt weiter, auch in Zeiten der Trennung. Damit wir jedoch diese Resilienz gegenüber Trennung und Verlust entwickeln, müssen wir fähig sein, allein zu sein, ohne uns verlassen zu fühlen. Wir müssen über eine ausreichende Verbindung zu uns selbst verfügen, um auch im Alleinsein Freude an unseren eigenen Sinneseindrücken, Gedanken und unserer Kreativität zu haben, und gleichzeitig offen genug gegenüber anderen zu sein, um deren Gesellschaft zu genießen, wenn wir nicht allein sind.

Die meisten Menschen fallen entweder in die Kategorie introvertiert oder extrovertiert, wobei es sich um normale, persönlichkeitsbedingte Vorlieben handelt. Sie sind nur dann problematisch, wenn unsere körperlichen Schutz- und Ausgleichsmuster uns davon abhalten, unsere Fähigkeit, allein oder mit anderen zu sein, flexibel einzusetzen.

### PARTNERÜBUNG: Einstimmung auf die Qualitäten im Körper

Setzen Sie sich jeweils auf einen Stuhl einander gegenüber, die Füße berühren den Boden, die Augen sind geöffnet. Beide Partner befolgen die Anweisungen gleichzeitig.

Spüren Sie, dass Sie in Ihrem gesamten Körper anwesend sind. Richten Sie Ihre Aufmerksamkeit auf den Raum außerhalb Ihres Körpers. Spüren Sie, dass es sich bei dem Raum innerhalb und außerhalb Ihres Körpers um den gleichen fortlaufenden Raum handelt. Er durchdringt Sie. Nehmen Sie wahr, dass der Raum, der Sie durchdringt, auch Ihren Partner durchdringt. Bleiben Sie in Ihrem eigenen Körper, während Sie dies wahrnehmen.

Sie müssen nicht die ganze Übung hindurch Augenkontakt halten, aber halten Sie die Augen offen, sodass Sie Ihres Partners visuell gewahr sind.

Spüren Sie, dass Sie in Ihrem gesamten Gehirn sind. Nehmen Sie gleichzeitig Verbindung mit dem Raum in Ihrem Gehirn und dem Raum in dem Gehirn Ihres Partners auf.

Nehmen Sie Verbindung auf zur Qualität des Verstehens in Ihrem Gehirn. Nehmen Sie gleichzeitig Verbindung zu Ihrer eigenen Qualität des Verstehens und der Qualität des Verstehens Ihres Partners auf.

Spüren Sie, dass Sie in Ihrem Hals sind. Nehmen Sie gleichzeitig Verbindung mit dem Raum in Ihrem Hals und dem Raum im Hals Ihres Partners auf.

Nehmen Sie Verbindung auf zur Qualität der Stimme in Ihrem Hals. Nehmen Sie gleichzeitig Verbindung zu Ihrer eigenen Qualität der Stimme und der Qualität der Stimme Ihres Partners auf.

Spüren Sie, dass Sie in Ihrer Brust sind. Lassen Sie sich in Ihrer Brust nieder, sodass es sich so anfühlt, als nähmen sie in Ihrem

Herzen Platz. Nehmen Sie gleichzeitig Verbindung mit dem Raum in Ihrer Brust und dem Raum in der Brust Ihres Partners auf.
Nehmen Sie Verbindung auf zur Qualität der Liebe in Ihrer Brust. Nehmen Sie gleichzeitig Verbindung zu Ihrer eigenen Qualität der Liebe und der Qualität der Liebe Ihres Partners auf.
Spüren Sie, dass Sie in Ihrem Bauchbereich sind. Nehmen Sie gleichzeitig Verbindung mit dem Raum in Ihrem Bauchbereich und dem Raum im Bauchbereich Ihres Partners auf.
Nehmen Sie Verbindung auf zur Qualität der Stärke in Ihrem Bauch. Nehmen Sie gleichzeitig Verbindung zu Ihrer eigenen Qualität der Stärke und der Qualität der Stärke Ihres Partners auf.
Spüren Sie, dass Sie in Ihrem Becken sind. Nehmen Sie gleichzeitig Verbindung mit dem Raum in Ihrem Becken und dem Raum im Becken Ihres Partners auf.
Nehmen Sie Verbindung auf zur Qualität der Geschlechtlichkeit in Ihrem Becken. Nehmen Sie gleichzeitig Verbindung zu Ihrer eigenen Qualität der Geschlechtlichkeit und der Qualität der Geschlechtlichkeit Ihres Partners auf.
Spüren Sie, dass Sie im ganzen Körper zugleich sind. Nehmen Sie Verbindung auf zur Qualität des Selbst in Ihrem Körper. Nehmen Sie gleichzeitig Verbindung zu Ihrer eigenen Qualität des Selbst und der Qualität des Selbst Ihres Partners auf.
Richten Sie Ihre Aufmerksamkeit auf den Raum außerhalb Ihres Körpers. Spüren Sie, dass es sich bei dem Raum innerhalb und außerhalb Ihres Körpers um den gleichen fortlaufenden Raum handelt. Nehmen Sie wahr, dass der Raum, der Sie durchdringt, auch Ihren Partner durchdringt.
Als dieser Raum können Sie den Griff lösen, in dem Sie sich selbst und Ihren Partner gehalten haben. Lassen Sie sich selbst und Ihren Partner so sein, wie Sie beide in diesem Moment sind. Lassen Sie den Raum Sie beide durchdringen und aufnehmen.

## Heilen unserer Verbindungsfähigkeit

In den vergangenen zehn Jahren wurde die Autismusdiagnose erweitert. Sie schließt nun ein ganzes Spektrum von Verhaltensmustern ein. Jeder, der Schwierigkeiten damit hat, eine Verbindung einzugehen, Emotionen auszudrücken oder mit anderen zu kommunizieren wird nun häufig dem *Spektrum* zugeordnet. Während Autismus ein schweres und bislang noch weitgehend unverstandenes Krankheitsbild ist, kann es viele Erklärungen für gewöhnlichere Formen von Beziehungsstörungen geben. Zwar hat der mittlerweile gängige Ausdruck einer „Störung aus dem Autismus-Spektrum" dazu geführt, dass das Verständnis für introvertiertes Verhalten und eine Vielzahl unterschiedlicher Beziehungsformen gewachsen ist, aber er hat auch Schaden angerichtet. Menschen, die ihre Unfähigkeit, zu lieben, überwinden könnten, werden als von Natur aus abgeschieden abgestempelt und irreparabel eingeschränkt in ihren Möglichkeiten. Wenn wir erkennen, wie Traumata uns dazu bringen, unseren gesamten Organismus zu organisieren, wird sich herausstellen, dass viele Symptome, die dem Spektrum zugeordnet wurden, durchaus heilbar sind.

Als Martha zum ersten Mal zu mir kam, war sie extrem introvertiert. Wir saßen einander in meiner Praxis gegenüber, und mir fiel vor allem auf, wie wenig sie sich bewegte. Daher überraschte es mich auch nicht zu hören, dass sie mich aufgesucht hatte, weil sie an meiner Lehre der „alles duchdringenden Stille" interessiert war. Aber die alles durchdringende Stille des elementaren Bewusstseins hat nichts damit zu tun, sich selbst still zu halten. Es ist eher das genaue Gegenteil. „In Ordnung", sagte ich. „Ich glaube, es könnte hilfreich für Sie sein, mit der durchdringenden Stille Verbindung aufzunehmen."

Ich fragte sie, ob sie einen Partner habe, und sie lachte nur freudlos. Gleichzeitig jedoch entdeckte ich eine kleine Bewegung in ihrer Brust.

Ich fragte sie, ob sie einsam sei. „Eigentlich nicht", antwortete sie. „Damals in der High-School hatte ich einen Freund, aber in den letzten zwanzig Jahren gab es niemanden. Ich habe kein Interesse mehr daran. Meine Arbeit hält mich ziemlich auf Trab.“ Es folgte eine lange Zeit des Schweigens, während der sie noch bewegungsloser wurde. Sie beobachtete mich zwar genau, zeigte aber keinerlei Regung.

Nach einiger Zeit fragte ich sie, woran sie gerade denke. „An nichts“, antwortete sie. „Nichts? Was haben Sie denn dann gerade getan?“ Sie ging einen Moment lang in sich und sagte dann ein wenig beschämt, sie habe ein Mantra aufgesagt.

„Machen Sie das häufiger?“, fragte ich. „Mantras aufsagen?“

„Ich glaube schon. Seltener, wenn ich allein bin. Wenn ich mit anderen zusammen bin.“

„Sie sagen Mantren in gesellschaftlichen Situationen auf?“

„Ja, es verkürzt einem die Zeit“, sagte sie mit einem kleinen, halbversteckten Lächeln, als wäre das eine Art von Insider-Witz. „Ich denke, ich bin dann weniger nervös.“ Wieder schwiegen wir eine Weile, und auf einmal sah ich, wie es in ihren Augen aufblitzte, weil ihr etwas bewusst geworden war oder sie sich an etwas erinnerte. „Was war das gerade?“, fragte ich.

„Ich habe mich gerade an etwas erinnert“, sagte sie. Und dann begann sie mir in stockenden Worten von ihrer Kindheit zu erzählen. In den nächsten Wochen gewannen wir gemeinsam ein Gefühl dafür, woher ihr Muster stammen könnte, im Zusammensein mit anderen „ihren Verstand beschäftigt zu halten“.

Ihr Vater, den sie vage als einen ruhigen, sanften Mann in Erinnerung hatte, starb, als sie vier Jahre alt war. Ab dann war sie allein mit ihrer Mutter, einer verbitterten, wuterfüllten Alkoholikerin, die sie als „tickende Zeitbombe“ beschrieb, die unvermittelt explodieren konnte und Martha dann anschrie und mit Schimpfworten überschüttete. Sie sagte ihr, sie sei „hässlich“ und „dumm“ und „genauso schwach wie dein Vater“. Wenn Martha sich in solchen Momenten abwendete, schrie und tobte die Mutter nur noch lauter. Martha lernte, dass sie die Angriffe ihrer Mutter ertragen konnte, wenn sie sich nicht bewegte und ihren Kopf mit „weißem Rauschen“ füllte, indem sie innerlich vor sich hin summte oder Worte wiederholte. Zudem verhärtete sie sich in ihrem Körper, damit sie keine

Gefühle mehr gegenüber ihrer Mutter empfand, selbst wenn diese zusammenbrach und sie – betrunken und versunken in Selbstmitleid – um Verzeihung bat. Erst als sie mir davon erzählte, wurde ihr bewusst, dass das Stillhalten und Summen zu einem chronischen Muster geworden war, das seinen Ursprung in ihrer Kindheit hatte.

Martha erkannte auch, dass die von ihr bevorzugte Meditationsform ebenfalls diese Stille und Bewegungslosigkeit förderte. Sie besuchte mehrmals pro Woche einen Zen-Lehrer, der seinen Schülern absolute Bewegungslosigkeit abverlangte. „Er schreit uns an, wenn wir uns bewegen", sagte sie.

Stillsitzen kann uns helfen, die innere Energiebewegung in unserem Körper zu finden und zu fördern. Wird es jedoch missverstanden, kann es den gegenteiligen Effekt haben und den Praktizierenden dazu bringen, selbst seine innere Bewegung anzuhalten und zunehmend starrer zu werden.

Martha und ich arbeiteten ein Jahr daran, dass sie ihren Körper bewohnen und Verbindung zum Raum des elementaren Bewusstseins aufnehmen konnte, das ihren Körper und ihre Umgebung durchströmte. Mit ein wenig Übung war sie schon bald in der Lage, dies zu tun. Sie musste sich nun nicht mehr stillhalten, denn der alles durchdringende Raum war von sich aus still und bewegungslos. Doch diese natürliche Stille ist nicht die Art von Starre, die wir erleben, wenn wir uns nicht bewegen. Sie fühlt sich vielmehr lebendig und vibrierend an, und unser Atem, den wir normalerweise anhalten, wenn wir uns nicht bewegen, fließt frei durch den Raum und belebt unseren gesamten Körper.

Die Verbindung zum elementaren Bewusstsein zu halten, wenn eine andere Person in der Nähe war, stellte für Martha lange eine Herausforderung dar. Sie hatte in ihrer Beziehung zur Mutter gelernt, abzuschalten, sich zu verschließen, und sie kehrte bei Begegnungen mit anderen Menschen automatisch zu diesem Muster zurück. Sie schaltete vor allem ihre Sexualität und Liebe aus, indem sie Becken und Brust auf die gleiche Weise anspannte, wie sie es als Kind zum Schutz vor den giftigen Emotionen ihrer Mutter und ihren eigenen Gefühlen von Panik, Verlust und Wut getan hatte.

Eines Tages saß ich Martha gegenüber, ein wenig näher als ich normalerweise bei unserer gemeinsamen Arbeit saß. Obwohl wir einander nun schon eine Weile kannten und Martha mittlerweile so weit Vertrauen gefasst hatte, dass sie mir keine Grausamkeit zutraute, hielt sie immer noch ihre Brust starr, sobald ich mich genau vor sie setzte. Ich führte sie durch die zuvor beschriebene Partnerübung. „Spüren Sie, dass Sie sich in Ihrem Kopf befinden!“, sagte ich. Diese Anweisung kannte sie bereits, und sie war problemlos in der Lage, ihren Kopf zu bewohnen. „Und ich sitze hier drüben und bewohne ebenfalls meinen Kopf. Nun wollen wir beide Verbindung aufnehmen zum Raum in unserem eigenen Kopf und gleichzeitig zum Raum im Kopf des anderen.“ Zuerst bewegte Martha ihren Kopf leicht nach vorne, als wolle sie mir entgegenkommen. Ich forderte sie auf, tief in ihrem eigenen Kopf zu bleiben, während sie gleichzeitig Verbindung zum Raum in meinem Kopf aufnahm.

Diese *Verbindungsaufnahme* ist schwierig in Worte zu fassen, aber nahezu jede Person, mit der ich die Übung durchgeführt habe, war in der Lage, dies zu tun. Es geht nicht um ein visuelles Finden, kein Hineinschauen in den Körper des anderen, sondern eher um das Aufnehmen einer Verbindung zwischen dem Innenraum des eigenen Körpers und dem Innenraum des anderen Körpers. Wir müssen tief in unserem eigenen Körper anwesend sein, um dies tun zu können.

Als Martha sich zurückbegab in die innere Tiefe ihres Kopfes, entstand eine automatische Verbindung zwischen dem Raum in ihrem Kopf und dem Raum in meinem. Diese Verbindung fühlte sich an wie eine gleiche Schwingung, ein sehr sanftes, simultanes Summen in unseren Köpfen.

Wir lächelten einander an. Diese Verbindung ist so befriedigend, dass es sich anfühlt, als sei dieser tiefe Kontakt oder dieses Einssein eines unserer grundlegenden, aber selten erfüllten Bedürfnisse. Einer meiner Studenten verglich es mit dem Drehen am Knopf eines Radios, wenn man versucht, einen bestimmten Sender zu finden, aber zunächst nur Rauschen hört, bis man plötzlich bei dem Sender landet und ihn klar und deutlich hören kann. Genau dieses Landen beim richtigen Sender passiert, wenn zwei Menschen aus dem inneren Raum ihrer Körper heraus diese Verbindung finden.

„Nehmen Sie nun Verbindung auf zur Qualität des Verstehens in Ihrem Kopf." Auch dies fiel Martha leicht. „Nehmen Sie nun gleichzeitig Verbindung zu Ihrer Qualität des Verstehens und meiner Qualität des Verstehens auf." Dadurch entstand die gleiche Verbindung wie zuvor, als wir uns „von Innenraum zu Innenraum" verbunden hatten, zusätzlich belebt durch die Qualität des Verstehens.

Wir wiederholten das Verfahren mit dem Hals und der Qualität der Stimme in unserem Hals und fanden erneut eine zufriedenstellende Verbindung.

Dann kamen wir zur Brust. Martha ahnte dies und schottete sich automatisch ein wenig stärker ab. „Wollen wir es versuchen?", fragte ich. „Gut, lassen Sie uns loslegen", sagte sie und wappnete sich noch etwas stärker.

„Gut", sagte ich. „Spüren Sie, dass Sie sich in Ihrer Brust befinden. Ich werde hier drüben sein und meine eigene Brust bewohnen." Die meisten Kinder fühlen sich häufig von den Emotionen Erwachsener bestürmt und attackiert, weil sie relativ schutzlos sind, speziell, wenn Wut auf sie gerichtet ist. Deshalb versicherte ich Martha, dass ich „da drüben" in meinem eigenen Körper sein und meine eigene Brust bewohnen würde, statt zu ihr zu kommen.

Ich sagte: „Versuchen wir nun, in unserer jeweils eigenen Brust bleibend, gleichzeitig Verbindung aufzunehmen zum Raum in unserer eigenen Brust und dem Raum in der des anderen." Wenngleich ein wenig zögerlich, war Martha dazu in der Lage, und wir spürten eine Art von Verbindung zwischen uns.

„Nehmen wir nun Verbindung auf zur Qualität der Liebe in unserer Brust."

Es ist wichtig, dass Menschen spüren können, dass sie Kontakt zur Liebe in ihrer eigenen Brust aufnehmen können, ohne dass eine andere Person involviert ist. Dies ist unsere eigene Liebe, sie gehört uns und niemand anderem. Liebe im Körper zu spüren verpflichtet uns nicht dazu, zu anderen liebevoll zu sein.

Sobald Martha in der Lage war, ihre eigene Liebe in ihrer Brust zu spüren, fuhr ich fort: „Nehmen wir nun gleichzeitig Verbindung zu unserer eigenen Qualität der Liebe in unserer Brust und zur Qualität der Liebe des anderen auf."

Als Martha und ich dies taten, spürten wir sofort die Verbindung zwischen ihrer Liebe und meiner, und gleichzeitig durchrollte sie eine große Woge an Liebe. Wir sprechen häufig im Zusammenhang mit Gefühlen von Wellen, und dies war wirklich eine Woge wie ein großer Brecher, der durch ihre gesamte Brust rollte, als wolle er alle Fesseln dort sprengen.

Einen Moment lang schaute Martha ängstlich drein, doch dann schien sie zu erkennen, dass diese Welle sich durch sie hindurchbewegen konnte, ohne sie zu überwältigen, dass sie ihre Festungen zerstören konnte, ohne ihr Wesen zu zerstören. Sie schaute zu mir herüber, zunächst ein wenig verlegen, und dann konnte sie gar nicht mehr aufhören zu lachen, als sie dieser neuen Wärme erlaubte, sie zu durchströmen.

## PARTNERÜBUNG: Verbindungsaufnahme über die subtile Körpermitte

Dies ist eine Übung, bei der Sie sich von der subtilen Körpermitte aus mit einem Partner verbinden können. Genau wie bei den vorherigen Übungen zur Verbindung mit einer anderen Person aus dem inneren Raum und den inneren Qualitäten heraus kann uns diese Verbindung auf der Ebene der subtilen Körpermitte helfen, gleichzeitig sowohl Offenheit als auch Distanz von jemand anderem zu spüren.

Setzen Sie sich einem Freund gegenüber, die Füße berühren den Boden, die Augen sind dabei geöffnet. Beide Partner führen die Übung zur gleichen Zeit durch.

Nehmen Sie Verbindung auf zur Mitte Ihres Kopfes. Nehmen Sie nun über die Entfernung hinweg Augenkontakt zueinander auf und

seien Sie sich des Abstands zwischen Ihnen beiden bewusst. Nehmen Sie aus der Mitte Ihres Kopfes heraus Verbindung zur Mitte des Kopfes Ihres Partners auf. Verlassen Sie dabei nicht Ihren eigenen Kopf.
Nehmen Sie Verbindung auf zu Ihrem Herzzentrum. Bleiben Sie im Herzzentrum und nehmen Sie gleichzeitig Augenkontakt zueinander auf. Seien Sie sich dabei des Abstands zwischen Ihnen beiden bewusst. Nehmen Sie aus dem Herzzentrum heraus Verbindung zum Herzzentrum Ihres Partners auf. Verlassen Sie dabei nicht Ihr eigenes Herzzentrum.
Nehmen Sie Verbindung auf zu Ihrem Beckenzentrum. Bleiben Sie im Beckenzentrum und nehmen Sie gleichzeitig Augenkontakt zueinander auf. Seien Sie sich dabei des Abstands zwischen Ihnen beiden bewusst. Nehmen Sie aus dem Beckenzentrum heraus Verbindung zum Beckenzentrum Ihres Partners auf.
Nehmen Sie jetzt an allen drei Punkten Kontakt miteinander auf. Nehmen Sie Verbindung zu Ihrem Kopfzentrum auf und dann zu Kopf- und Herzzentrum. Nehmen Sie Verbindung zu Ihrem Kopf-, Herz- und Beckenzentrum zugleich auf. Bleiben Sie in allen drei Punkten, nehmen Sie Augenkontakt auf und seien Sie sich dabei des Abstands zwischen ihnen bewusst. Nehmen Sie von allen drei Zentren aus Verbindung mit den drei Zentren Ihres Gegenübers auf.

Diese Übung kann mit beliebigen Chakren durchgeführt werden, auch mit demjenigen, das oberhalb des Kopfes liegt.

## Heilen unserer Fähigkeit, über die subtile Körpermitte Verbindung aufzunehmen

Am anderen Ende des Spektrums von Menschen, die sich in ihr Inneres und vom Kontakt mit anderen zurückgezogen haben, sind diejenigen, die die Verbindung zu sich selbst gekappt haben und energetisch vorpreschen, um mit anderen Menschen zu verschmelzen. Menschen mit diesem Muster werden häufig als zudringlich empfunden. Ihr Beziehungsstil kann noch krassere Formen annehmen, wenn die Person, zu der sie eine Beziehung aufzubauen suchen, sich zurückzieht oder sich vor dieser Zudringlichkeit schützen möchte, denn dann strengt die Person, die die Verbindung anstrebt, sich noch mehr an und bewegt sich noch stärker aus dem eigenen Körper heraus.

Als Serena das erste Mal zu mir kam, musste ich gegen den Impuls ankämpfen, mit meinem Stuhl weiter von ihr abzurücken. Ich fühlte mich nahezu erdrückt von ihr, obwohl wir rund anderthalb Meter voneinander entfernt saßen. Gleichzeitig schien ihr Körper nahezu hohl zu sein, so, als hätte sie kaum Kontakt zu sich selbst. Genau wie Marthas Zen-Praxis ihr Schutzmuster des Stillhaltens verstärkt hatte, hatte Serenas spiritueller Lehrer Wert daraufgelegt, dass niemand wirklich existiert. Serena erzählte mir nicht ohne Stolz, dass sie noch nie das Gefühl gehabt hatte zu existieren.

In den folgenden Monaten übte Serena, ihren Körper zu bewohnen. Sie konnte erkennen, dass sie aus ihrem Körper herausging, um in Verbindung mit ihrer Umgebung zu kommen, ein lebenslanges Muster, das sich nicht von heute auf morgen ändern ließ. Es half ihr beim Bewohnen ihres Körpers, wenn sie spüren konnte, dass das Gefäß Ihres Körpers eine Vorderseite hatte. Sie war es gewohnt, aus eben dieser Vorderseite *herauszufallen*, als wäre nichts vorhanden, das sie halten würde. Indem sie jedoch ihre Haut bewohnte, begann sie ein greifbares Gefühl für ein Gefäß zu entwickeln, in dem sie wohnen konnte. Diese Hülle des Körpers ist durchlässig und greifbar zugleich.

Serena erzählte, sie habe sich oft von ihrer Mutter erdrückt gefühlt. „Alle Frauen in unserer Familie sind so. Es ist ihre Art der Liebe." Natürlich hatte sie dieses Beziehungsmodell von ihrer Mutter übernommen, seit sie ein Kleinkind war. Sie erzählte, dass sie sich immer ein wenig schuldig gefühlt hatte, weil sie sich von ihrer Mutter nicht wirklich geliebt fühlte, obwohl sie sich ihr gegenüber immer so liebevoll gezeigt hatte. Es hatte sich so angefühlt, als hätten sie nie eine wirkliche Verbindung gehabt. „Sie liebt mich", sagte sie, „aber im Grunde kennt sie mich nicht."

Die Übung, bei der man Verbindung über die subtile Körpermitte aufnimmt, war für Serena die hilfreichste der Übungen des *Realization Process*. Zuerst war sie sehr zögerlich, die Übung auch nur auszuprobieren. Sie befürchtete, isoliert zu sein, wenn sie in ihrer eigenen Mitte blieb. Als sie Verbindung mit ihrem Kopfzentrum aufnahm, sagte sie: „Ich bin zu weit von Ihnen weg." Uns beiden wurde auch klar, dass sie durch das Verbleiben in ihrer eigenen Mitte, während sie gleichzeitig Verbindung zu einer anderen Person aufnahm, ein Familientabu brach. „Sind Sie sicher, dass das in Ordnung ist?", fragte sie mich und musste dann über ihre eigene Frage lachen.

Als sie sich schließlich erlaubte, Verbindung mit meinem Herzzentrum aufzunehmen und dabei zugleich in ihrem eigenen zu bleiben, war sie so verblüfft, dass sie zu weinen begann. Sie hatte nicht erwartet, die Resonanz der Liebe einer anderen Person spüren zu können, während sie selbst in ihrer inneren Mitte blieb. Sie beschrieb es so: „Ich bin allein und gleichzeitig bin ich bei Ihnen."

Ein Teil der Übung zur Verbindungsaufnahme aus der subtilen Mitte heraus ist der Augenkontakt zum Gegenüber, während man sich gleichzeitig des Abstands bewusst ist. Das war gerade für Serena ausgesprochen wichtig. Die Augen sind ein wichtiges Medium der Kontaktaufnahme, weshalb sie vielleicht auch so häufig als Schutz vor Verbindung dienen. Wir können unsere Augen hart werden lassen und wie Schutzschilde einsetzen, um uns abzuschotten. Gleichzeitig nutzen wir sie auch, um mit anderen zu verschmelzen und Menschen anzuziehen.

Serena erzählte, dass Augenkontakt ihr immer unangenehm gewesen sei, weil er ihr so „verschwommen" vorkam. Doch als sie in meine Augen sah und sich gleichzeitig des Abstands zwischen uns bewusst war, schien sich der Raum zwischen uns auszudehnen. Wir fühlten uns räumlich weiter voneinander entfernt und zugleich stärker miteinander verbunden. Das war unser wahrer Abstand zueinander. Mit wahr meine ich hier, dass wir nicht unseren Fokus manipulierten, um einander anzuziehen oder wegzuschieben. Wir schauten uns einfach mit einem klaren Gefühl gegenseitiger Verbindung in die Augen.

## Partnerschaften heilen

Die Verbindung zwischen Menschen ist für den einfühlsamen Beobachter sichtbar. Ich arbeite mit Paaren gerne so, dass sie auf einer Couch sitzen, denn wo sie sich dort platzieren, sagt bereits viel über die Beziehung und auch darüber aus, wie sie sich im Laufe der Therapie entwickeln könnte. Noch wichtiger als zu schauen, wie nah oder entfernt voneinander die Partner sich setzen, ist, zu spüren, wie viel Verbindung zwischen ihnen ist. Verbindung zeigt sich daran, wie offen sie miteinander sind, wie tief sie die Präsenz des anderen annehmen und wie viel Resonanz es zwischen beiden gibt, selbst wenn sie selbst sich dessen nicht bewusst sind. Wenn Menschen dem anderen gegenüber offen sind, dann haben sie eine sowohl entspannende als auch belebende Wirkung aufeinander.

Die meisten Paare sind in einigen Bereichen ihres Selbst offener zueinander als in anderen. Das liegt an unserem Design von Offenheit und Konstriktion. Wo immer wir unseren eigenen Körper bewohnen, können wir in Verbindung mit einer anderen Person gehen, die das gleiche Körperteil bewohnt. Ein Teil der Anziehung zwischen Menschen beruht auf dieser gemeinsamen Offenheit und der Tiefe der Verbindung, die dadurch zwischen ihnen entsteht. Aber wir fühlen uns auch teilweise angezogen von Menschen, die nicht an den Stellen offen sind wie wir selbst – teils aus Bewunderung für Qualitäten, die wir in diesem Maße nicht besitzen, und teils vielleicht auch als Möglichkeit, Ganzheit zu erfahren. Die Unterschiede, die zunächst Teil der Anziehung waren, können jedoch in Beziehungen zu den schwersten Konflikten führen. Sie müssen gelöst und beide Partner offener füreinander werden, wenn die Beziehung überleben und wachsen soll.

Ein Paar mag berichten, dass es an seiner Beziehung vor allem den lebhaften Austausch von Ideen und die anregenden Gespräche liebt. Es macht ihm Freude, sich auf geistiger Ebene zu begegnen. Ein anderes Paar sagt, dass es in der Beziehung vor allem um Sex geht und dass es ohne den *großartigen* Sex womöglich nicht mehr zusammen wäre. Manche Partner erleben womöglich gemeinsam eine tiefe Liebe, die ihnen Wärme und Nähe schenkt, selbst wenn sie gezwungen sind, gute Gespräche oder Sex bei anderen zu suchen. Häufig jedoch erweisen sich diese Einschränkungen in der Verbindung eines Paares als problematisch, und diese Probleme sind dann Thema einer Therapie. Es kann sich als frustrierend erweisen, dass die Partner in mancher Hinsicht so gut zusammenpassen und es trotzdem Bereiche gibt, in denen keine Verbindung vorhanden ist. Viele Paare möchten die Verbindung, die sie zu ihrem Partner spüren, nicht aufgeben, auch wenn der Mangel an Verbindung in anderen Bereichen – sexuell, emotional oder intellektuell – unerträglich geworden ist.

Natürlich bedeutet es nicht unbedingt, dass eine Beziehung funktionieren wird, wenn die Partner sich auf allen Körperebenen füreinander öffnen und Verbindung über alle Aspekte ihres Selbst aufnehmen anstatt nur über einen einzigen. Zwei Menschen können ihre Köpfe bewohnen und in der Lage sein, über die Qualität ihrer Intelligenz in Resonanz zu gehen, und trotzdem nicht über ausreichend gemeinsame Interessen verfügen, um Spaß am Gespräch miteinander zu haben. Sie können die Resonanz der Liebe in ihrer Brust spüren und sich trotzdem nicht wirklich lieben. Wir können diese emotionale Resonanz mit jedem spüren, selbst einem Fremden, dem wir auf der Straße begegnen. Was genau uns dazu bringt, eine bestimmte Person zu lieben, ist eine geheimnisvollere Sache, und es sind mehr Faktoren daran beteiligt als allein die Verbindung.

Wenn zwei Menschen einander aber lieben und die Konstriktionen in ihrem Körper sie daran hindern, diese Liebe vollkommen zu spüren, zu empfangen und auszudrücken, dann kann das Bewohnen des Innenraums ihrer Brust und das Erleben emotionaler Resonanz miteinander helfen, ihre Verbindung zu vertiefen und zu heilen. Wenn zwei Menschen am geistigen Austausch miteinander interessiert sind, aber alte Muster bei einem Partner oder auch beiden den intellektuellen Ausdruck blockieren, dann kann das Bewohnen des Innenraums des Kopfes und das Erleben der tatsächlichen geistigen Verbindung und Resonanz diese Barrieren ausräumen. Das Bewohnen des Beckens und Genitalbereichs und das Erleben der Resonanz miteinander in den Qualitäten Geschlecht und Sexualität kann nahezu immer sexuelle Schwierigkeiten zwischen zwei Menschen lösen, die zusammen sein wollen.

Wenn ich mit Paaren arbeite, biete ich ihnen nicht nur einen Ort, an dem beide reden, einander zuhören und reagieren können, sondern ich bringe ihnen auch die in diesem Kapitel beschriebenen Partnerübungen bei. Wenn sich die Partner bei den Übungen auf die Resonanz von Qualitäten in ihren Körpern einstimmen und dann in Verbindung gehen, zeigt sich deutlich, wo sie in der Lage sind, miteinander in Kontakt zu kommen. Es hilft beiden Partnern auch zu erkennen, auf welche Weise sie eine Verbindung blockieren und warum. Im Laufe der Zeit kann das Einstimmen aufeinander aus dem eigenen Körper heraus dazu beitragen, dass sich Verbindungsblockaden auflösen.

Man hört häufig, dass wir in unseren Beziehungen die Konflikte mit unseren Eltern oder deren Konflikte mit ihren Eltern spiegeln. Wir haben vielleicht das Gefühl, jemanden ausgesucht zu haben, der genau das Gegenteil unserer Mutter oder unseres Vaters ist, und stellen dann nach ein paar Monaten Beziehung fest, dass wir uns im gleichen Dilemma befinden wie schon in unserer Kindheit. Dieser latente Konflikt scheint einer der Faktoren zu sein, die bestimmen, wie wir Lebenspartner anziehen. Harville Hendrix, der Erfinder der IMAGO-Paartherapie, behauptet, dass dies Teil unseres natürlichen Strebens nach Ganzheit und Heilung sei. Vor Kurzem arbeitete ich mit einem Paar, das ein gutes Beispiel dafür ist, wie unsere Konstriktionen sich mit denjenigen unserer Partner so zusammenfügen können, dass Kindheitstraumata ans Licht kommen.

Als ich Janice und Lenny zum ersten Mal begegnete, saßen sie an den beiden äußeren Enden des Sofas, so weit voneinander entfernt wie es nur eben ging. Aber selbst über diesen Abstand hinweg war im Raum zwischen ihnen ein feiner Strom der Liebe spürbar. „Ich weiß, dass er nicht blöd ist", wandte sich Janice an mich und deutete auf den Mann, der sich nun, da sie sprach, noch weiter von ihr wegduckte. „Aber wenn ich über etwas rede wie die Bücher, die ich lese oder über politische Themen, dann macht er die Schotten dicht. Wir sind jetzt schon neun Jahre zusammen, und es war nie anders. Vielleicht langweile ich ihn nur, aber ich kann einfach nicht auf Dauer mit jemandem zusammen sein, der kein Interesse an mir hat."

Wir schauten beide hinüber zu Lenny, um zu sehen, wie er darauf reagierte. Aber er tat so, als habe er gar nichts gehört. Es war tatsächlich so, als wäre zwischen beiden ein Rollladen heruntergefahren worden. „Langweilt Sie das, was Ihre Partnerin sagt?", fragte ich ihn. Lenny starrte lange Zeit auf den Boden und schüttelte dann den Kopf. „Natürlich nicht", sagte er.

„Nun, was ist es dann?", fragte Janice. „Heute Morgen wollte ich zum Beispiel mit dir über den Film reden, den wir gestern Abend gesehen haben. Ich fand ihn wirklich bewegend, aber das Ende war meiner Meinung nach etwas schwach, und du bist einfach mitten in meinen Ausführungen aufgestanden und aus dem Raum gegangen. Du bist einfach gegangen!"

Ich schaute zu Lenny. „Wie fühlen Sie sich, wenn sie spricht?", fragte ich ihn, obwohl ich schon eine gewisse Vorstellung hatte. Sein Kopf war immer schmaler geworden, je mehr Janice sich bemühte, zu ihm vorzudringen. Es sah so aus, als würde er sich die Hände an die Ohren halten, ohne aber die Hände tatsächlich einzusetzen. Mir fiel auf, dass auch die Kopfhaltung von Janice sich verändert hatte. Sie schien ihre Stirn in seine Richtung zu schieben, wenn sie sprach, als ob dies ihren Worten mehr Gewicht verleihen könnte.

Ich arbeitete zunächst mit Lenny, um zu sehen, ob er die Kopfbewegung, die er ausführte, wenn Janice sprach, wahrnehmen konnte. Es dauerte nicht lange, bis er die chronischen Verspannungen an den Seiten seines Kopfes und den Ohren bewusst spüren konnte. Er konnte die Bereiche noch stärker zusammenziehen und sie dann loslassen, um eine kleine Entspannung zu spüren. „Ich habe das Gefühl, mein Kopf wird runder, wenn ich loslasse", sagte er.

Dann sagte er plötzlich, dass er Angst verspüre, und ich fragte ihn wovor.

„Ich habe das Gefühl, von ihrer Stimme überwältigt zu werden. Es fühlt sich an, als redete sie auf mich ein." Er wandte sich an Janice: „Ich habe das Gefühl du greifst mich mit deiner Stimme an.

Es geht nicht darum, was du sagst. Ich kann die Worte nicht einmal hören. Ich höre nur deinen Tonfall."

„Aber das ist doch nur, weil du nie zuhörst", schrie sie ihn an. „Wow", sagte sie dann zu mir gewandt. „Ich höre mich ja genauso an wie meine Mutter. Oh Gott, das ist mir noch nie zuvor aufgefallen. Es tut mir leid, Lenny, es tut mir so schrecklich leid." Die Sitzung endete damit, dass beide sich weinend in den Armen lagen und sich gegenseitig trösteten.

Als wir uns das nächste Mal trafen, waren sie bereit, daran zu arbeiten, die Konstriktionen in ihren Köpfen loszulassen, die sich intensivierten, wenn sie versuchten, miteinander zu kommunizieren. Janice konnte deutlich spüren, wie sie die Stirn ihrer Mutter spiegelte, wenn sie mit Lenny sprach. „Es ist so, als käme ein kleiner Speer aus der Stirnmitte", meinte sie. Als sie sich darauf konzentrierte, den „Speer" heraustreten- und dann loszulassen, spürte sie, wie sowohl sie als auch ihre Mutter versucht hatten, zu ihrem Vater durchzudringen. „Er war wie ein Steinblock. Er kam abends erschöpft von der Arbeit nach Hause, setzte sich hin, trank ein Bier nach dem anderen und versteinerte einfach." Als sie sich ihren Vater bildlich vorstellte in seinem Sessel und mit einer Bierflasche in der Hand, konnte sie spüren, wie die Spannung in ihrer Stirn auch ihre Stimme zusammenschnürte, sodass das Gesagte nahezu gewaltsam aus ihrem Mund herausgepresst werden musste.

„Ich möchte einfach nur, dass du mir zuhörst, Lenny", sagte sie.

Lenny wiederum wurde bewusst, dass er seine Form der Kopfbewegung und das daraus resultierende Blockieren des Hörens bereits in der Beziehung zu seinem Vater eingesetzt hatte. „Er war so herablassend", sagte er. „Stets musste er alles besser wissen. Er konnte nie einfach nur reden, er musste immer gleich dozieren."

Beide Muster – Lennys Einschnürung von Kopf und Ohren und Janices Vorstoßen mit der Stirn – entstanden schon lange bevor sich die beiden kennenlernten. Dennoch ergänzten sie sich perfekt, wenn es darum ging, traumatische Situationen aus der Kindheit nachzuspielen. Wenn Lenny nicht schon zuvor dieses Muster gehabt hätte, hätte er nicht so intensiv auf den Gesprächsstil von

Janice reagiert. Und hätte Janice nicht schon zuvor ihr Beziehungsmuster aus der Kindheit gehabt, hätte sie nicht so stark aufs Lennys Probleme zuzuhören reagiert. Ihre einander ergänzenden Muster verstärkten ihre Verletzungen aus der Kindheit, gaben ihnen aber auch eine Chance, diese zu heilen.

Zusätzlich zum gezielten Lösen von Konstriktionen führte ich mit Janice und Lenny auch die Partnerübungen des *Realization Process* durch. Wie bereits von mir erwartet, waren sie in der Lage, ihre eigenen Körper zu bewohnen und problemlos mit allen Bereichen des anderen in Kontakt zu kommen außer Hals und Kopf. Da sie jedoch damit fortfuhren, ihre alten Muster loszulassen und zu heilen, verbesserte sich die Resonanz zwischen beiden langsam auch in diesen Bereichen. Als sie schließlich in der Lage waren, in ihren Kehlen zu bleiben, und gleichzeitig Verbindung zur Qualität ihrer eigenen Stimme und der des anderen aufzunehmen, sagte Janice: „Ich habe noch nie zuvor gespürt, dass es dort Raum für meine eigene Stimme gibt. Ich kann einfach hier bei mir bleiben und sprechen." Als sie dies tat, entspannte sich auch Lenny und stellte fest, dass er den Klang ihrer Stimme aufnehmen konnte, ohne sich dagegen verteidigen zu müssen, und sogar dem Gesagten zuhören konnte.

## Die Verbindung zu Gruppen heilen

Uns selbst als den alles durchdringenden Raum des elementaren Bewusstseins zu erleben ist nicht nur heilsam für Partner- und andere engere Zweierbeziehungen. Es kann auch unser Gefühl stärken, in Gruppensituationen sowohl ein Individuum als auch mit anderen verbunden zu sein.

Viele Menschen fühlen sich in Gruppen unwohl. Sie haben eventuell das Gefühl, dass ihre individuelle Erfahrung durch die Anwesenheit so vieler anderer Menschen ausgelöscht und ihre eigene Stimme von den Stimmen der anderen übertönt wird. Alte Gefühle von Entfremdung oder Andersartigkeit, die bewirkten, dass man sich aus der Kameradschaft von Gleichaltrigen ausgeschlossen fühlte, vor allem in Schulzeiten, können in heutigen Gruppensituationen zutage treten. Die beiden wichtigsten Übungen des *Realization Process* – die Verbindung zum elementaren Bewusstsein und das Atmen aus der subtilen Körpermitte – können erweitert werden, damit Menschen in einer Gruppe mehr Verbindung zueinander spüren, ohne gleichzeitig das Gefühl für ihre Individualität zu verlieren.

Bei meinen Workshops und Ausbildungen arbeite ich immer mit allen, die dies wollen, einzeln vor der Gruppe. Für die Teilnehmer, die dieser Arbeit zusehen, ist es eine Möglichkeit, das Bleiben im elementaren Bewusstsein zu üben, auch wenn die Person, die als Klient fungiert, intensive Emotionen durchlebt. Es findet zudem eine Übertragung statt, bei der die Beobachter an sich selbst eine Lösung ihrer eigenen Haltemuster und einen neuen Grad an Offenheit erleben können, während eine Person sich vor der Gruppe öffnet und ihre Muster löst. Hinzu kommt die wohltuende Bestärkung, dass wir in unserem Leiden nicht so allein und anders sind als die anderen. Jeder von uns musste sich im Labyrinth der nicht perfekten Liebe unserer Eltern zurechtfinden, den jeweils individuellen Ausfällen in ihrer Fähigkeit, für uns zu sorgen und eine Verbindung aufzubauen. Wir sind nicht allein, weder mit unserer Erfahrung von Trauer, Angst und Wut noch mit unseren grundlegenden menschlichen Bedürfnissen und dem Gefühl, verletzt und unvollständig zu sein.

Eine der größten Hürden bei der Überwindung von Traumata ist die Neigung aller Kinder, sich selbst die Schuld für das zu geben, was ihnen widerfahren ist. Vor einigen Jahren kam es in Mode, die Psychotherapie dafür zu kritisieren, dass sie den Eltern die Schuld an allem gebe. Und es ist durchaus richtig, dass manche Therapeuten und Methoden keine Möglichkeiten aufzeigten, die Wut auf die Eltern zu überwinden, nachdem sie den Klienten geholfen hatten, diese zu erkennen. Viele Menschen sind so nicht über Schuldzuweisungen hinausgekommen. Ich persönlich glaube, dass die Heftigkeit der Vorwürfe und der Wut, die bei vielen Klienten nahezu an Besessenheit grenzt, häufig einfach nur tiefere Gefühle der Selbstbeschuldigung überdecken soll.

Es ist nicht schwer zu erkennen, dass elterliche Misshandlungen ein Vermächtnis darstellen, ein Weitergeben der Verletztheit von einer Generation zur nächsten. Die meisten von uns können mit zunehmender Selbstreflexion ihre Eltern aus der Verantwortung entlassen. Schwieriger ist es da, unsere eigene Unschuld zu erkennen, zu sehen, dass wir in keiner Weise die sexuellen Übergriffe eines Erwachsenen herausgefordert haben, dass das, was wir auch immer angestellt hatten, die Schlage oder Ohrfeigen nicht rechtfertigte oder dass die ständige Ablehnung durch unsere Eltern nicht in unserem Fehlen begründet war, sondern auf ihrer eigenen Frustration oder Eifersucht beruhte. Wenn wir beobachten, wie eine andere Person ihre Kindheitstraumata beschreibt, können wir ihre Unschuld klar erkennen. Wenn wir erleben, wie jemand anderes vor der Gruppe arbeitet, fällt es uns leichter zu verstehen, dass die Person nicht verantwortlich war für die Vernachlässigung oder Misshandlung durch die Eltern, und können auch unsere eigene Unschuld besser zulassen.

Es ist auch heilsam, die Person zu sein, die vor der Gruppe arbeitet. Das Format in den Workshops und Ausbildungen ist so, dass die Person, mit der ich arbeite, vorne im Raum sitzt und zum Rest der Gruppe schaut. Ich sitze der Person gegenüber, mit dem Rücken zu den restlichen Teilnehmern, sodass sie gleich von Anfang an mit Beobachtern, einem Publikum, konfrontiert ist. Einige sind daran gewöhnt und haben kein Problem damit. Andere ignorieren die Gruppe einfach und konzentrieren sich ganz auf das Zweiergespräch mit mir. Die meisten jedoch brauchen einen Moment, um sich daran zu gewöhnen, im Zentrum der Aufmerksamkeit zu stehen und von anderen beobachtet zu werden.

Eine der wichtigsten Veränderungen, die sich durch das Bewohnen des Körpers ergibt, besteht darin, dass wir weniger befangen und gehemmt sind. Wir alle wachsen damit auf, dass man uns vom ersten Moment unseres Lebens an beobachtet. Je sensibler wir sind für die Menschen um uns herum, umso stärker werden wir wahrnehmen, wie sie auf uns reagieren. Die meisten von uns objektivieren sich selbst bis zu einem gewissen Grad. Wir bereiten uns darauf vor, ein Objekt der Beobachtung zu sein. Und die meisten von uns fragen sich, wie gut wir als Objekt abschneiden: wie schön, intelligent, gut oder freundlich wir in den Augen anderer erscheinen. Wir passen uns an unsere Beobachter an und versuchen, uns in einem Licht zu zeigen, das ihre Zustimmung findet. Wir erschaffen das, was man landläufig als *aufgesetztes Ich*, als Rolle oder Maske bezeichnet. Aber diese Masken bekommen immer wieder Risse, müssen ständig kontrolliert und angepasst werden, und der Zweifel an der Effektivität unserer Maske trägt zu unserer Befangenheit bei.

Viele Menschen sind auch in ihrer Kindheit falsch gesehen worden oder nur oberflächlich. So werden beispielsweise kleine Mädchen häufig von den erwachsenen Familienmitgliedern für ihr Aussehen gelobt. „Was für ein hübsches Mädchen du doch bist! Du hast so schöne blaue Augen!“, sagen sie vielleicht, ohne überhaupt auf den Ausdruck in diesen Augen zu achten. Die Zustimmung oder Ablehnung, die wir von unseren Eltern erfahren, mag für uns verblüffend oder verwirrend sein, wenn sie nicht unserer inneren Erfahrung von uns selbst entspricht. Wir verfügen jedoch noch nicht über ein ausreichendes Urteilsvermögen, um unsere eigene Einschätzung über die unserer Eltern zu stellen. Also beginnen wir, uns an das Bild anzupassen, das andere von uns zeichnen, und geben damit unsere innere Erfahrung von uns selbst auf. Dies ist dann gleichzeitig eine Objektivierung unseres Selbst – eine Verlagerung von der Subjektivität zur Objektivität. Wenn Menschen Angst haben, gesehen zu werden, dann befürchten sie in Wirklichkeit häufig, falsch oder oberflächlich betrachtet beziehungsweise unfair oder negativ beurteilt zu werden.

Eine der wirksamsten Methoden zur Überwindung von Befangenheit besteht darin, dass wir uns erlauben, gesehen zu werden: transparent, aufgeschlossen und präsent zu sein für den Blick einer anderen Person. Wenn wir unseren Körper bewohnen und uns als Urgrund des Seins erleben, dann erkennen wir uns als Subjekt unserer Erfahrung und nicht als Objekt der Erfahrung anderer Menschen. Wir können dann den Blick des anderen empfangen, ohne uns selbst zu verlassen. Unsere Erfahrung unseres Selbst, die darauf beruht, dass wir tatsächlich in Verbindung zu uns sind, kann nicht durch das verändert werden, was andere Menschen in uns sehen oder über uns denken beziehungsweise durch die Art, wie sie auf das vermeintlich Gesehene reagieren.

Kürzlich bahnte sich eine Teilnehmerin namens Rita bei einem Workshop zögerlich den Weg zu mir nach vorn. Die Teilnehmer können immer frei entscheiden, ob sie an diesem Teil des Workshops teilnehmen möchten oder nicht, wobei die meisten von ihnen in Bezug auf ihr persönliches Wachstum großen Mut beweisen. Auch wenn ich immer darauf aufmerksam mache, dass es auch sehr mutig ist, Nein zu sagen, treten die meisten die Reise zum Stuhl vor der Gruppe an, wie schwer es ihnen auch fällt. Als Rita schließlich mir gegenüber Platz nahm, zitterte sie am ganzen Körper. Zuerst schloss sie die Augen ganz fest, dann öffnete sie sie und ließ sich plötzlich im Stuhl zurückfallen, als ob ihr von der Gruppe ein starker Wind entgegenwehen würde.

„Sie müssen nicht zu den anderen sehen", sagte ich zu ihr. „Sie können leicht nach unten schauen, in den Raum zwischen uns." Sie senkte ihren Blick ein wenig, saß aber immer noch sehr verkrampft da, die Beine fest zusammengepresst und die Hände krampfhaft in ihrem Schoß verschränkt.

„Spüren Sie, dass Sie in Ihren Füßen sind", begann ich. „Schauen Sie, ob Sie sich selbst in Ihren Füßen erfahren können, obwohl Ihnen diese Menschen gegenübersitzen." Als ich sie durch die Übung zum Bewohnen des Körpers führte, die wir bereits mehrere Male während des Workshops durchgeführt hatten, begann sie, innerlich weicher zu werden und in Verbindung zu sich selbst zu kommen. „Lassen Sie die Erfahrung zu, Ihren gesamten Körper auf einmal zu bewohnen", fuhr ich fort. Ich wartete ab, bis sie in ihrem gesamten Körper anwesend war und gleichmäßig atmete.

„Bleiben Sie, ohne auf die Gruppe zu schauen, in Ihrem Körper und spüren Sie den Raum, der Sie selbst und alle anderen in diesem Raum durchdringt." Da Rita dies schon die vorherigen Workshop-Tage geübt hatte, bereitete es ihr keine Schwierigkeiten. „Bleiben Sie nun in Ihrem Körper präsent und nehmen Sie die Blicke aller in diesem Raum auf – in Form von Wärme. Spüren Sie nach, ob Sie sich durch diese Wärme vielleicht sogar genährt fühlen." Mit dem Blick immer noch auf den Boden zwischen uns gerichtet, öffnete Rita sich für die menschliche Wärme im Raum, und das Gefühl brachte sie zum Lächeln. „Das fühlt sich gut an", sagte sie. Aber dann sah sie mich an. „Natürlich fühlt sich das gut an. Die Menschen hier sind so nett, und ich weiß, ich kann ihnen vertrauen. Aber wie schaffe ich es, das draußen in der Welt hinzukriegen?" Ich drehte mich um zu den offenen, mitfühlenden Gesichtern der Teilnehmer, wie sie da zusammengedrängt saßen und schweigend zuschauten.

Ich fuhr fort: „Spüren Sie noch einmal den Raum des elementaren Bewusstseins, das Sie durchdringt, wie es uns alle hier durchdringt. Anstatt nun die Blicke willkommen zu heißen, lassen Sie alle hier anwesenden menschlichen Schwingungen durch diesen Raum wandern, ohne dass er dadurch verändert würde." Rita stellte fest, dass ihr dies möglich war und konnte dann zu ihrer eigenen Überraschung den Blick heben und die Gruppe anschauen, ohne sich überwältigt zu fühlen. Ich sagte ihr, dass sie diese Übung überall machen könne: im Supermarkt, im Bus und in allen Gruppensituationen. „Sie haben immer die Wahl: Sie können die Schwingungen aller anderen durch den Raum gehen lassen, oder sie können sie empfangen und sich von ihnen genährt fühlen."

## ÜBUNG: Einstimmen auf die subtile Körpermitte in Gruppen

Die folgenden Anweisungen gelten für die gesamte Gruppe.

Setzen Sie sich aufrecht hin, die Füße berühren den Boden, die Augen sind geschlossen. Spüren Sie, wie Sie im gesamten Körper zugleich sind.
Nehmen Sie Verbindung auf zu Ihrem Kopfzentrum. Nehmen Sie aus dem Zentrum Ihres Kopfes heraus, ohne es dabei zu verlassen, Verbindung auf zu den Kopfzentren aller anderen Menschen im Raum.

Nehmen Sie Verbindung auf zum Herzzentrum in der Mitte Ihrer Brust, tief im Körperinneren. Nehmen Sie aus Ihrem Herzzentrum heraus, ohne es dabei zu verlassen, Verbindung auf zu den Herzzentren aller anderen Menschen im Raum.
Nehmen Sie Verbindung auf zum Zentrum in der Mitte Ihres Beckens, aber tief im Körperinneren. Nehmen Sie aus Ihrem Beckenzentrum heraus, ohne es dabei zu verlassen, Verbindung auf zu den Beckenzentren aller anderen Menschen im Raum.
Nehmen Sie Verbindung zum Kopf-, Herz- und Beckenzentrum gleichzeitig auf. Nehmen Sie von diesen drei Punkten in Ihrem Körper aus Verbindung zu den drei Punkten im Inneren der anderen Menschen im Raum auf.

## ÜBUNG: Durch die Stadt gehen

Gehen Sie eine belebte Straße entlang.
Bewohnen Sie Ihren gesamten Körper. Nehmen Sie Verbindung auf zum Raum außerhalb Ihres Körpers. Spüren Sie, dass es sich beim Raum inner- und außerhalb Ihres Körpers um den gleichen fortlaufenden Raum handelt. Spüren Sie, während Sie die Straße entlanggehen, dass der Raum, der Sie durchdringt, auch Ihre gesamte Umgebung durchdringt.
Gestatten Sie den Bildern, Geräuschen und Gerüchen der Straße, den Raum zu passieren, während Sie gehen. Gestatten Sie den Schwingungen der anderen Menschen, den Raum zu passieren, während Sie gehen. Bleiben Sie dabei in Ihrem gesamten Körper präsent.
Gestatten Sie sich alternativ, die Schwingungen der anderen Menschen auf der Straße zu empfangen. Lassen Sie sich von ihrer menschlichen Wärme nähren. Bleiben Sie dabei in Ihrem gesamten Körper präsent.

Diese Übung kann auch in jeder Situation mit großen Menschenmengen durchgeführt werden.

# 8

# Die Lösetechnik des *Realization Process*

*Traumata sind verantwortlich für Brüche in der Entwicklung von Selbstreflexivität, Intersubjektivität und Verkörperlichung.*

LEWIS ARON

Bislang habe ich aufgezeigt, auf welche Weise Traumata das Erleben unserer inneren Ganzheit beeinträchtigen und fragmentieren, ebenso wie unsere Offenheit und die Verbindung zu unserer Umgebung. Ich habe meine Definition von Trauma dargelegt als etwas, das zu überwältigend, schmerzhaft oder verwirrend für uns ist, um es vollständig zu erfahren und dabei in unserem gesamten Körper, Herz und Geist präsent zu bleiben. Im ersten Kapitel (→ Seite 23 ff.) habe ich beschrieben, wie wir unsere Körper zum Schutz vor der Einwirkung von Traumata anspannen und in diesen Konstriktionen die Erinnerungen und Gefühle binden, die mit der traumatischen Erfahrung verbunden sind. Wir ziehen Teile unseres Körpers auch zusammen, um Verhaltensweisen wie Weinen oder Wut, die traumatische Begegnungen mit anderen auslösen könnten zu unterdrücken. Wir schnüren uns ein, um die Schutz- und Offenheitsmuster unserer Eltern zu spiegeln und ihren Erwartungen zu entsprechen, wie beispielsweise nicht so altklug zu sein oder weniger unruhig und laut. Und wir verhärten uns in Körperhaltungen, die die konstriktionsbedingten Einschränkungen kompensieren, indem wir beispielsweise die Brust nach vorn recken, um Stärke zu demonstrieren, wenn wir unsere eigentliche Stärke eingeschnürt und reduziert haben.

Ich habe beschrieben, wie diese Anspannungsbewegungen, wenn sie öfter wiederholt werden, entweder zu Gewohnheitsreaktionen auf Umstände werden, die uns an die traumatischen Ereignisse erinnern, oder zu starren, unbeweglichen Strukturen in unserem Körper. Ich habe auch erklärt, dass die Bewegungen in die Anspannung zwar spontan und unbewusst erfolgen, es aber dennoch einen Auslöser für sie gibt, und zwar unseren Willen, der sich zeigt, wenn wir die Anspannung lösen, zusammen mit der Mentalität des Alters, in dem diese Anspannung zum ersten Mal auftrat. Auch wenn wir womöglich das Gefühl haben, die Einschnürung in unserem Körper wurde uns angetan, waren es doch stets wir selbst, die sie ausgelöst haben.

Im Folgenden möchte ich Ihnen zeigen, wie Sie mithilfe einer Übung des *Realization Process* die Konstriktionsmuster in Ihrem Körper lösen können. Die Lösetechnik setzt voraus, dass wir in der Lage sind, den Körper zu bewohnen und Verbindung zur subtilen Körpermitte aufzunehmen. So besitzen wir Stabilität im gegenwärtigen Moment, wenn wir uns für eine Erfahrung aus der Vergangenheit öffnen, und werden nicht von den Erinnerungen oder Emotionen vergangener Ereignisse überwältigt. Die Lösetechnik des *Realization Process* ist keine aggressive Methode. Wir werden nicht wieder zu dem verletzten Kind, das wir in den Haltemustern entdecken, die wir lösen. Wir können die Emotionen dieses Kindes als Teil von uns selbst spüren, während wir sie gleichzeitig aus dem Blickwinkel unseres heutigen Kontakts mit dem Innenraum unseres Körpers betrachten.

Die Technik erfordert auch, dass wir Zugang zu unserer subtilen Körpermitte haben, da sie unsere Fähigkeit nutzt, unsere Aufmerksamkeit mit einem feinen und präzisen Fokus nach innen zu richten. Sie beruht auf der Fähigkeit, uns mit der innersten Ebene unseres Körpers zu verbinden, dem Funken des elementaren Bewusstseins innerhalb der gebundenen Fragmente unseres Selbst.

Ein wichtiger Aspekt dieser Lösetechnik besteht darin, dass wir durch das Freiwerden von Konstriktionen in unserem Körper stärker in der Lage sind, den Körper zu bewohnen. Wir werden durch das Lösen der Muster nicht nur offener, sondern gewinnen auch an innerem Kontakt zu uns selbst und zu den angeborenen Qualitäten unseres Seins. Dies bedeutet aber nicht, dass wir uns auch verletzlicher fühlen, wenn wir Schutzmechanismen aus der Kindheit fallen lassen. Stattdessen fühlen wir uns einheitlicher und präsenter in unserem Körper. Wir erleben eine reichere, greifbarere Erfahrung unserer Existenz.

Diese Technik ist sehr einfach, aber weil sie mit den genauen Pfaden unserer psychischen Konstriktionen arbeitet, kann sie auch sehr viel in Bewegung bringen. Wie jede tiefgehende psychologische Arbeit ist sie am effektivsten, wenn sie im Beisein einer Person durchgeführt wird, die über die Empathie und Expertise verfügt, Sie zu unterstützen und anzuleiten. Wenn Sie Ihre psychische Geschichte schon ein wenig kennen, Erfahrung mit psychologischen Verfahren haben und Verbindung zu ihrer subtilen Körpermitte aufnehmen können, dann können Sie die Technik selbst ausprobieren. Bevor Sie jedoch eine der beiden Übungen in diesem Kapitel durchführen, sollten Sie schon etwas Erfahrung mit den anderen Übungen des *Realization Process* gesammelt haben, speziell denen des Bewohnens des Körpers, der Verbindungsaufnahme zum elementaren Bewusstsein und dem Atmen aus der subtilen Körpermitte.

Außerdem möchte ich Sie bitten, nach dem Durchführen einer der beiden Übungen dieses Kapitels noch einen Moment still sitzen zu bleiben und den Körper zu bewohnen. Nehmen Sie wahr, wie Sie sich fühlen. Wenn Erinnerungen und Emotionen hochkommen und Sie niemanden haben, mit dem Sie darüber reden können, dann versuchen Sie, diese aufzuschreiben. Verbringen Sie ein wenig Zeit mit sich selbst, um die im Rahmen der Übungen gewonnenen neuen Erkenntnisse zu verarbeiten. Ich empfehle diese Übungen nicht öfter als zwei Mal pro Woche durchzuführen, damit Sie genügend Zeit haben, um die Körperbereiche, die sie gelöst haben und die dadurch offener geworden sind, zu integrieren und zu bewohnen.

Wenn Sie sich noch nicht mit ihrer Psyche befasst haben und es in Ihrem Leben sicher oder potenziell schwere Traumata gegeben hat, dann sollten Sie nicht versuchen, diese Übung allein durchzuführen. Wenden Sie sich lieber an einen Psychotherapeuten, der für den *Realization Process* zertifiziert ist.

## ÜBUNG: Konstriktionen im Körper lösen

Setzen Sie sich aufrecht hin, die Füße berühren den Boden. Schließen Sie die Augen und konzentrieren Sie sich auf Ihren Atem. Lassen Sie ihn sanft und gleichmäßig fließen. Spüren Sie nun, dass Sie in Ihren Füßen sind, bewohnen Sie Ihre Füße. Erlauben Sie Ihrem Atem, sich daran zu gewöhnen, dass Sie so tief unten in Ihrem Körper sind, sodass der Atem beim Einatmen Sie nicht von den Füßen weg nach oben zieht. Bewohnen Sie nun Ihren gesamten Körper. Gestatten Sie sich, sich wohlzufühlen und in Ihrem gesamten Körper zu leben.

Finden Sie die Stelle in Ihrem Körper, an der Sie sich am wohlsten fühlen. Sie können jederzeit zu dieser Stelle Ihres Körpers zurückkehren, wenn die folgende Lösearbeit zu intensiv wird. Wenn Sie damit arbeiten, eine kleine Stelle Ihres Körpers zu lösen, dann beobachten Sie diese Arbeit vom Standpunkt des Bewohnens Ihres gesamten Körpers aus. Es kann sein, dass sich Erinnerungen oder Emotionen aus der Vergangenheit zeigen, aber Sie bewohnen im Jetzt immer noch Ihren gesamten Körper.

Finden Sie eine Stelle in Ihrem Körper, an der Sie einen angespannten Bereich wahrnehmen.

Nehmen Sie Kontakt zur Mitte Ihres Kopfes auf, zwischen den Ohren, im Zentrum des Innenraums Ihres Kopfes.

Richten Sie vom Kopfzentrum aus Ihre Aufmerksamkeit dermaßen auf die Anspannung, dass diese sich spontan verstärkt und intensiviert. Wenn dies passiert, können Sie vielleicht die Bedeutung oder Absicht der Bewegung in die Konstriktion erkennen (zum Beispiel, was Sie zurückhalten oder abwehren wollen).

Tauchen dabei Erinnerungen, Bilder oder Emotionen auf? Wie alt fühlen Sie sich gerade? Was passiert um Sie herum? Wenn Sie diese Konstriktion in Ihrer Kindheit angelegt haben, dann können Sie eventuell das Alter und die Qualität der Denkweise in Ihrer Kindheit zu der Zeit spüren, da Sie sich zum ersten Mal in die Konstriktion begeben haben. Vielleicht sind Sie sogar in der Lage, den Teil von sich selbst zu spüren, der sich ursprünglich in die Konstriktion begeben hat (den Auslöser der Bewegung).

Beenden Sie nun die Intensivierung der Bewegung in die Konstriktion und erlauben Sie der Anspannung, sich auf dem gleichen Weg zu lösen. Es wird sich jeweils immer nur ein kleiner Teil lösen. Wiederholen Sie diesen Vorgang mehrere Male und öffnen Sie sich für die Erinnerungen, Bilder oder Emotionen, die dabei hochkommen. Eventuell zeigen sich beim Wiederholen des Prozesses mehrere verschiedene Erinnerungen, Emotionen und Altersstufen.
Bewohnen Sie den Bereich, der sich gelöst hat. Bewohnen Sie dann Ihren gesamten Körper, einschließlich dieses Bereichs.

## Wie die Lösetechnik funktioniert

Bei dieser Methode fokussieren wir uns auf die Starre des Haltemusters, und zwar so, dass sich in der Starre eine spontane Bewegung hin zu einer noch stärkeren Verspannung ergibt. Anders gesagt: Wir bewegen das Muster nicht in eine Anspannung oder überspitzen die Konstriktion. Wir nutzen vielmehr unsere konzentrierte Aufmerksamkeit, um auf eine Weise in die Verspannung einzudringen, die eine spontane Bewegung hin zu einer Verstärkung des Musters bewirkt. Wir richten unsere Aufmerksamkeit auf die Verspannung, und dann erfahren wir die Bewegung. Das stellt sicher, dass sich das Muster genau entlang des Pfades zusammenzieht, den wir ursprünglich zu seiner Erzeugung genutzt haben, anstatt ihm eine bestimmte Bewegung aufzudrücken.

Wenn diese spontane Bewegung in die Konstriktion ihren Höhepunkt erreicht, gestatten wir ihr, sich entlang dieses Pfades zu lösen und zu entrollen. Auch hier machen wir erneut keine gewollte Bewegung, sondern lassen einfach zu, dass die Lösung geschieht und wir sie erfahren. Die Spannung wird sich auf genau die gleiche Weise lösen wie sie sich ursprünglich gebildet hat.

Wir atmen auch nicht in das Konstriktionsmuster hinein, wie es bei einigen Techniken der Körpertherapie der Fall ist, sondern richten unsere fokussierte Aufmerksamkeit auf seine Mitte. Dadurch erhalten wir Zugang zu einer feineren Ebene der Verspannung als dies durch das Atmen möglich wäre. Es scheint eine feine Bewusstseinsebene zu geben, die den gesamten Körper durchdringt und als Medium für diese Konstriktionsbewegungen dient. Es ist nicht das elementare Bewusstsein selbst, sondern es existiert in gewisser Weise parallel dazu. In der spirituellen Literatur ist es auch als kausale Ebene des Bewusstseins oder *Buddhi* bekannt. Es ist das *Buddhi*, das sich frei von Konstriktionen öffnen kann, um schrittweise den „Buddha" zu verwirklichen – Ihre wahre, ungebundene Natur. Im *Realization Process* nenne ich dies den „beweglichen Geist". Wenn wir unsere konzentrierte Aufmerksamkeit in die verspannten Bereiche lenken, gewinnen wir Zugang zum „beweglichen Geist" und lösen die Konstriktionen an ihrer Wurzel.

Um es ganz klar zu sagen: Ich rede hier von echten Erfahrungen, von Wegen, sich selbst zu erfahren. Ich stelle keine metaphysischen Behauptungen auf, dass es tatsächlich eine Ebene kausalen Bewusstseins im gesamten Körper gibt. Ich sage einfach nur, dass wir in dieser subtilen Weise Kontakt zu uns aufnehmen können, um uns von Konstriktionen zu befreien und unseren gesamten Körper zu bewohnen.

Bei dieser Technik richten wir unsere Aufmerksamkeit zunächst auf das Kopfzentrum, damit unser Fokus fein und präzise genug ist, sich auf die subtile Ebene des Bewusstseins in der Konstriktion zu richten. Wir benötigen diesen präzisen Fokus, um in die Starre einzudringen, damit sie sich spontan weiter in die Konstriktion begibt und dann löst. Sobald wir unsere Aufmerksamkeit schärfen können, ohne zuerst unser Kopfzentrum zu finden, können wir diesen ersten Schritt auch weglassen.

Die Lösetechnik des *Realization Process* ist nicht allein auf Körperhaltungen beschränkt, leicht erkennbare Posen wie ein Zusammenkauern oder ein Aufblähen der Brust. Sie kann auch Haltemuster lösen, die tief im Körperinneren liegen und nur für den aufmerksamen Beobachter sichtbar sind. Auf diese Weise können wir auch subtile Muster lösen, wie beispielsweise das Stilllegen der emotionalen Offenheit tief im Brustkorb, das kaum merkliche Einziehen einer Seite des Kopfes, um die Intelligenz in einer bestimmten Weise zu begrenzen oder die Konstriktion um unsere Sexualorgane herum, die sich aufgrund von Missbrauch oder beschämenden Umständen gebildet hat, die mit sexueller Lust verbunden waren.

Wenn wir uns wiederholt auf das Innere der Konstriktion konzentrieren und zulassen, dass sie sich spontan stärker in die Anspannung und dann in die Lösung bewegt, können wir manchmal den ursprünglichen Grund für die Konstriktion erkennen. Vielleicht erinnern wir uns an das Ereignis oder die Person, vor der wir uns schützen wollten, oder an unsere eigenen Reaktionen, die wir zu unterdrücken suchten. Oder wir erinnern uns an die Körper unserer Eltern und erkennen, dass die Konstriktion in unserem Körper eines ihrer starren Muster spiegelt. Dieses Erinnern hilft uns dabei, die genaue Stelle und den Pfad in die Konstriktion zu finden.

Wenn sich die Verspannung entlang ihres Pfads löst, erleben wir häufig die Emotionen, die in der Konstriktion gebunden waren. Wenn wir beispielsweise Wut zurückgehalten haben, dann kann diese Wut jetzt hochkommen und nach Ausdruck suchen. Haben wir Trauer unterdrückt, beginnen wir womöglich zu weinen, und unsere Tränen mögen sich so anfühlen wie die eines kleinen Kindes. Wenn wir uns vor Angst zusammengezogen haben, vielleicht um auf ein bedrohliches Elternteil oder Geschwister nicht verletzlich zu wirken, kann es sein, dass wir diese Angst jetzt erleben. Diese Emotionen sind mit spezifischen Erinnerungen verbunden und lösen sich auf, wenn wir ihnen erlauben, durch unseren Körper zu ziehen.

Vielleicht können wir auch spüren, welches Alter wir hatten, als wir das Muster erschaffen haben. Wir spüren vielleicht ein Stück weit die Geisteshaltung des Kindes, das in die Konstriktion gegangen ist. Manchmal können wir uns sogar auf dieses Fragment unserer Kindesmentalität und unseres damaligen Wollens einstimmen. Obwohl diese Konstriktionen unbewusst sind und spontane Reaktionen auf unsere Kindheitsumstände darstellen, scheint es dennoch in ihnen einen Akteur zu geben, der die Bewegung auslöst. Auch wenn wir keine bewusste Entscheidung treffen oder die Bewegung in die Konstriktion vielleicht nicht einmal bemerken, ist sie dennoch nicht etwas, das uns einfach geschieht – sie ist etwas, das wir tun. Wenn wir in Kontakt mit diesem Kindheitsakteur kommen, können wir die Konstriktion so einfach öffnen wie unsere Hand. Menschen beschreiben manchmal das Gefühl, in ihren Spannungen gefangen zu sein so, als würden sie gegen ihren Willen darin gehalten. Tatsächlich jedoch halten wir uns selbst im eisernen Griff, und diesen Griff können wir lösen.

Das vollständige Lösen eines Musters erfordert ein wiederholtes Einsetzen der Lösetechnik entlang des gleichen Pfades im Körper. Diese Wiederholung sorgt dafür, dass die starren, eingefrorenen Bewegungen in die Konstriktion immer flüssiger werden. Wenn wir diese spontanen Reaktionen beobachten, rückt die vormals unbewusste Bewegung in unser Bewusstsein. Das bedeutet, dass wir aufmerksamer werden für die Tendenz, erneut in die gleiche Konstriktion zu gehen, wenn die heutigen Umstände denen ähneln, die der ursprüngliche Auslöser in unserer Kindheit waren. Wir haben dann die Wahl, nicht in die Konstriktion zu gehen.

Manchmal empfinden Menschen diese Konstriktionen als Regionen der Dunkelheit oder Leere in ihrem Körper. Aber dieses Gefühl von Leere oder einem *schwarzen Loch* zeigt nur an, dass es sich um einen besonders starren und dichten Bereich handelt. Es fühlt sich so an, als würde dort etwas fehlen, weil wir an diesen Stellen den Kontakt zu uns selbst verloren haben. Wenn Sie Ihre gezielte Aufmerksamkeit in die Dunkelheit oder Leere richten, sind Sie womöglich in der Lage, die Konstriktion zu erreichen, sie noch stärker in die Anspannung gehen zu lassen und sie dann zu lösen.

Wenn wir uns darauf konzentrieren, einen bestimmten Bereich des Körpers zu entspannen, spüren wir womöglich Anspannungen in anderen Regionen, deren wir uns zuvor gar nicht bewusst waren. Lösen wir beispielsweise eine Konstriktion in unserer Kehle, spüren wir womöglich plötzlich die Anspannung im Zwerchfell. Das hängt damit zusammen, dass wir als Reaktion auf traumatische Umstände verschiedene Teile unseres Körpers zur gleichen Zeit anspannen. Wenn beispielsweise das Ausdrücken von Ärger gegenüber einem Elternteil zu einer schweren Bestrafung führt, ziehen wir womöglich mehrere Teile unseres Körpers zusammen, um uns am Ausdrücken und vielleicht sogar am Spüren unserer Wut zu hindern. Zur selben Zeit, in der wir unsere Kehle verschließen, unseren Mund zusammenpressen und sogar unsere Augen anspannen, um einen wütenden Ausdruck zu unterdrücken, halten wir womöglich auch den Atem an, indem wir unser Zwerchfell zusammenziehen.

Wenn wir ein Haltemuster in unserem Körper lösen, stellen wir manchmal auch fest, dass es unterschiedliche Zwecke erfüllte und mit verschiedenen Altersstufen in unserer Kindheit verbunden ist. Vielleicht nutzen wir den gleichen Anspannungspfad zuerst als Kleinkind, um das laute Ticken einer Uhr zu mildern, und dann erneut mit acht Jahren, um die Streitereien unserer Eltern auszublenden. Beim Lösen eines Musters können sich daher verschiedene Erinnerungen, Alter und Emotionen zeigen. Jede dieser Erinnerungen kann hilfreich dabei sein, den exakten Pfad des Musters aufzuzeigen und es komplett zu lösen.

Nicht alle Anspannungen im Körper haben psychische Ursachen. Diese Technik kann auch helfen, Konstriktionsmuster zu lösen, die aufgrund einer körperlichen Verletzung oder eines Ungleichgewichts entstanden sind, die durch die Geburt ausgelöst wurden, beispielsweise durch eine Zangengeburt. In diesen körperlichen Konstriktionen können ebenfalls Erinnerungen und Emotionen festsitzen. Doch selbst wenn dies nicht der Fall ist, können wir sie auf die gleiche Weise lösen, indem wir uns auf die Anspannung konzentrieren, zulassen, dass sie sich verstärkt und sie dann entlang des gleichen Pfades auflösen.

## Die eigene Geschichte verstehen

Menschen fragen mich manchmal, ob es notwendig ist, die Vergangenheit zu verstehen, um unsere psychologischen Muster loszuwerden. Besonders einige spirituelle Lehrer glauben, dass unsere wahre Natur tiefer ist als das psychologische Narrativ und dass dieses unwichtig sei und ignoriert werden könne. Sie hoffen, ihre wahre Natur allein durch Meditation oder positives Denken zu erreichen.

Manchmal können wir ein Konstriktionsmuster lösen, ohne zu erkennen, welchen Zweck es in unserer Kindheit erfüllt hat. Einige unserer weniger eingefahrenen Muster lassen sich allein durch Meditation lösen. Und einige Depressions- oder Wutmuster können zumindest temporär Linderung erfahren, wenn wir unsere negativen Gedanken durch positive ersetzen. Tief eingefahrene Konstriktionsmuster können wir jedoch ohne psychologische Erkenntnisse nicht oder zumindest nicht dauerhaft lösen. Das Labyrinth der Konstriktionen in unserem Körper besteht aus Bedeutung und Erinnerung. Wir können seine Wege nicht ergründen, ohne seine Bedeutung zu verstehen und die Erinnerungen in unser heutiges Bewusstsein zu bringen.

Auf der anderen Seite stehen die Therapeuten, die glauben, man müsse sich nur vollständig an ein traumatisches Ereignis erinnern können, um die bleibenden Auswirkungen von Traumata, die man als posttraumatische Belastungsstörungen bezeichnet, vermeiden oder heilen zu können. Wir würden dann nicht von Rückblenden der Ereignisse verfolgt oder unter einer überhöhten Wachsamkeit und Hyperaktivität leiden. Aber diese Ansicht berücksichtigt nicht die Art und Weise, wie wir Traumata und unsere Reaktion darauf im Gewebe des Körpers speichern. Das Erinnern allein löst nicht die traumabasierten Konstriktionen im Körper. Selbst wenn wir uns an alle traumatischen Ereignisse erinnern und sie in Worte fassen könnten, würden die Mentalität und die Emotionen aus der Kindheit, die in den Konstriktionen unseres Körpers feststecken, unsere heutigen Ansichten, Fähigkeiten und Entscheidungen auch weiterhin beeinflussen.

Wenn wir uns wirklich von diesen Mustern lösen wollen, müssen wir sowohl unsere konzentrierte Aufmerksamkeit auf die starren Gewebe des Körpers richten als auch den ursprünglichen Sinn der Konstriktion verstehen. Wenn wir die Situationen nicht verstehen, die zu den Konstriktionsmustern geführt haben, ist es wesentlich wahrscheinlicher, dass wir sie reorganisieren oder ihre Starre noch weiter erhöhen, wann immer in unserem Leben vergleichbare Situationen auftauchen. Wir müssen zum Beispiel wissen, dass wir unsere Fähigkeit zu lieben als Reaktion auf ein Elternteil begrenzt haben, das nicht in der Lage war, Liebe zu fühlen, oder wir werden uns auch weiterhin zusammenziehen, wann immer uns jemand mit Lieblosigkeit begegnet. Verstehen wir jedoch die genauen Ereignisse und Beziehungen, die unsere Muster verursacht haben, können wir die Bindung lösen und unsere Offenheit aufrechterhalten, ganz gleich, auf welche Umstände wir treffen. Wir sind in unseren heutigen Beziehungen und unserem Leben offen.

Wenn wir unsere psychologische Vorgeschichte kennen, trägt das auch dazu bei, dass wir mit uns selbst im Frieden sind. Wir spüren vielleicht Mitgefühl und Respekt für uns selbst, wenn wir tatsächlich in unserem Körper die Erinnerungen an Situationen aufdecken können, die für uns als Kinder schwierig waren, und wie wir es geschafft haben, uns selbst zu schützen und zu erhalten.

## Wie die Lösetechnik in der Praxis funktioniert

Christine kam vor einigen Jahren zu mir. Am Telefon gab sie an, sie wolle mit der Lösetechnik arbeiten. Ihre Stimme war fest und klar, aber gleichzeitig auch ein wenig kindlich und zaghaft. Als wir uns das erste Mal sahen, beeindruckte mich ihre Vitalität. Sie war Anfang vierzig und recht exotisch gekleidet, in Samthosen und einem bunt gemusterten Seidentop. Ich fühlte mich wohl in ihrer Gegenwart und war ein wenig erleichtert ob ihrer starken Präsenz. Auf den ersten Blick schien sie das Leben zu lieben, und ich fragte mich, wo sie wohl mit Konstriktionen zu kämpfen hatte. Aber als sie zu sprechen begann und sich mir vorstellte, hörte ich wieder diesen kindlichen Singsang in ihrer Stimme. Ich beobachtete sie sorgfältig, und mir fiel auf, dass sie zwar den Eindruck vermittelte, geerdet und sicher zu sein, es aber dennoch in Hals, oberem Brustraum und Solarplexus eine Bewegung nach oben gab.

Christine hatte bereits mit einem zertifizierten Lehrer des *Realization Process* die Einstimmung auf das elementare Bewusstsein und das Atmen aus der subtilen Körpermitte heraus geübt, sodass ich mit ihr direkt an die Lösungsarbeit gehen konnte.

Ich bat sie, mir von ihrer Kindheit zu erzählen und ob es dort ein schweres Trauma gegeben habe. „Nein, nichts Schlimmes. So würde ich es nicht nennen", sagte sie mit einem einnehmenden Lächeln. „Aber mein Vater war häufig wütend, und meine Mutter hatte ständig Angst." Als sie dies sagte, wurde die Aufwärtsbewegung in ihrem Körper ausgeprägter, und einen Moment lang sah sie aus wie ein ängstliches Kind.

Ich fragte sie, ob sie Angst vor ihrem Vater gehabt habe.

„Er war schon sehr furchteinflößend, wenn er so richtig in Rage kam. Dabei war er gar nicht immer wütend, es war mehr die Unberechenbarkeit", sagte sie und legte eine Hand schützend auf ihre Brust.

„Wo in Ihrem Körper spüren Sie eine Anspannung?", fragte ich sie.

„In meinem Hals. Und im oberen Brustbereich."

Ich begann, sie durch die Lösearbeit in Ihrem Hals zu führen.

„Nehmen Sie Verbindung auf zur Anspannung in Ihrer Kehle. Versuchen Sie, Ihre Aufmerksamkeit ganz tief in die Anspannung zu bringen, sodass sich alles noch stärker zusammenzieht."

Ich beobachtete, wie Christine Verbindung zum Innenraum ihrer Kehle aufnahm und sich dann stärker auf das konzentrierte, was wie ein Knoten um ihren Kehlkopf zu liegen schien. Als sie dies tat, schien sich der Knoten noch weiter zuzuziehen.

„Und jetzt lassen Sie ein wenig los." Ich verwende die Worte „ein wenig", damit Menschen nicht versuchen, die ganze Anspannung auf einmal zu lösen. Wir lösen zunächst nur die Intensivierung der Konstriktion, die eintrat, als wir unsere konzentrierte Aufmerksamkeit auf das Zentrum der Anspannung gerichtet hatten. Es kommt dann zu einer spontanen, nicht willentlich beeinflussten Auflösung entlang des Pfades der Konstriktion.

„Was fühlen Sie, wenn Sie das tun?"

„Ich spüre ein kleines Rinnsal an Energie in meiner Kehle."

„Das ist wunderbar. Machen Sie nun bitte das Gleiche noch einmal."

Wir wiederholten den Vorgang der Konzentration auf die Anspannung, erlaubten ihr, sich kurz weiter zu erhöhen, und lösten sie dann erneut. Nach der dritten Wiederholung löste sich ein weiterer Teil der Anspannung, und Christine konnte spüren, wie mehr Energie durch ihre Kehle floss.

Plötzlich füllten sich ihre Augen mit Tränen, und sie legte erneut die Hand auf ihre Brust.

„Wenn mein Vater mich angeschrien hat, fühlte es sich plötzlich so an, als liebte er mich nicht mehr. Das war der beängstigendste Teil, das, was mich traurig gemacht hat."

Ihre Tränen lösten einen Teil der Anspannung in ihrem oberen Brustraum, obwohl ich wusste, dass wir in zukünftigen Sitzungen für weitere Lösungsarbeiten zu diesem Körperbereich zurückkehren würden.

„Bewohnen Sie nun Ihren gesamten Kehlbereich", forderte ich sie auf. „Und nehmen Sie Verbindung auf zur Qualität Ihrer Stimme in Ihrem Hals, Ihrem Potenzial zu sprechen."

Als sie dies tat, eröffnete das *neue Territorium*, das sie durch das Lösen der Konstriktion gewonnen hatte, mehr Zugang zu ihrer Kehle und ein besseres Gefühl für den inneren Raum dort. Sie spürte nun auch eine stärkere Verbindung zwischen Kehle und Brust. Als sie sprach, stellten wir beide fest, dass ihre Stimme nun voller klang und mehr Resonanz hatte. Sie hatte nicht länger diesen kindlichen, zaghaften Tonfall.

## ÜBUNG: Mit den Eltern zusammenhängende Konstriktionen finden und lösen

Diese Übung bringe ich Menschen bei, damit sie herausfinden können, auf welche Weise sie sich gegenüber ihren Eltern organisiert und eingeschnürt haben. Bevor Sie sie durchführen, sollten Sie zunächst üben, Ihren Körper zu bewohnen und sich auf das elementare Bewusstsein einzustimmen. Wenn es in der Beziehung zu einem Elternteil ein schweres Trauma gibt, dann sollten Sie die Übung in jedem Fall in Begleitung eines Psychotherapeuten durchführen, der für den *Realization Process* zertifiziert ist.

Setzen Sie sich aufrecht hin, die Füße berühren den Boden. Schließen Sie die Augen. Richten Sie Ihre Aufmerksamkeit auf Ihren Atem. Lassen Sie ihn sanft und gleichmäßig fließen. Spüren Sie nun, wie Sie in Ihren Füßen sind und dass Sie Ihre Füße bewohnen. Erlauben Sie Ihrem Atem, sich daran zu gewöhnen, dass Sie so tief unten in Ihrem Körper sind, sodass der Atem beim Einatmen Sie nicht von den Füßen weg nach oben zieht.

Bewohnen Sie nun Ihren gesamten Körper. Gestatten Sie sich, sich wohlzufühlen und in Ihrem gesamten Körper zu leben. Nehmen Sie Verbindung auf zum Raum außerhalb Ihres Körpers. Spüren Sie, dass es sich bei dem Raum innerhalb und außerhalb Ihres Körpers um den gleichen durchgehenden Raum handelt.

Sehen Sie vor Ihrem geistigen Auge, wie Ihr Vater oder Ihre Mutter vor Ihnen steht.

Spüren Sie, dass der Raum, der Sie durchdringt, auch Ihre Mutter beziehungsweise Ihren Vater durchdringt.

Richten Sie Ihre Aufmerksamkeit auf den Raum, der Ihren gesamten Körper und den Kopf Ihres Elternteils durchdringt. (Bleiben Sie dabei in Ihrem Körper, projizieren Sie sich nicht in den Kopf des betreffenden Elternteils.) Beobachten Sie mögliche Veränderungen in Ihrem Körper, während Sie dies tun.

Richten Sie Ihre Aufmerksamkeit auf den Raum, der Ihren gesamten Körper und den Hals Ihres Elternteils durchdringt. Beobachten Sie mögliche Veränderungen in Ihrem Körper, während Sie dies tun.

Richten Sie Ihre Aufmerksamkeit auf den Raum, der Ihren gesamten Körper und den Brustraum Ihres Elternteils durchdringt. Beobachten Sie mögliche Veränderungen in Ihrem Körper, während Sie dies tun.

Richten Sie Ihre Aufmerksamkeit auf den Raum, der Ihren gesamten Körper und den Bauchraum Ihres Elternteils durchdringt. Beobachten Sie mögliche Veränderungen in Ihrem Körper, während Sie dies tun.

Richten Sie Ihre Aufmerksamkeit auf den Raum, der Ihren gesamten Körper und das Becken Ihres Elternteils durchdringt. Beobachten Sie mögliche Veränderungen in Ihrem Körper, während Sie dies tun.

Wenn sich während dieser Übung zu irgendeinem Zeitpunkt ein Teil

Ihres Körpers angespannt hat, dann gehen Sie zu diesem Teil Ihres eigenen Körpers zurück. Wenn sich mehrere Bereiche angespannt haben, wählen Sie einen aus. Richten Sie Ihre konzentrierte Aufmerksamkeit auf die Konstriktion, sodass sie sich verstärkt. Gestatten Sie sich zu fühlen, warum Sie sich in der Beziehung zu diesem Elternteil dort anspannen. Wie alt fühlen Sie sich? Können Sie eine Emotion wahrnehmen? Kommen Erinnerungen hoch? Spiegeln Sie die Konstriktion des Elternteils oder reagieren Sie eher?
Wenn Sie spüren, wie die Konstriktion sich intensiviert, lassen Sie sie los und erlauben Sie ihr, sich in Richtung Lösung zu bewegen.
Wiederholen Sie den Vorgang: Richten Sie Ihre Aufmerksamkeit auf die Konstriktion und lassen Sie zu, dass sie sich verstärkt. Lassen Sie dann los und erlauben Sie der Konstriktion, sich in Richtung Lösung zu bewegen.
Sehen Sie weiter vor Ihrem geistigen Auge Ihr Elternteil vor sich und schauen Sie, ob Sie nun den Teil des Körpers bewohnen können, der zuvor verspannt war. Stimmen Sie sich auf die Qualität ein, die mit diesem Teil Ihres Körpers verbunden ist (zum Beispiel Verstehen, Stimme, Liebe, Stärke, Geschlecht).
Lösen Sie das Bild Ihres Elternteils auf. Spüren Sie, dass Sie in Ihrem gesamten Körper anwesend sind und stellen Sie einen tiefen inneren Kontakt zu sich her.

## Geduld und Freundlichkeit

Die Fallgeschichten in diesem Buch mögen den Eindruck erwecken, dass das Lösen und Heilwerden sehr schnell erfolgt, was manchmal tatsächlich der Fall ist. Im Allgemeinen jedoch ist das Freiwerden von Konstriktionen ein langsamer, gradueller Prozess, der es erfordert, die wichtigsten Haltemuster viele Male zu bearbeiten. Hinzu kommt, dass wir häufig neue finden, wenn wir tiefer in unseren Körper und unsere Geschichte einsteigen. Vollkommen frei zu werden von psychischen Konstriktionen ist ein Ideal, dem wir uns annähern können, das wir aber nie vollständig erreichen werden.

Zum Glück müssen wir nicht alle Konstriktionen lösen, um unseren Körper bewohnen und uns als den alles durchdringenden Raum des elementaren Bewusstseins erkennen zu können. Und je stärker wir in der Lage sind, uns als elementares Bewusstsein zu erkennen, umso einfacher wird es, unsere Konstriktionen zu lösen. Und jedes kleine Stück an Lösung kann einen enormen Unterschied ausmachen in der Art, wie wir uns fühlen, und in unserem Zugang zu den Hauptqualitäten und Fähigkeiten unseres Wesens.

Es kann manchmal ermüdend sein, diese Konstriktionen zu lösen, nahezu so, als habe man eine Hand zwanzig Jahre lang zur Faust geballt und würde sie nun öffnen. Nach einer so langen Zeit schmerzt die Hand natürlich beim Öffnen und fühlt sich zunächst vielleicht kraftlos an. Gönnen Sie sich daher nach jedem Einsatz der Lösetechnik ausreichend Ruhe. Auch wenn dies nicht häufig passiert, kann es vorkommen, dass Sie ein leichtes Zittern in der Region verspüren, die Sie gerade gelöst haben, oder dass Ihnen ein wenig schwindelig ist. Wenn die Erinnerungen sehr giftig waren, kann es sogar zu einer leichten Übelkeit kommen. Diese Symptome legen sich nach einem oder zwei Tagen, und dann werden Sie sich wahrscheinlich energetisiert fühlen.

Seien Sie bitte geduldig mit sich und dem Heilungsprozess. Die Langsamkeit des Prozesses gibt Ihnen Zeit, die neu befreiten Teile Ihres Selbst zu integrieren. Also üben Sie sich in Geduld und seien Sie freundlich zu sich selbst.

Es ist von großer Wichtigkeit, dass Sie jede Sitzung damit beschließen, den gerade gelösten Körperteil zu bewohnen, denn dadurch wird er ein Teil des einheitlichen Urgrunds Ihres Seins, ein Teil Ihrer Ganzheit. Die Inbesitznahme des neu gelösten Raums in Ihrem Körper ermöglicht es, dass die Lösung zu einer dauerhaften Veränderung der Art und Weise führt, in der Sie Ihren Körper bewohnen.

# 9

# Ängste und Depressionen

*Das Selbst ist seiner Natur nach Seligkeit.*

RAMANA MAHARSHI

Unsere Erinnerungen an Traumata können zusammen mit den zugehörigen, dauerhaft in unserem Körper gebundenen Emotionen chronische Muster von Ängsten und Depressionen hervorrufen. Im Folgenden werde ich einen Blick darauf werfen, was der *Realization Process* zur Linderung dieser Muster beitragen kann. Diese Übungen sind nicht gedacht, schwerere Formen von Depressionen, Angstzuständen oder bipolaren Störungen zu heilen. Die Sicherheit erfordert, dass diese schwereren Formen emotionaler Leiden medikamentös behandelt werden. Jeder chronische Zustand von Angst oder Depression sollte zusätzlich mit Gesprächen und anderen verbalen Prozessen angegangen und von einem ausgebildeten, mitfühlenden Therapeuten begleitet werden. Dennoch können die Übungen des *Realization Process* eine wirkungsvolle Ergänzung für medizinische und psychotherapeutische Behandlungen darstellen.

## Angstmuster lösen

Vertreter der Existenzphilosophie behaupten, dass Ängste unvermeidbar seien. Sie sagen, dass das Wissen um unsere Sterblichkeit und die Energie, die wir aufwenden, um dieses Wissen zu leugnen, Angst zu einer durch und durch menschlichen Eigenschaft macht. Je stärker wir Konzepte wie den Himmel oder Reinkarnation in Frage stellen oder verwerfen, umso ängstlicher werden wir womöglich.

Laut der buddhistischen Philosophie erklärt sich unsere Angst aus der Illusion unserer Getrenntheit und den daraus resultierenden Gefühlen von Isolation, Verwundbarkeit und Abwehr. Im Rahmen des *Realization Process* wird diese illusorische Getrenntheit als von uns selbst errichtete Schutzbarriere gegenüber der Umgebung verstanden, die im Körpergewebe fixiert wurde. Die traumabasierten Konstriktionen in unserem Körper hindern uns am Kontakt mit uns selbst und anderen. Sie können Besorgnis sowie Angst und Misstrauen anderen Menschen gegenüber erzeugen sowie das Bedürfnis, uns zunehmend vor ihnen zu schützen.

Ängste sind eine direkte Folge von Traumata. Wenn wir als Kinder in unserem Umfeld Misshandlung oder Unsicherheit erleben, entwickeln wir der Umgebung gegenüber womöglich eine chronische Ängstlichkeit und Wachsamkeit. Jede Erinnerung daran, überfordert oder auf irgendeine Weise missbraucht worden zu sein, kann eine bleibende Angst vor der Rückkehr des Traumas auslösen.

Im Laufe der Zeit können ein chronisch gehaltener emotionaler Zustand in unserem Körper und eine extreme Wachsamkeit zu einem starren Haltemuster in unseren Sinnen führen. Unser Fokus gerät dauerhaft aus dem Gleichgewicht und richtet sich stärker auf die Welt außerhalb unseres Selbst und weniger auf den Innenraum des eigenen Körpers. Wir alle leben in einem gewissen Maß an der Oberfläche unseres Selbst, aber in einem Zustand extremer Wachsamkeit richten wir unsere Aufmerksamkeit auf statische Weise nach außen auf die Umwelt.

Die Bewegung der Angst in unserem Körper ist aufwärtsgerichtet. Wir kennen das Sprichwort vom Kloß im Hals. Wenn wir Angst haben, spüren wir, wie der Innenraum unserer Brust sich nach oben bewegt. Wir neigen dazu, unseren Atem nur im oberen Brustraum zu spüren und kurz und schwer zu atmen. Wenn wir einen Großteil unserer Kindheit mit Angst leben, werden die Aufwärtsbewegung und das eingeschränkte Atmen zu einem chronischen Muster.

Genau wie bei allen Haltemustern kann es auch hier sein, dass wir das Angstmuster eines Elternteils spiegeln. Als emotionaler Zustand kann Angst sich prägend auf die Umgebung auswirken. Wenn unsere Eltern häufig ängstlich oder besorgt waren, dann waren die Luft, die wir als Kinder geatmet, und die Atmosphäre, die wir aufgenommen und gespürt haben, von Angst durchdrungen. Diese Emotion kann im Körper gebunden werden und in den Erinnerungen an unser Umfeld. Als Erwachsene tragen wir das innere Gefühl und die äußere Atmosphäre von Angst mit uns herum, wohin auch immer wir gehen, selbst wenn unsere gegenwärtigen Umstände keinen Anlass für Ängste geben.

Menschen, die ängstlich sind, haben häufig das Gefühl *dünnhäutig* zu sein. Das Leben scheint sie direkt zu treffen, ohne den Puffer, über den andere offensichtlich verfügen. Sie fühlen sich bombardiert und zerrüttet durch grobe auditive, visuelle und olfaktorische Reize und die emotionale und körperliche Präsenz anderer Menschen. Oder wie der Dichter Yeats es beschrieb: „Das Zentrum hält nicht stand."

Den Körper zu bewohnen und Zugang zur subtilen Körpermitte zu haben, kann uns helfen, Abstand zu gewinnen von den Sinnes- und Gefühlsreizen unserer Umgebung. Wenn wir im Körper anwesend sind und uns auf den alles durchdringenden Raum des elementaren Bewusstseins einstimmen, können wir chronische Muster der Hypervigilanz (überhöhte Reaktionsbereitschaft und Aufmerksamkeit) loslassen. Sobald wir in der Lage sind, das elementare Bewusstsein als Wahrnehmungsfeld zu erleben und so auch die Empfänglichkeit unserer Sinne, fällt es uns wesentlich leichter, diese zu nutzen. Wir fühlen uns nicht länger herausgezogen aus dem Körper, hin zu den Objekten unserer Wahrnehmung.

Wenn wir uns als elementares Bewusstsein erkennen, stellen wir fest, dass das Zentrum sehr wohl standhält. Wir haben ein greifbares Gefühl dafür, dass die grundlegende Einheit unseres Seins nicht beeinträchtigt werden kann. Sie ist sowohl selbstexistent als auch selbstkohärent. Erfahrungen durchlaufen uns, ohne das grundlegende Gefühl des Zusammenhalts unserer eigenen Existenz zu verändern. Die Übung der Wahrnehmung aus dem elementaren Bewusstsein heraus, die Sie in Kapitel 6 finden (→ Seite 135), kann Sie dabei unterstützen, das Muster der Hypervigilanz loszulassen, sodass Ihr Erleben im durchlässigen Raum Ihres Seins stattfindet, ohne das elementare Erlebnis der Einheit zu beeinträchtigen.

Die Übung zum Bewohnen des Körpers kann vor allem genutzt werden, um der Aufwärtsbewegung im Körper entgegenzuwirken, die eine häufige Folge von Ängstlichkeit ist. Während Sie jeden Teil Ihres Körpers bewohnen, geben Sie sich einen Moment Zeit, um sich im jeweiligen Bereich niederzulassen. Drücken Sie nicht nach unten und lassen Sie die Außenseite des Körpers nicht zusammenfallen. Es geht eher um ein sanftes inneres Hineinsinken in jeden Körperbereich. Als Gegenmittel gegen Ängstlichkeit sollten Sie vor allem darauf achten, dies im Brust- und Halsbereich zu tun. Die Anleitung hierfür lautet folgendermaßen:

Bewohnen Sie den Innenraum Ihrer Brust. Lassen Sie sich in Ihrer Brust nieder. Spüren Sie, wie Sie „in Ihrem Herzen sitzen". Bewohnen Sie Ihren Hals. Lassen Sie sich in Ihrem Hals nieder.

Wenn Sie den unteren Teil Ihres Körpers bewohnen – Ihre Füße, Ihre Beine und Ihr Becken –, kann dies zu Ihrer Erdung beitragen, sodass Sie das Muster der Aufwärtsbewegung im Körper loslassen können. Sie können dies beim Sitzen, Stehen und Gehen wahrnehmen. Die entsprechende Anleitung lautet:

Bewohnen Sie Ihre Füße. Gestatten Sie Ihrem Atem, sich daran anzupassen, dass Sie so weit unten in Ihrem Körper sind, sodass der Atem beim Einatmen sie nicht von den Füßen nach oben zieht.
Spüren Sie, dass es keine Trennung zwischen Ihren Füßen und dem Boden gibt.
Gehen Sie durch den Raum. Spüren Sie bei jedem Schritt erneut, dass es keine Trennung zwischen Ihnen und dem Boden gibt.

Die Übung zum grundlegenden Erden aus Kapitel 3 (→ Seite 76) kann Ihnen helfen, sich in Ihrem Körper niederzulassen.

Beim Durchforsten Ihrer Kindheitserinnerungen stoßen Sie vielleicht auf die Ursache für Ihre Ängstlichkeit. Dann können Sie die Techniken des *Realization Process* noch gezielter zum Heilen von Ängsten einsetzen. Im folgenden Fall nutzte beispielsweise eine Klientin die Verkörperungsübung, um ein chronisches Gefühl drohender Gefahr zu bannen und ein inneres Gefühl der Sicherheit zu entwickeln.

Als Margaret zu mir kam, erzählte sie, sie verspüre eine ständige Ängstlichkeit, die zwar nicht gravierend sei, deren Ursache sie sich aber nicht erklären konnte. Sie war in ihrem jetzigen Leben sehr glücklich, konnte sich aber nicht von dem Gefühl freimachen, dass etwas Schreckliches passieren würde. Als ich mit der Übung begann, bei der es um das Bewohnen ihres Körpers ging, stieg ihr Angstpegel merklich an.

„Es fühlt sich gefährlich an, hier drin zu sein, in meinem Körper", sagte sie.

Ich fragte sie, worin genau die Gefahr liegen würde.

Als sie sich unmittelbar auf das Gefühl der Angst in ihrem Körper einstimmte, fühlte sie sich, als wäre sie ein kleines Kind von etwa zwei Jahren. Dann erinnerte sie sich plötzlich lebhaft an das wütende Gesicht ihres Vaters und dass seine Brust angeschwollen sei „wie bei einer Kobra".

„Es ist so lange her", sagte sie verwundert. „Meine Mutter und ich haben ihn verlassen, als ich drei Jahre alt war, und ich habe seit Ewigkeiten nicht mehr an ihn gedacht. Aber jetzt sehe ich plötzlich sein Gesicht. Er war ständig wütend, und meine Mutter hatte schreckliche Angst vor ihm. Ohne Vorwarnung konnte er plötzlich ausholen und sie schlagen, und einmal hat er mich auf die Beine geschlagen. Das war der Moment, in dem meine Mutter die Kraft fand, ihn zu verlassen."

Obwohl es schon viele Jahre her war, dass sie mit ihrem Vater gelebt hatte, trug sie in ihrem Körper immer noch die Erinnerung daran, aufgrund seiner Wut in drohender Gefahr zu schweben. Als ich sie weiter durch die Übung der Verkörperung leitete, bat ich sie, sich bei jedem Körperteil einen Moment Zeit zu nehmen und ein Gefühl der Sicherheit zu verspüren. Die Anleitung dazu war: „Spüren Sie, dass Sie in Ihren Füßen sind. Gestatten Sie sich, sich in Ihren Füßen sicher zu fühlen." Dies wiederholte ich dann für jeden Teil des Körpers. Nach und nach war sie in der Lage, das lang gehaltene Muster von Angst in ihrem Körper zu lösen, indem sie ein inneres Gefühl von Sicherheit entwickelte.

Sie können die Verkörperungsübung auch nutzen, um in jedem Bereich Ihres Körpers ein Gefühl von Ruhe, Frieden, Mut oder einer anderen Eigenschaft zu gewinnen, die Ihnen Ihrer Meinung nach guttun würde. Nutzen Sie diejenige Eigenschaft, die Ihnen als das beste Mittel gegen die Quelle ihrer Angst erscheint.

Eine andere Art, Ängstlichkeit zu heilen, besteht darin, den Raum außerhalb des Körpers zu reinigen. Unsere Erinnerungen an unsere Kindheitsumgebung beeinflussen nicht nur den Raum in unserem Körper. Wir speichern die Erinnerung auch im Raum um unseren Körper herum. Wenn beispielsweise ein Hauch von Bedrohung in der Atmosphäre lag, müssen wir unsere heutige Bewusstheit auf diese Erinnerung lenken, um sie loslassen zu können.

Greta erzählte mir, dass sie keinen Grund habe, ängstlich zu sein. Es sei einfach ihre Natur. Ich persönlich glaube allerdings nicht, dass Ängstlichkeit Teil der grundlegenden Natur eines Menschen ist. Als wir über ihre Kindheit sprachen, stellte sich heraus, dass ihre Eltern extrem ängstliche und besorgte Menschen waren. Sie übertrugen diese Ängste auf ihre Tochter, und zwar durch ihre besondere Angst um ihre Sicherheit und durch die Art, wie sie über die „Welt da draußen" sprachen. Sie füllten auch die Atmosphäre in ihrem Zuhause mit dem Gefühl ihrer Ängstlichkeit.

„Die Luft, die ich atmete, schien angsterfüllt zu sein", beschrieb Greta dies.

Ich fragte Greta, ob sie ihre Kindheitsatmosphäre um ihren Körper herum spüren könne. Sie stellte erstaunt fest, dass sie diese erinnerte Atmosphäre leicht um sich herum wiederfinden konnte. Sie war immer um sie herum gewesen, ohne dass ihr dies bewusst gewesen war, und sie hatte weiterhin ihre Stimmung beeinflusst.

„Die Luft um mich herum fühlt sich regelrecht angstgetränkt an“, sagte sie. „Kein Wunder, dass es sich anfühlt wie die Luft, die ich atme. Es war ja auch so.“

Ich bat sie, sich auf die aktuelle Atmosphäre um sie herum einzustimmen: die Atmosphäre in meiner Praxis.

„Das fühlt sich vollkommen anders an“, sagte sie. Während sie ein paar Mal zwischen der Kindheitsatmosphäre und der heutigen hin und her sprang, begann sich die Ängstlichkeit um sie herum aufzulösen. Ich bat sie, die gleiche Übung auch in ihrem Zuhause durchzuführen: zunächst das Erinnern der Kindheitsatmosphäre und dann das Eintauchen in diejenige, die sie heute umgibt.

Greta hatte sich auch in einem Zustand der Ängstlichkeit gehalten, indem sie diese in ihrem Atem gebunden hatte. Auch hier stellte sie erstaunt fest, dass sie sich auf die Ängstlichkeit einstimmen und diese wahrnehmen konnte. „Es fühlt sich an wie eine Art von Metallfaden in meinem Atem“, meinte sie. Sobald sie dies deutlich spüren konnte, war sie in der Lage, die Ängstlichkeit aus ihrem Atem zu vertreiben und die Luft in ihrer gegenwärtigen Umgebung zu atmen. Langsam löste sich das Gefühl der Ängstlichkeit sowohl in ihrem Körper als auch um diesen herum auf. Sie konnte die Gewohnheit, ängstlich zu sein, die sie aus der Kindheit mit in ihr Erwachsenenleben genommen hatte, loslassen und den Frieden ihres gegenwärtigen Lebens genießen.

## Depressionsmuster lösen

Ähnlich wie Ängstlichkeit können auch Depressionen zu einem gewohnheitsmäßigen Muster in uns werden. Wenn wir deprimiert sind, gelingt es uns zwar häufig, verschiedene rationale Gründe für unsere Stimmung zu finden, aber eine chronische Depression hat ihre Wurzeln zumeist in unserer Kindheit, oder sie entsteht als Reaktion auf Verluste oder Fehlschläge, die wir später im Leben erlitten haben. Wenn wir die tatsächliche Ursache der Depression finden, können wir sie besser angehen. Depression ist häufig das Ergebnis einer lange unterdrückten Trauer oder Wut. Finden wir den ursprünglichen Auslöser dieser Gefühle, kann die Depression häufig in ihrer ursprünglichen Form als Wut oder Trauer erlebt werden, um dann durch uns zu fließen und sich aufzulösen.

So wie wir die Ängste unserer Eltern spiegeln oder die Atmosphäre der Ängstlichkeit im Heim unserer Kindheit aufnehmen können, kann dies auch mit dem Schwermut unserer Eltern geschehen. Wir nehmen die dunkle Wolke, die uns im Heim unserer Kindheit umgab, womöglich mit in unser Erwachsenendasein und leben damit, selbst wenn unsere gegenwärtigen Lebensumstände alles andere als deprimierend sind.

Sarah kam zu mir, weil sie eine Leere in ihrem Leben spürte, die sie scheinbar nicht überwinden konnte. Sie lebte mit einem Mann zusammen, der sie liebte, in einem Haus, das sie liebte, und auch ihre Arbeit machte ihr Freude und gab ihr das Gefühl, etwas Sinnvolles zu tun. Finanziell hatte sie ebenfalls keine Sorgen. Dennoch erwachte sie jeden Morgen mit einem Gefühl von Dunkelheit und Schwere in ihrem Körper und einer diffusen Furcht. Sobald sie aufstand und sich beschäftigte, war ihr dieses Gefühl nicht mehr bewusst. Es kam aber sofort wieder hoch, wenn sie sich hinsetzte und entspannte. Als ich sie bat, dieses Gefühl von Dunkelheit und Furcht in ihrem Körper zu finden, stellte sie erschrocken fest, dass sich in ihrem Körper ein tiefer Brunnen voller Verzweiflung befand. „Ich habe das Gefühl, sterben zu wollen", sagte sie. Ich fragte sie, ob sie früh im Leben etwas oder jemanden verloren habe, aber sie konnte sich an nichts erinnern.

Als nächstes bat ich sie zu spüren, wie alt sie sei, wenn sie sich auf die Dunkelheit in ihrem Körper einstimme. Zunächst ergab diese Frage keinen Sinn für sie, weil das Gefühl in ihrem jetzigen Leben ständig präsent war. Aber nach ein paar Minuten sagte sie plötzlich: „Ich fühle mich, als sei ich sechs Jahre alt." Ich fragte sie, was in ihrem Leben zu diesem Zeitpunkt geschehen war. Sarah brauchte einen Moment, um sich zu erinnern, sagte aber schließlich: „Das muss um die Zeit gewesen sein, als meine Großmutter bei uns einzog."

Ihre Großmutter hatte den Holocaust überlebt und war bei Sarahs Eltern eingezogen, nachdem ihr Mann gestorben war. „Sie saß einfach nur vollkommen reglos am Fenster, und starrte auf die Straße“, erinnerte Sarah sich. „Die ganze Atmosphäre im Haus änderte sich danach. Ich kann mich nicht erinnern, dass noch gelacht wurde. Ich hatte das Gefühl, wir müssten in ihrer Anwesenheit extrem vorsichtig sein, so, als wäre sie ein dunkler Geist, der alles um sie herum erstarren ließ.“ Plötzlich erkannte Sarah, woher die Furcht stammte, die sie jeden Morgen beim Aufwachen verspürte. „Morgens, bevor ich zur Schule ging, saß sie immer am Küchentisch, und ich musste mit ihr frühstücken. Sie schien mich überhaupt nicht wahrzunehmen, als schaue sie einfach durch mich hindurch.“

„Was fühlen Sie, wenn Sie sie vor Ihrem geistigen Auge so dasitzen sehen?“, fragte ich.

„Ich bin wütend“, sagte Sarah. Dann nahm sie schnell die Hand vor den Mund. „Das ist furchtbar oder? Ich bin so wütend auf sie. Sie hat so viel gelitten. Aber es war so, als hätte sie all unsere Freude zerstört.“ Sie sah mich schuldbewusst an. Ich forderte sie auf, die Wut zu spüren, die sie noch nie zuvor ausdrücken beziehungsweise zulassen konnte. „Ich durfte nicht einmal laut lachen. Wenn ich im Haus herumgerannt bin oder sonst irgendwie laut war, haben meine Eltern das sofort unterbunden. Ich konnte keine Freundinnen zu mir nach Hause einladen, weil sie immer dort saß wie ein Geist, der die gesamte Fröhlichkeit aus dem Raum sog.“

Nachdem sie ihrem Ärger erlaubt hatte, durch sie hindurch zu ziehen, saß Sarah einen Moment lang still da. Dann sagte sie: „Ich verspüre auch Mitleid. Meine Güte, sie war so traurig. Ich habe noch nie jemanden erlebt, der dermaßen traurig war.“ Sie begann herzzerreißend zu weinen. Ihre Tränen hatten genau wie ihre Wut nie fließen dürfen. „Wir haben nie über das geredet, was sie durchmachen musste“, schluchzte sie. „Wir fassten sie einfach immer nur mit Samthandschuhen an. Aber ich kann ihre Traurigkeit in meinem gesamten Körper spüren.“

Danach hatte Sarah das Gefühl, einen Teil ihrer Depression abgelegt zu haben, aber es gab noch einiges zu tun, bevor sie sie ganz loslassen konnte. Sie sagte, sie könne die Trauer ihrer Großmutter bis in die Knochen spüren. Mehrere Monate lang übte sie im Rahmen ihrer Meditationen, ihre Knochen zu bewohnen und die Traurigkeit aus ihnen herauszuatmen. Mithilfe dieser Übung konnte sie das Depressionsmuster schließlich aus ihrem Körper entlassen.

Andauernde Einsamkeit kann ebenfalls zu Depression führen. Dieses Gefühl kann durch Kindheitserinnerungen verschärft werden. Alte Verluste, die nicht ausreichend betrauert und akzeptiert wurden, können ein chronisches Gefühl hervorrufen, verlassen oder nicht geliebt worden zu sein. Diese ursprünglichen Verluste aufzudecken und uns zu gestatten, unseren Verlust zu erfahren und ihn zu betrauern, kann zur Linderung dieser Form der Depression beitragen.

Als ich Patrick zum ersten Mal traf, litt er unter schweren Depressionen. Er sagte, er fühle sich von allen, die er jemals geliebt hatte, hintergangen und betrogen, sodass er nach und nach alle Beziehungen abgebrochen habe und nun in nahezu vollständiger Isolation lebe. „Ich brauche niemanden", sagte er. Als wir die Übungen des *Realization Process* durchgingen, war er in der Lage, viele Schichten von Bitterkeit und Schmerz und schließlich auch eine tiefe Sehnsucht in seiner Brust zu fühlen. Dieses Gefühl der Sehnsucht, das er nie zuvor gespürt hatte, war sehr hilfreich für ihn, denn es motivierte ihn, sich aus der Isolation zu befreien. Gleichzeitig fiel ihm dadurch, dass er in inneren Kontakt mit seinem Körper ging, das Alleinsein leichter, und er fühlte sich darin weniger bitter und einsam. Er sagte, dass sich das Bewohnen jedes einzelnen Teiles seines Körpers so anfühle, als träfe er ein geliebtes Wesen.

Depressionen werden häufig aufrechterhalten durch innere Monologe über persönliche Defizite, die Vergeblichkeit von Bemühungen oder die allgemeine Trostlosigkeit des Lebens. Diese Selbstgespräche können unbewusst sein oder so sehr zum Normalzustand werden, dass sie uns gar nicht mehr auffallen. Manchmal nehmen sie die Form von Selbstverachtung an. Die selbstkritische Stimme liefert im Hintergrund unseres Bewusstseins negative Kommentare zu allem, was wir tun und sind. Es ist eine andauernde negative Feedback-Schleife, die uns davon abhält, etwas Wertvolles zu leisten, sodass Misserfolg und Selbsthohn zu ständigen Begleitern werden. Sie kann uns auch davon abhalten, das Positive in der Welt zu sehen und unseren Blick auf das Leben zunehmend verdüstern. Das Mittel gegen negative Selbstgespräche besteht darin, sie uns bewusst zu machen, damit wir die Gültigkeit unserer negativen Annahmen in Frage stellen und überprüfen können. Vielleicht stellen wir dabei fest, dass unsere Selbstkritik die Verinnerlichung von Kritik ist, der wir als Kind oder junger Mensch ausgesetzt waren und dass unsere wahre Selbsteinschätzung ganz anders aussieht.

Die Übungen des *Realization Process* können auch helfen, gegen Gefühle des Selbsthasses anzuarbeiten. Wie bereits im vorangegangenen Kapitel beschrieben (→ Seite 153; 177), wissen wir, wenn wir die Qualitäten unseres Seins erkennen, wie beispielsweise die Liebe in unserer Brust oder die Intelligenz in unserem Gehirn, dass wir nicht diese verachtenswerte, unzulängliche Person sein können, die wir geglaubt hatten zu sein. Eine Person, die aus Liebe zu bestehen scheint, kann man nicht hassen.

Auch das Einstimmen auf das elementare Bewusstsein kann zur Linderung von Depressionen beitragen, weil es als leuchtend empfunden wird. Das Wahrnehmen von Licht wird häufig mit spirituellen Erfahrungen in Verbindung gebracht. Im Matthäusevangelium sagt Jesus: „Wenn dein Auge klar ist, wird dein gesamter Leib Licht sein.“ Auch wenn es hierzu verschiedene Übersetzungen und Auslegungen gibt, kommt das innere Leuchten des Körpers doch in allen Versionen vor.

Wenn wir uns darauf einstimmen, dass das elementare Bewusstsein unsere Umgebung durchdringt, wird die Welt strahlender. Alles, was wir wahrnehmen, besitzt plötzlich eine subtile Leuchtkraft. Wenn wir spüren, wie das elementare Bewusstsein unseren Körper durchzieht, dann erleben wir unter anderem, dass wir aus Licht bestehen. Wir haben ein inneres *Gefühl* von Licht, und wir können dieses Strahlen auch an anderen Menschen wahrnehmen. Diese innere und äußere Leuchtkraft kann das Gefühl von Dunkelheit und Schwere im Körper, das zu den Begleiterscheinungen von Depressionen zählt, auf sehr effektive Weise vertreiben.

Wir können die Wandlung von Dunkelheit zu Licht fördern, indem wir diesen Aspekt unserer Verkörperung besonders verfeinern. Die Anleitung hierfür lautet:

> Spüren Sie, dass Sie Ihre Füße bewohnen. Spüren Sie, dass Sie in Ihren Füßen aus Licht bestehen. Spüren Sie, dass Sie in Ihren Knöcheln und Unterschenkeln anwesend sind. Spüren Sie, dass Sie in Ihren Knöcheln und Unterschenkeln aus Licht bestehen.

Vielleicht ist Ihnen aufgefallen, dass ich nicht gesagt habe: *Spüren Sie, dass Ihre Füße aus Licht bestehen*, sondern stattdessen: *Spüren Sie, dass Sie in Ihren Füßen aus Licht bestehen*. Ich möchte Menschen nicht den Eindruck vermitteln, ihr Körper sei etwas von ihnen Getrenntes. Es ist letztendlich nicht unser Körper, der leuchtet. Wir sind die Leuchtkraft des elementaren Bewusstseins innerhalb unseres Körpers.

Wir können auch das Atmen aus der subtilen Körpermitte auf eine Weise üben, die unsere Erfahrung der Leuchtkraft fördert. Wir können die Kernpunkte – Kopf-, Brust- und Beckenzentrum – als aus Licht bestehend erfahren oder visualisieren. Wenn wir den Atem in den einzelnen Zentren initiieren, flackert das Licht auf und intensiviert sich leicht.

Menschen, die unter Depressionen leiden, lokalisieren ihr Herzzentrum manchmal an einem zu niedrigen Punkt. Schließlich reden wir ja auch oft davon, dass uns „das Herz schwer ist". Wenn eine Person unter Depressionen leidet, kann es so aussehen, als ob sie eine schwere Last in ihrer Brust trägt. Wenn Sie also in Ihr Herzzentrum gehen, dann achten Sie darauf, dass Sie von dort aus Zugang zum gesamten Innenraum Ihres Körpers haben. Das wird verhindern, dass Sie den Punkt entweder zu hoch ansetzen, wie dies leicht geschieht, wenn wir ängstlich sind, oder zu niedrig, wie dies bei chronischer Depression der Fall ist.

Das Atmen aus dem Herzzentrum heraus kann ebenfalls helfen, Depressionen zu lindern. Wenn wir unseren Atem im Herzzentrum verfeinern, finden wir leichter Zugang zu einer subtilen emotionalen Qualität in unserer Brust, die hinter und unter der Depression vorhanden ist. Dadurch kann uns bewusst werden, dass die Dunkelheit und Schwere, die wir in unserem Körper herumgetragen haben, nicht unserer wahren Natur entsprechen. In der Dunkelheit verbergen sich das Licht und ein tatsächliches Gefühl von Freude und Glück.

So wie das elementare Bewusstsein als Leuchten erfahren werden kann, kann es auch als Glückseligkeit erfahren werden. Manchmal fordere ich Klienten auf, sich auf den emotionalen Aspekt des elementaren Bewusstseins in Form von Glückseligkeit einzustimmen. Es handelt sich dabei nicht um ein Gipfelerlebnis, sondern um das fortlaufende Erleben von Zufriedenheit und Wohlergehen, das auch unter schwierigen äußeren Bedingungen stabil bleiben kann. Sobald wir uns einmal als elementares Bewusstsein erkannt haben, können wir dieses Glück immer in unserer Brust finden, ebenso wie in unserem gesamten Körper und unserer Umgebung.

Der Grund, warum ich Klienten nicht immer auffordere, sich auf den emotionalen Aspekt des elementaren Bewusstseins in Form von Glückseligkeit einzustimmen, liegt darin, dass ich nicht möchte, dass sie versuchen, Glückseligkeit zu erzeugen. Es geht hier um ein Einstimmen auf uns selbst, eine Art, uns selbst zu erfahren, und nicht um die Imitation eines Gefühls.

Weiter oben habe ich bereits eine Übung angeführt, mit deren Hilfe man sich auf Bewusstsein, Emotion und körperliches Empfinden als die drei Hauptqualitäten des fundamentalen Bewusstseins einstimmen kann (→ Seite 98 ff.). Diese Übung ist wichtig für das Öffnen unseres gesamten Körpers und Seins für das elementare Bewusstsein. Es gibt jedoch auch noch andere Wege, über die wir diesen Urgrund des Seins erfahren können. Mit der folgenden Übung können Sie sich auf das elementare Bewusstsein als Leere, Leuchten und Seligkeit einstimmen. Sie kann besonders hilfreich sein, um Ängste und Depressionen zu lindern

## ÜBUNG: Drei Einstimmungen auf das elementare Bewusstsein

Setzen Sie sich hin, mit geradem Rücken und geöffneten Augen.
Spüren Sie, dass Sie Ihren gesamten Körper bewohnen. Spüren Sie, dass es sich bei dem Raum in Ihrem Körper und dem außerhalb Ihres Körpers um den gleichen durchgängigen Raum handelt, der sie durchdringt.
Nehmen Sie wahr, dass der Raum, der Sie durchdringt, auch Ihre gesamte Umgebung durchdringt.
Stimmen Sie sich auf den durchgängigen Raum als Leere ein, als reine Transparenz.
Stimmen Sie sich auf den durchgängigen Raum als Leuchten ein.
Stimmen Sie sich auf den durchgängigen Raum als Seligkeit ein.
Stimmen Sie sich auf Seligkeit und Leere zugleich ein. Nehmen Sie die Qualität des Leuchtens mit hinzu und lassen Sie alle drei Qualitäten verschmelzen. Verbringen Sie ein paar Minuten im alles durchdringenden Raum von Leere, Seligkeit und Leuchten.

# 10

# Trauma und spirituelle Lehren

*Jedes Wesen verändert sich hin zu einem perfekten kohärenten Strahlen, das durch die Erleuchtung des Transzendenten transparent wird.*

YUASA YASUO

Viele Menschen, die ihre traumabasierten Wunden heilen möchten, fühlen sich zu den heute verfügbaren spirituellen Pfaden hingezogen. Insbesondere der *Realization Process*, der ja auch einen Weg des nondualen spirituellen Erwachens darstellt, zieht viele Menschen an, die Jahre damit verbracht haben zu meditieren oder die andere spirituelle Praktiken angewendet haben. Beim *Realization Process* öffnen wir uns für den elementaren, einheitlichen Grund unseres Seins, während wir die Konstriktionen des Körpers und die negativen Glaubenssätze heilen, die die Folge unserer individuellen traumatischen Erfahrungen sind. In diesem Sinne gehen psychische Heilwerdung und spirituelles Erwachen auf unserem Weg zur Reife Hand in Hand. Wenn wir erleben, dass wir selbst und unsere Welt von dem gleichen subtil strahlenden Bewusstsein durchzogen sind, ist dies der natürliche Zustand der Reife.

Jede spirituelle Technik, die den inneren Kontakt mit uns selbst fördert und uns anleitet, Herz und Geist zu öffnen, kann uns beim Prozess der menschlichen Ganzwerdung und Reifung unterstützen. Es gibt jedoch auch spirituelle Lehren – oder Fehlinterpretationen dieser Lehren –, die unseren seelischen Schmerz eher verschlimmern, statt ihn zu heilen. Einige der im Westen beliebtesten spirituellen Lehren vertreten die Auffassung, dass wir nicht als menschliche Wesen existieren, dass emotionale Reaktionen im Zuge einer spirituellen Reifung überwunden werden sollten, dass Denken der Erleuchtung im Wege steht und dass individuelle Handlungsmacht eine Illusion ist. In diesem Kapitel möchte ich daher aufzeigen, auf welche Weise manche Lehren sowohl die psychische Heilwerdung als auch das spirituelle Erwachen behindern können.

## Manipulative Lehrer

Wie bereits in meinem Buch „Dünne Haut"[1] beschrieben, bringt die Empfindsamkeit, die von den meisten spirituellen Lehren sowohl gefordert als auch gefördert wird, ihre eigenen seelischen Herausforderungen mit sich. Spirituell empfindsame Menschen können, speziell als Kinder, tief verletzt werden, und das schon durch kleine, alltägliche Ereignisse, die sie an der Liebe der Eltern zweifeln lassen. Sie können aufwachsen mit dem Gefühl, nicht mit Familienmitgliedern und Gleichaltrigen im Einklang zu sein, weil sie feine Sinneseindrücke haben, die andere nicht wahrnehmen können. Es kann auch sein, dass sie sich von ihrer Umgebung bombardiert und überfordert fühlen und es als traumatisch empfinden, in einer unvollkommenen, leidenden Welt zu leben.

Unsere traumatischen Erfahrungen können uns anfällig machen für spirituelle Lehrer, die ihre Macht und Position missbrauchen. Wir sehnen uns womöglich nach einer Vater- oder Mutterfigur, die uns endlich erkennt, oder nach jemandem, der uns in einer chaotischen Welt einen sicheren Hort bietet. Die Tiefe unseres Schmerzes lässt uns zu leichter Beute werden für Lehrer, die Seligkeit und Transzendenz anbieten – und wir sind bereit, für diese Seligkeit nahezu jeden Preis zu zahlen. Fest entschlossen, uns von der Heuchelei und den sozialen Masken zu befreien, die wir überall um uns herum sehen, legen wir unseren gesunden Menschenverstand beiseite und akzeptieren ohne Vorbehalte die Behauptungen eines Lehrers, der über außerweltliches Wissen zu verfügen vorgibt. In unserem verzweifelten Wunsch, geliebt und akzeptiert zu werden, werden wir womöglich leicht zum Opfer von sexuellen Manipulationen durch eine Person, die uns scheinbar auserwählt hat.

Wenn wir einen Lehrer oder spirituellen Pfad finden, haben wir manchmal das Gefühl, dass es endlich jemanden oder etwas gibt, der oder das unsere ganze Hingabe verdient. Auch wenn die Liebe, die wir für unsere Eltern und Geschwister empfunden haben – ebenso wie unsere ursprüngliche Selbstliebe –, durch traumatische Kindheitserlebnisse verzerrt und beschädigt wurde, haben wir nun endlich einen Ort gefunden, an dem wir unserer Liebe freien Lauf lassen können. Einen Ort, an dem wir unsere Herzensgüte spüren und ausdrücken können. Wenn diese Hingabe von einem verantwortungsvollen Lehrer auf redliche Weise erwidert wird, dann ist der von uns gewählte Pfad tatsächlich ein Ort, an dem wir eine kindliche Verehrung für eine Person fühlen können, die reifer ist als wir selbst. Es ist eine Verehrung, die sich im Laufe der Zeit in eine gereifte Liebe verwandeln kann, die es nicht erfordert, dass wir wichtige Teile unseres Menschseins opfern, wie beispielsweise unsere Fähigkeit zu unabhängigen, eigenen Gedanken oder unsere Liebe zu anderen Menschen, die nicht dem gleichen spirituellen Pfad folgen. Trifft unsere Hingabe aber nicht auf Integrität und Rechtschaffenheit, dann trägt sie nicht zu unserem eigenen Wachstum bei, sondern nur zum Ruhm des Lehrers. Ganz gleich, welchen Pfad oder Lehrer wir wählen: Es ist entscheidend für uns zu wissen, dass der Pfad unserem eigenen Erwachen dient, nicht dem Ruhm des Lehrers oder der spirituellen Schule.

## Die Frage der persönlichen Identität

Der Hauptkonflikt zwischen den Methoden psychischer Heilung und einigen Interpretationen asiatischer Lehren liegt im Bereich der persönlichen Identität. Sowohl beim Buddhismus als auch beim Hinduismus gibt es Lehren, die behaupten, dass die Welt der Phänomene im Grunde nicht existiert oder dass unser Gefühl einer individuellen Existenz eine Illusion ist oder beides. Vor vielen Jahren hörte ich einmal einen Vortrag von Jean Klein, einem hoch verehrten spirituellen Lehrer der Advaita-Richtung. Nach dem Vortrag erhob sich ein Psychotherapeut im Publikum und fragte, wie er diese tiefgreifende Lehre seinen Klienten näherbringen könne. Jean Klein antwortete: „Das Wichtigste ist, dass Sie ihm nicht sagen, er sei eine

Person. Wenn Sie ihm sagen, er sei eine Person, dann tragen Sie zu seinem Leid bei."

Innerhalb der asiatischen Religionen gibt es viele verschiedene Philosophien. Eine der wichtigsten Debatten zwischen ihnen ist, ob es einen Urgrund der Existenz gibt, der auch als Urgrund des eigenen Seins erfahren werden kann, oder ob es diesen Urgrund nicht gibt, sondern nur den sich ständig wandelnden Fluss der Erfahrungen. Beim *Realization Process* erfahren wir einen Urgrund des Seins, der unseren Körper und die Umgebung gleichzeitig durchzieht. Dadurch erreichen wir einen tiefen inneren Kontakt mit unserem individuellen Sein und erleben gleichzeitig Einssein mit unserer Umgebung. Wir reifen also als Individuen und transzendieren gleichzeitig unsere Individualität.

Die Vorstellung, dass wir zugleich getrennt und mit allem verbunden sind, widerspricht den Lehren, die Menschen auffordern, das Gefühl ihrer Existenz als Individuum auszulöschen. Bei einem Workshop zum *Realization Process* stellte ein junger Mann mir einmal eine Frage. „Wenn Sie Knieschmerzen haben, würden Sie dann sagen, dass es sich um Ihren Schmerz handelt oder einfach nur um Schmerz." Ich antwortete ihm, dass es sich meiner Ansicht nach um meinen Schmerz handle. „Nein!", sagte er aufgebracht und sichtlich enttäuscht über meine Antwort. „Es gibt kein ‚Ich' oder ‚Mein'. Es gibt nur den Schmerz." Doch wenn wir uns selbst als elementares Bewusstsein erkennen, werden Subjektivität und der Inhalt der Subjektivität eins. Es gibt kein Wissen ohne einen Wissenden. Wissender und Wissen sind eins und entstehen gleichzeitig.

Wir alle erleben den überall vorhandenen Urgrund des elementaren Bewusstseins als tiefste und authentischste Verbindung, die wir zu unserem wahren Sein haben können. Wenn wir uns als Reaktion auf traumatische Ereignisse einschnüren, fragmentieren wir uns. Die Verengung in unserer Kehle mag beispielsweise unsere Fähigkeit zu denken abschneiden von unserer Fähigkeit zu fühlen. Wir sind dann nicht mehr in der Lage, als vollständige, heile Individuen zu funktionieren. Bei schweren Traumata kann es vorkommen, dass Menschen ihren Körper verlassen und das traumatische

Ereignis von oben betrachten. Manche behalten dieses Gefühl der Entkörperlichung für den Rest ihres Lebens bei, auch wenn die traumatische Erfahrung schon längst vorüber ist. Die Lehren vom Nicht-Selbst oder der Nichtexistenz können diese Abspaltung verschärfen, statt sie zu heilen. Sie können dazu führen, dass der spirituelle Sucher sich noch weiter fragmentiert und herabwürdigt und seine eigenen Gedanken, Gefühle und Empfindungen leugnet.

Mir sind einige Menschen begegnet, die sich weigern, das Wort „Ich" zu verwenden und sich selbst stattdessen als „dieser hier" bezeichnen oder Dinge sagen wie: „Der, der unter dem Namen Bob bekannt ist, war in letzter Zeit etwas niedergeschlagen." Diese Interpretation oder besser gesagt: Fehlinterpretation der buddhistischen Lehre der Selbstlosigkeit trennt das Subjekt vom Objekt der Erfahrung. Es trennt in diesem Fall „Bob" von demjenigen, der auf Bob Bezug nimmt, und verschärft Fragmentierung und Selbstverachtung, die nicht nur vorherrschende Aspekte der menschlichen Erfahrung im Allgemeinen sind, sondern auch zu den häufigsten Folgen von Traumata zählen. Wenn wir nichts anderes sind als eine flüchtige Abfolge von Sinnesreizen, dann werden wir zum Objekt, zu etwas, das wir lediglich bezeugen: „Dieser hier." Aber wer genau beobachtet die sich ändernden Anordnungen?

Wir bemerken es, wenn jemand nicht richtig angebunden, nicht ganz authentisch ist, zum Beispiel nicht wirklich lächelt. Doch woran ist die Person nicht angebunden? Der im neunten Jahrhundert lebende Zen-Meister Rinzai sagte in einer Belehrung seiner Schüler: „Wer kann denn dann das Dharma verstehen und ihm lauschen? Derjenige hier vor Euren Augen, klar und leuchtend ohne jede Form, der kann das Dharma verstehen, dem Ihr lauscht. Unablässig ist er genau hier, sichtbar präsent."[2]

Für mich persönlich ist die Tatsache, dass wir existieren, dass hier tatsächlich jemand ist, der zuhört und spricht und sieht und hört, wesentlich geheimnisvoller, fesselnder und zutreffender, als die Vorstellung, dass wir nicht existieren.

Neben der Überzeugungskraft des jeweiligen Lehrers gibt es häufig eine tiefere, verborgene Motivation für eine Selbstauslöschung, die mit den Traumata der einzelnen Personen zusammenhängt. Eine Frau erzählte mir: „Mich kann nichts verletzen, weil es gar kein ‚Ich' gibt, das den Schmerz erleben könnte." Wenn wir vorgeben, nicht zu existieren, fühlen wir uns auch nicht unwohl, denn es ist niemand da, der ein Unbehagen verspüren könnte. Herrscht dieses Unwohlsein hingegen auch nach Jahrzehnten, in denen wir versucht haben, nicht zu existieren, noch vor, dann liegt es daran, dass ein kleiner Teil von uns immer noch spürt, dass es uns gibt. Wir müssen uns dann noch stärker anstrengen, um selbst das winzigste Gefühl von Existenz auszuräumen. Auf diese Weise interpretiert, ist der Buddhismus eine Bestrafung des Menschseins statt eines Wegs, um dem Leiden zu entkommen. Einige Menschen begrüßen diese Bestrafung aufgrund ihrer Selbstverachtung oder weil ihnen eine Form der Perfektion versprochen wird, wenn sie sie erdulden.

Es handelt sich hierbei nicht nur um eine destruktive Interpretation der buddhistischen Lehre, sie ist auch irreführend. Beim Buddhismus geht es größtenteils darum, die Ursachen von Leid zu finden und auszuräumen. Es ist eine Methode, um Glück zu erreichen. Selbst die Lehre vom Nichtselbst ist meiner Auffassung nach nicht als metaphysische Behauptung gedacht, sondern vielmehr als Möglichkeit, unsere Beeinflussung des Lebens loszulassen. Sie hilft uns dabei, unsere eingefahrenen Wege der Wahrnehmung und mentalen Verarbeitung zu verlassen, sodass wir das sich ständig verändernde strahlende Leben unmittelbar erfahren.

Rinzai beschreibt das „Wer", das wir sind, als formlos und hell leuchtend: „Anhänger des Weges: Das Dharma des Herzens hat keine Form und durchdringt die zehn Richtungen. Im Auge nennt man es Sehen, im Ohr Hören, in der Nase Riechen, im Mund Reden, in den Händen Greifen, in den Füßen Gehen. Im Grund genommen ist es ein einziges Licht; differenziert man es, bekommt man die sechs Sinne."[3]

Hier treffen die asiatischen Lehren und die Ziele der Psychotherapie zusammen. Wir versuchen, zu diesem einen Licht durchzudringen, das wir wirklich sind. Zu dem, der hört, spricht, weiß, fühlt, und nicht zu einer reinen Vorstellung wie wir sind oder einer eingeschränkten, verminderten oder konstruierten Version unseres

Selbst. Wir sind kein Objekt, sondern ein Subjekt. Und genau dazu verlieren wir alle bis zu einem gewissen Grad in unseren jungen Jahren den Kontakt.

## Die Frage des freien Willens

Die Spontaneität, die wir durch das Erfahren des elementaren Bewusstseins erleben, hat einige spirituelle Lehrer dazu gebracht zu spekulieren, ob wir vielleicht von einer Kraft jenseits unserer selbst angetrieben werden und nicht wirklich über einen freien Willen oder eine eigene Handlungsmacht verfügen. Ich glaube jedoch nicht, dass es sich hierbei um eine richtige oder zwingende Folge der fließenden Empfänglichkeit handelt, die ein Aspekt der nondualen Erkenntnis ist. Denn zugleich mit dem Lösen der Umklammerung, in der wir uns gehalten haben, werden wir auch überall in uns selbst präsent und bewusst, erhalten die Kontrolle über unsere Reaktionen in unserem gesamten Körper und Sein. Als elementares Bewusstsein haben wir jederzeit die Wahl: Wir können uns auf den Tanz der Empfänglichkeit einlassen oder die Bewegungen unserer Reaktionen steuern.

Wie bereits zuvor im Buch beschrieben, kann jedes Trauma, das damit einherging, dass uns jemand überwältigt oder überfordert hat, zum Verlust unserer Handlungsmacht führen, unserer Kraft, Entscheidungen zu treffen, und unserer Fähigkeit, unsere Ziele zu erkennen und zu verfolgen. Aus diesem Grund kann eine spirituelle Lehre, die behauptet, dass wir lediglich Schachfiguren einer höheren Macht seien oder kleine Rädchen in einem größeren System, zu traumatischen Verletzungen beitragen.

## Denken und Fühlen

Einhergehend mit dem Versuch, nicht zu existieren, leiten einige bekannte spirituelle Lehrer ihre Schüler zusätzlich an, nicht zu fühlen oder zu denken. Die hauptsächliche, traditionelle Praxis in den hinduistischen nondualen Lehren (Advaita) nennt sich „nicht dies, nicht dies" (auf Sanskrit: *neti neti*). Es ist eine Wahrnehmungsübung, bei der der Praktizierende zu sich sagt: „Ich bin nicht mein Körper. Ich bin nicht meine Gefühle. Ich bin nicht meine Gedanken." Der Zweck dieser Übung liegt darin, zu erkennen, was übrig bleibt, wenn wir uns nicht mit dem Inhalt unserer Erfahrung identifizieren: der Urgrund unseres Seins, das wahre „Ich", das Körperempfindungen, Gefühle und Gedanken erlebt. Aber diese Lehre wurde von einigen Lehrern so ausgelegt, dass wir keinen Inhalt der Erfahrung haben sollen und dass eine wahrhaft erleuchtete Person weder denkt noch fühlt oder spürt.

Erkennen wir uns jedoch als elementares Bewusstsein, bewegt sich der gesamte Inhalt unserer Erfahrung tiefer und fließender durch uns hindurch. Wir fühlen tiefer und denken klarer und kreativer, wenn wir dem Leben erlauben zu fließen. Obwohl unsere grundlegende Identität weder unsere Gedanken noch unsere Gefühle ist, haben wir immer noch Gedanken und Gefühle.

Sobald wir unsere schützenden Einschnürungen loslassen, verlieren traumatische Kindheitserinnerungen ihre emotionale Ladung und haben weniger Einfluss auf unser heutiges Leben. Wenn wir also eine emotionale Reaktion haben, kommt nicht länger die Extraportion an angestautem Ärger, Schmerz und Furcht hinzu. Während wir heilen und reifen, beziehen sich unsere Emotionen – sowohl was ihre Trigger betrifft als auch ihre Intensität – immer stärker auf unsere heutige Situation. Dennoch bleiben sie ein wichtiger, bereichernder und lenkender Aspekt unseres Lebens. Wir reagieren immer noch emotional auf die Welt um uns herum.

Und wir denken immer noch. Auch wenn es zu Beginn hilfreich sein mag, die Gedanken zu beobachten und zu versuchen, sie im Zaum zu behalten, werden auch unsere Gedanken fließender, sobald wir uns als elementares Bewusstsein erleben. Unsere gewohnheitsmäßigen Endlosschleifen und obsessiven Gedanken werden schwächer, und wir können neue Einsichten und Ideen empfangen. Selbst der *mentale Kommentar*, unsere Gedanken zu den Objekten unserer Wahrnehmung, hindert uns nicht mehr an der klaren und direkten Wahrnehmung unserer Umgebung.

Auch das weit verbreitete spirituelle Konzept des *Im-Moment-Seins* wird häufig missverstanden. Im Moment präsent zu sein, bedeutet nicht, dass wir irgendwie auf eine externe sinnliche Erfahrung fixiert sind. Der gegenwärtige Moment schließt sowohl unser inneres als auch unser äußeres Erleben mit ein. Dieses innere Erleben kann Erinnerungen aus der Vergangenheit mit einschließen, ebenso wie Vorlieben und Pläne oder die Vorfreude auf zukünftige Ereignisse. Unsere Gedanken bewegen sich durch den stabilen Urgrund des elementaren Bewusstseins, und dieser Urgrund ist immer der gegenwärtige Moment, ganz gleich, welche Inhalte hindurchfließen. Spirituelles Erwachen macht uns nicht zu Zombies. All unsere Fähigkeiten der Wahrnehmung, des Empfindens, der Emotion und der Kognition werden funktionsfähiger, wenn wir uns als das primäre „Wer" erkennen, das im Urgrund unseres Seins lebt.

## Fazit

Obwohl es hilfreich sein kann, wenn wir unser Herz und unseren Geist in der Verehrung einer anderen Person oder Tradition sammeln oder alte Gewohnheiten und Vorstellungen loslassen, indem wir uns hingeben an etwas, das größer zu sein scheint als wir selbst, dienen all diese spirituellen Praktiken am Ende der Freisetzung der spirituellen Natur, die bereits in uns vorhanden ist. Wenn wir die Einschränkung unseres Selbst mithilfe irgendeiner Form von Heilung oder spiritueller Praxis loslassen können, werden wir mehr zu der Person, die wir sind, nicht weniger. Wir erhöhen unsere Fähigkeit zu lieben, Verständnis zu empfinden, uns auszudrücken, unsere Stärke zu leben und Freude und Lust zu empfinden. Ganzheit ist die wahre Form, die sich hinter unserer eingeschnürten Form versteckt. Einssein ist unsere wahre Beziehung zur Welt, und Glück entsteht spontan als natürlicher Teil unseres Seins. Wenn wir Glück, ja sogar Seligkeit erleben und uns als grundlegende Güte erkennen und leben wollen, müssen wir nur innerlich in Kontakt zu uns selbst gehen, unseren Körper vollständig bewohnen.

## ÜBUNG: Einssein in der Natur

Stellen Sie sich draußen hin, auf die Erde, die Augen sind geöffnet. Spüren Sie, dass Sie in Ihren Füßen sind. Spüren Sie, dass es keine Trennung zwischen Ihnen und dem Boden gibt.

Spüren Sie, dass Sie in Ihrem gesamten Körper sind. Richten Sie Ihre Aufmerksamkeit auf den Raum außerhalb Ihres Körpers. Erleben Sie, dass es sich bei dem Raum inner- und außerhalb Ihres Körpers um den gleichen fortlaufenden Raum handelt.

Richten Sie Ihre Aufmerksamkeit auf die Erde. Spüren Sie, dass der Raum, der Sie durchdringt, auch die Erde durchdringt.

Richten Sie Ihre Aufmerksamkeit auf den Himmel. Spüren Sie, dass der Raum, der Sie durchdringt, auch den Himmel durchdringt.

Richten Sie Ihre Aufmerksamkeit auf einen Baum. Spüren Sie, dass der Raum, der Sie durchdringt, auch den Baum durchdringt. Erfahren Sie das Leben in diesem Baum und den Raum, der ihn umgibt.

Gehen Sie ein Stück. Bleiben Sie dabei in Ihrem Körper und eingestimmt auf den Raum, der Sie und die Natur um Sie herum durchdringt.

## Nachwort

Ein altes hinduistisches Gebet formuliert die Bitte, von der Unwissenheit zur Wahrheit geführt zu werden. Unsere spirituelle Realität unterscheidet sich nicht von der grundlegenden Wahrheit unseres Personseins. Wenn wir unseren schützenden Panzer auflösen und unser Einssein mit allem Leben erkennen, erkennen wir auch uns selbst. In unserem eigenen Körper finden wir das vereinigte, zugängliche, spontane Wesen, das wir im Hintergrund all unserer Erfahrungen schon immer gekannt haben. Dieses Landen bei der Wahrheit, dieses greifbare Gefühl der Realität, wenn wir zuvor in Begrenzung und Verstellung gelebt haben, ist eine der erfüllendsten Erfahrungen, die Menschen machen können.

## Dank

Mein Dank geht an alle, die in den vergangenen vier Jahrzehnten zu mir gekommen sind und mit mir gearbeitet haben. Eure Fragen halfen mir, Klarheit in diese Arbeit zu bringen, Eure Erfahrungen halfen mir, auf ihre Richtigkeit zu vertrauen, und Eure Präsenz in meinem Leben hat meinen eigenen spirituellen Weg mit so viel Licht und Freude gesegnet. Ein besonderer Dank gilt auch den folgenden Lesern für ihre wertvollen Vorschläge: Zoran Josipovic, Roma Hammel, Candace Cave, Robert Kenny, Sally Schwager, Marcia Haarer, Catherine Lilly, Jon Hansen, Laurie Dawson und Liz Hartshorn.

# Anhang

## Hinweise für Therapeuten und andere Heiler, die mit dem *Realization Process* arbeiten

## Teil I: Die therapeutische Beziehung

Wenn wir als Therapeuten erfahren können, dass das elementare Bewusstsein sowohl uns selbst als auch unsere Klienten durchzieht, verändert dies die therapeutische Beziehung in mehrerlei Hinsicht. Unsere eigene Präsenz ist stärker zentriert, geerdet und empathisch, und wir können unsere inneren Reaktionen auf unsere Klienten klarer erkennen. Auch wird unsere Wahrnehmung der Klienten feiner, und wir sind offener für das spontane Eintreten des Heilungsprozesses.

### Die Anwesenheit des Therapeuten

Im heutigen Feld der Psychotherapie herrscht weitgehende Übereinstimmung darüber, dass die Beziehung zwischen Klient und Therapeut zu den heilsamsten Komponenten des psychotherapeutischen Prozesses zählt. Eine der größten Verlagerungen in der Geschichte der Psychotherapie hat in der Beziehung zwischen Therapeut und Klient stattgefunden und betrifft insbesondere die Frage, wie sehr wir persönlich angebunden sein sollten, wenn wir mit einem Klienten zusammensitzen.

Freud empfahl, dass das Gewahrsein des Analytikers die Form einer „gleichschwebenden Aufmerksamkeit" annehmen solle, die den Redefluss des Patienten weder beeinflusst noch unterbricht. Er saß stets vom Patienten abgewendet, sodass dieser ohne Gefahr einer Ablenkung in einen Monolog freier Assoziation eintauchen konnte. Freud glaubte, dass die verborgenen, pathogenen Erinnerungen des Patienten auf diese Weise irgendwann spontan ins Bewusstsein gelangen würden, sodass er diese zusammen mit den Traumbildern deuten und die Rolle bestimmen könnte, die sie bei der ursprünglichen Neurose des Patienten spielten.

Dieses freudsche Ideal der Distanziertheit brachte häufig Psychoanalytiker hervor, die den Patienten durch ihren Mangel an Reaktion ablenkten oder irritierten. Die emotionale Zurückhaltung und die Interpretation der Patientenleben nahmen häufig autoritäre Züge an, bei denen die Analytiker über jeder Form von emotionalen Problemen zu stehen und die Ängste ihrer Patienten von oben herab zu betrachten schienen.

Die abgehobene, autoritäre Haltung wird in modernen Formen der Psychotherapie meist abgelehnt, ebenso wie in neuen Beziehungsmodellen der Psychoanalyse. Bezugstherapeuten haben den Begriff der „Zwei-Personen-Therapie" geprägt, um die grundsätzliche Gleichheit von Analytiker und Patient zu verdeutlichen. Viele Therapeuten sehen ihre eigenen emotionalen Reaktionen als wichtiges Element des psychotherapeutischen Prozesses an. Diese zeitgenössischeren Formen von Psychotherapie und Psychoanalyse erkennen an, dass wir unsere Persönlichkeit und unsere wahren Reaktionen auf den Klienten niemals ganz unterdrücken können, was eine professionelle Distanziertheit de facto unmöglich macht. Einige Modelle, wie beispielsweise der von Robert Stolorow and George Atwood entwickelte Ansatz der Intersubjektivität gehen sogar so weit zu behaupten, dass das, was der Klient in der Therapie erzählt, eine Art „Koproduktion" des Therapeuten und Klienten ist. Selbst die Erinnerungen des Klienten werden zum Teil durch die Mitarbeit des Therapeuten und seine persönlichen und kulturellen Vorlieben geformt.

Dennoch kann die Beziehung zwischen dem Therapeuten und dem Klienten auch eines der größten Hindernisse und eine Herausforderung bei der Heilung des Klienten darstellen. Wenn die emotionalen Reaktionen des Therapeuten ärgerlich, anprangernd, neidisch oder sexuell geprägt sind oder sein Beziehungsstil reserviert oder zudringlich ist, mag die Beziehung für den Klienten sogar zerstörerisch sein. Fehlt es dem Therapeuten andererseits an Kontakt zu sich selbst und folglich auch zu anderen, oder mangelt es ihm an Tiefe oder Zusammenhalt, oder bewohnt er einen Teil seiner selbst stärker als einen anderen, kann der Klient die Beziehung als verwirrend und unbefriedigend empfinden. Er fühlt sich aufgrund der Einschränkungen der Fähigkeit des Therapeuten, mit anderen in Kontakt zu gehen, eventuell nicht gehört oder abgeholt.

Die Fähigkeit des Therapeuten, den eigenen Körper zu bewohnen und sich selbst als elementares Bewusstsein wahrzunehmen, ist daher von entscheidender Bedeutung für das Heilungspotenzial der therapeutischen Beziehung. Wenn wir unseren Körper bewohnen, sind wir in der Lage, den Klienten aufzunehmen, ohne uns selbst schützen zu müssen und ohne uns zum Klienten hinzubewegen, um eine Verbindung zu spüren. Wir können im Kern von uns selbst bleiben und von der Quelle von Liebe und Intelligenz aus in Kontakt gehen. Obwohl unsere Erfahrung sich in Reaktion auf den Klienten verändern und verlagern wird, bewahren wir eine zuverlässige und in hohem Grad qualitative Präsenz. Unsere Intelligenz und Liebe werden immer da sein, als Teil des Urgrunds unseres Seins und als verlässliche Qualität für den Klienten.

Wir sind auch geerdet in dem Sinn, dass wir mit dem Boden in Kontakt sind. Wenn wir unsere untere Körperhälfte bewohnen, wirft uns die Intensität der Emotionen unserer Klienten nicht so leicht aus der Bahn. Die meisten Klienten spüren dies und wissen dann, dass sie auch extreme Wut, Angst oder Trauer ausdrücken dürfen, ohne den Therapeuten zu überfordern. Sie spüren womöglich auch, dass sie ihre eigene Vitalität, Stärke und Intelligenz ausleben dürfen, ohne dass der Therapeut sich davon bedroht fühlt, wie es vielleicht in der eigenen Familie der Fall war, als sie noch Kinder waren.

Das vielleicht wichtigste Element der Präsenz eines Therapeuten ist unsere Fähigkeit, mitzufühlen. Mitgefühl wird erlebt als die angeborene Fähigkeit der Verkörperung. Wenn wir in Kontakt mit uns selbst bleiben, steigt Mitgefühl als spontane Reaktion auf das Leiden des Klienten in uns auf.

### Die inneren Reaktionen des Therapeuten auf den Klienten

Wenn wir erkennen, dass das elementare Bewusstsein uns und unsere Klienten durchzieht, können wir zugleich auf uns selbst und den Klienten eingestimmt sein. Wir können unsere eigenen Reaktionen beobachten und dabei die Präsenz und Geschichte unseres Klienten aufnehmen. Unsere eigene Persönlichkeit, was uns auffällt und was wir für wichtig erachten, beeinflusst dabei immer noch die Form des Heilungsprozesses unseres Klienten. Es fällt uns jedoch leichter zu erkennen, wann unsere Reaktionen auf unserer eigenen Geschichte oder auf kulturellen Vorurteilen beruhen. Wir haben also weniger unbewusste Verstrickungen mit dem Klienten und weniger unbewusste Projektionen unserer eigenen Vorurteile in sein Narrativ. Wenn wir mit Wut, Neid oder Begehren reagieren, sind wir uns dieser Reaktionen unmittelbar bewusst und können uns davon abhalten, aus ihnen heraus zu reagieren.

Wir können auch unsere subtileren Reaktionen auf den Klienten erkennen, wenn wir uns beispielsweise vor der Intensität eines Klienten schützen, indem wir unser Eingestimmtsein auf den einheitlichen Raum des elementaren Bewusstseins blockieren. Oder uns wird bewusst, dass wir plötzlich unsere Brust zusammenziehen oder unseren Atem anhalten, um die Annahme des Klienten zu verhindern. Vielleicht verlassen wir auch unseren eigenen Körper, um uns als Reaktion auf das Leid des Klienten auf ihn zuzubewegen. All dies sind normale Bewegungen, die wir alle in unseren Interaktionen mit anderen Menschen erleben. Viele davon sind gewohnheitsmäßige, erlernte Verhaltensweisen. Der Klient allerdings mag unser Zumachen als Zurückweichen vor ihm erleben oder unsere energetische Ausdehnung in seine Richtung als Zudringlichkeit. Wenn wir es schaffen, in Verbindung mit uns selbst zu bleiben, können wir offen für den Klienten sein, ohne den Fluss seines Heilungsprozesses zu behindern. Wir sind weder mit dem Klienten verstrickt noch müssen wir uns abgrenzen.

In dieser Beziehung, die wesentlich mehr Raum lässt, kann es dem Klienten leichter fallen, sich nach innen zu wenden, hin zu seiner eigenen Erfahrung. Auch wenn es wichtig ist, von einer anderen Person gesehen und gehört zu werden, liegt die eigene seelische Heilung am Ende doch in der Hand des Einzelnen. Es ist ein innerer Prozess von Erinnerung, Selbsterforschung, Selbsterkenntnis und Verbindung mit dem Körperinneren. Die stabile, offene Präsenz des

Therapeuten gibt dem Klienten dabei Sicherheit und Halt. Er hält den Faden, der es dem Klienten ermöglicht, seine einsame Reise anzutreten, ohne dass er befürchten müsste, sich im Labyrinth der Vergangenheit zu verirren.

### Die Wahrnehmung des Therapeuten

Ein Therapeut, der in Verbindung mit dem alles durchdringenden Raum des elementaren Bewusstseins steht, kann bis zu einem gewissen Grad die Verschiebungen im Erleben des Klienten *sehfühlen*, während dieser spricht. Das kann uns helfen herauszufinden, welcher Teil des Erzählten beim Klienten die stärkste Wirkung auslöst, auch wenn seine Worte dies nicht ahnen lassen. So mag ein Klient beispielsweise sagen, dass ihn der Tod eines Elternteils wenig berührt habe, wohingegen der Therapeut die Bewegung von Trauer oder Wut sehen kann, die gleichzeitig im Körper des Klienten entsteht. Der Therapeut kann auch *sehfühlen*, an welcher Stelle der Klient am ehesten für Erfahrungen offen ist und wo er sich schützt. Manchmal lassen sich sogar das Alter und die Emotionen erkennen, die im Körper des Klienten gehalten werden.

Es gibt einen wichtigen Unterschied in der Art, wie die meisten feinfühligen Menschen unterschwellige Informationen über ihre Klienten sammeln, und der Art, wie wir einen Menschen über das elementare Bewusstsein erfassen. In der Regel spüren sensitive Menschen den Schmerz des anderen im eigenen Körper. Im Gegensatz dazu ermöglicht es uns der durchdringende Raum des elementaren Bewusstseins, die Erfahrung dort drüben, im Körper der anderen Person zu *sehfühlen*, ohne dass sie unseren eigenen Körper durchlaufen muss.

Es ist diese Fähigkeit, die Erfahrung eines anderen direkt in unserem Körper zu spüren, die uns tendenziell dazu bringt, als kleine Kinder die Offenheits- und Konstriktionsmuster unserer Eltern zu spiegeln. Wir können die Gefühle von Trauer, Wut oder Angst, die in unserem Kindheitsumfeld vorhanden sind, in unserem Körper spüren, als wären es unsere eigenen. Als Kinder lassen wir uns leicht durch die Erfahrungen anderer beeindrucken. Wir sind in unserem inneren Kontakt zu uns selbst noch ebenso wenig gereift wie in der Fähigkeit, die Geschehnisse in unserem Umfeld einzuordnen und zu benennen. Folglich sind wir auch nur in geringem Maße dazu fähig, unser eigenes inneres Erleben vom inneren Erleben anderer Menschen zu unterscheiden.

Viele sensible Menschen behalten dieses direkte Spüren der Erfahrungen anderer Menschen auch als Erwachsene bei. Sie sind besonders einfühlsam für das emotionale Erleben anderer, sei es aufgrund ihrer angeborenen Sensitivität oder weil traumatische Kindheitserfahrungen sie in einem verstrickten oder überwachsamen Zustand in Bezug auf ihre Umgebung halten (oder beides). Menschen, die den Schmerz anderer besonders gut spüren können, fühlen sich häufig zu helfenden Berufen hingezogen. Viele Psychotherapeuten berichten, dass sie wissen, was andere fühlen, und zwar nicht allein aus Veränderungen in Gesichtsausdruck und Körperhaltung, sondern indem sie die Gefühle des anderen tatsächlich in ihrem Körper wahrnehmen. Das ist nicht immer angenehm und führt nach einem Tag, an dem man mit vielen Menschen mit schmerzlichen Erfahrungen gearbeitet hat, häufig zu Erschöpfung. Diese Kopplung oder Spiegelung der Schmerzen einer anderen Person kann auch verwirrend sein. Wenn wir die Schmerzen anderer im eigenen Körper spüren, kann es schwierig sein, den eigenen Schmerz von fremdem Schmerz zu unterscheiden.

Als elementares Bewusstsein hingegen ist der Therapeut in einer Weise auf sich selbst und den Klienten eingestimmt, die tiefer oder subtiler ist als jede Kopplung oder Spiegelung. Anstatt den Schmerz des Klienten in unserem Körper zu spüren, können wir ihn im Körper des Klienten sehen und fühlen. Auch wenn wir im eigenen Körper mit derselben Emotion reagieren sollten, können wir erkennen, dass es sich um unsere eigene Reaktion auf die Person handelt und nicht um deren Emotionen. Dadurch sind wir frei, auch mit anderen Emotionen zu reagieren. Als durchdringender Raum des elementaren Bewusstseins nehmen wir gleichzeitig wahr, was wir in unserem eigenen Körper spüren und was der andere in seinem Körper spürt. Empathie findet über die Entfernung statt, ohne dass wir das Leid des Klienten so spüren müssen, als sei es unser eigenes.

### Der Heilungsprozess

Als Grundlage der therapeutischen Beziehung umfasst das elementare Bewusstsein zur gleichen Zeit die separate Individualität als auch das Einssein von Therapeuten und Klienten. Die Offenheit und authentische Präsenz des Therapeuten und Klienten scheint einen spontanen und häufig auch gegenseitigen Heilungsprozess auszulösen. Als Therapeuten können wir lernen, darauf zu vertrauen, dass dieser Prozess sich zeigt. Wir müssen die Stille nicht mit Ideen und Heilungsstrategien füllen, sondern können uns ihr öffnen und es der wahren Kreativität der Situation erlauben zu fließen.

Wie Freud bereits vor vielen Jahren beobachtete, scheinen die schmerzlichen Erinnerungen von Klienten ihrer eigenen Ordnung zu folgen. Sie zeigen sich genau in der Reihenfolge, die es dem Klienten am leichtesten macht, sie zu verstehen und aufzulösen. Beim Erzählen seiner Erinnerungen wird der Klient sich möglicherweise selbst seiner Konstriktionen und Fragmentierungen bewusst, sodass starre Bereiche, die er bereit ist zu lösen, auch für den Therapeuten stärker sichtbar werden.

Der therapeutische Prozess ist häufig sowohl für den Klienten als auch für den Therapeuten heilsam. Viele Therapeuten berichten, dass ihre Klienten mit Themen zu ihnen kommen, die auch für sie psychologische Problembereiche darstellen und dass es zu ihrer eigenen Heilung beiträgt, wenn sie Klienten beim Lösen dieser Themen unterstützen. Manchmal kann es auch helfen, den Schmerz im eigenen Körper zu spüren und loszulassen, wenn ein Klient seinen Schmerz ausdrückt. Im offenen Raum des elementaren Bewusstseins zu sein, während eine andere Person ihre tiefen Verletzungen offenbart, kann uns helfen, unser Herz und unser Verständnis zu öffnen und in unserem Verbleiben im elementaren Bewusstsein stabiler zu werden.

Wenn unsere Wahrnehmung des elementaren Bewusstseins stabiler wird, ist dieser Raum ständig da und durchdringt unseren Körper und unsere Umgebung. Wir sind seiner vielleicht nicht ständig gewahr, aber wenn wir nachspüren, stellen wir fest, dass er da ist. Wir müssen unseren Blickwinkel nicht verändern oder uns speziell auf ihn einstimmen oder ihn suchen. Er ist einfach da.

Als elementares Bewusstsein sind wir auf natürliche Weise eins mit dem Klienten. In der subtilen Mitte unseres Körpers zu sein bedeutet, dass wir in der Mitte unseres Seins leben. Und die Mitte unseres Seins ist zugleich die Mitte aller anderen Wesen, weil es sie berührt und mit ihnen in Verbindung steht. Wir können unseren Körper nicht vollständig bewohnen und uns selbst als elementares Bewusstsein erfahren, wenn wir anderen nicht aus unserer Mitte heraus begegnen.

Beim therapeutischen Prozess ist es in der Regel der Therapeut, der als erstes das elementare Bewusstsein realisiert. Doch wenn der Klient die Übungen des *Realization Process* mit einer gewissen Beständigkeit durchführt und Haltemuster aus dem Körper löst, wird er das Erleben des alles durchdringenden Raums und des Einsseins nach und nach mit dem Therapeuten teilen. Der Kontakt zwischen dem Therapeuten und dem Klienten wird durch den Innenraum beider Körper erfahren, das Sein beider Personen. Liebe trifft auf Liebe, nicht im Raum zwischen zwei Menschen, sondern in der Brust jedes einzelnen. Verstehen trifft auf Verstehen als gefühltes Erleben, eine Resonanz im Körper beider Personen.

## Teil II: Anwenden des *Realization Process* auf besondere psychologische Kategorien

Der Leitfaden zur Diagnose psychischer Erkrankungen, der zum Lehrstoff der meisten Psychotherapeuten gehört, heißt *Diagnostic and Statistical Manual of Mental Disorders* (abgekürzt DSM, auf Deutsch: Diagnostisches und statistisches Manual psychischer Störungen). In ihm findet sich ein Abschnitt über sogenannte „Persönlichkeitsstörungen“, zu denen zwanghafte, schizoide, ängstlich-vermeidende, abhängige, Borderline-, histrionische, antisoziale, paranoide, schizotype und narzisstische Persönlichkeitsstörungen zählen. Es handelt sich hierbei um Verhaltenskategorien. Jeder dieser Verhaltenstypen bewegt sich in einem Spektrum von leicht bis schwer. Am schweren Ende sind sie am eindeutigsten beschrieben und am schwersten zu heilen, auch wenn eine Heilung nicht unmöglich ist. Am leichten Ende sind sie relativ weit verbreitet. Die meisten von uns weisen leichte Formen eines oder auch mehrerer dieser Verhaltensmuster auf.

Genau wie die Konstriktionen in unserem Körper haben wir Verhaltensmuster ausgebildet, um mit schmerzlichen Ereignissen und Beziehungen in unserer Kindheit umzugehen und das Verhalten unserer Eltern zu spiegeln. Diese Verhaltensweisen werden in der Regel durch chronische Anspannungsmuster im Körper verstärkt und aufrechterhalten.

Im Folgenden möchte ich einen Blick darauf werfen, in welcher Weise die Übungen des *Realization Process* die Heilung einiger dieser Persönlichkeitsstörungen unterstützen können. Ich habe mich dabei auf histrionische, zwanghafte und narzisstische Persönlichkeitsstörungen konzentriert, weil die Übungen des *Realization Process* sich hier als besonders hilfreich erwiesen haben. Die Behandlung von ängstlich-vermeidenden und schizoiden Störungen kann ebenfalls durch die in Kapitel 7 (→ Seite 141 ff.) enthaltenen Übungen unterstützt werden.

Klassifizierungen, wie solche im DSM, sind in der Regel zu begrenzt, um die Komplexität von Persönlichkeiten und die Kreativität unserer Bewältigungsmechanismen abzubilden. Somit besteht die Gefahr, dass Therapeuten, die sich auf starre Diagnosen verlassen, vorgefertigte Behandlungspläne erstellen, welche die genaue Art der Persönlichkeitsstörung ihres Klienten nicht erfassen und angehen. Andererseits kann die Einteilung in Kategorien Menschen manchmal helfen, sich selbst und andere zu akzeptieren. Selbstakzeptanz ist ein wichtiger Schritt beim Loslassen von Mustern – etwas, das wir versuchen zu ignorieren oder zu leugnen, können wir schlecht ändern.

Spirituell orientierte Klassifikationsmethoden, wie die Astrologie oder das Enneagramm weisen – je nachdem wie sie verwendet werden – einige derselben Vor- und Nachteile auf wie die DSM-Kategorien. Sie können uns helfen, uns selbst zu verstehen und zu akzeptieren, aber sie können auch unseren Veränderungs- und Wachstumshorizont begrenzen. Auch wenn diese Methoden Verhaltenskategorien nicht pathologisieren, wie es das DSM tut, lassen sie die zugeordneten Kategorien manchmal weniger flexibel erscheinen als das DSM. Als statische Kategorien können sie uns davon abhalten, uns selbst und andere direkt und gezielt kennenzulernen, jenseits aller Etikettierungen.

Starre Verhaltensmuster, die ihren Ursprung in unserer Kindheit haben, halten uns in alten Beziehungen zur Welt fest. Die Übungen des *Realization Process* zur Verkörperung und zum Einssein können bei der Heilung jeder der sogenannten Persönlichkeitsstörungen helfen, indem sie Menschen dabei unterstützen, einen tieferen Kontakt zu sich selbst und anderen herzustellen. Wenn wir authentisch wir selbst werden, wird unser Verhalten spontaner, und unsere Persönlichkeit wird fließender und verfügt über ein größeres Spektrum.

### Histrionische Persönlichkeitsstörung

Histrionische Persönlichkeitsstörung ist eine Diagnose, die Menschen erhalten, die in ihrer Ausdrucksweise äußerst dramatisch sind, nach Aufmerksamkeit heischen und meist stark emotional sind. Vor einigen Jahren hatte ich eine Klientin namens Louise, die man diesem Spektrum zuordnen konnte. Nahezu alles, was sie sagte, war eine Übertreibung und wurde durch intensive Gesichtsausdrücke, dramatische Stimmlagen und bedeutungsvolle Pausen unterstrichen. Sie blickte mir starr in die Augen während sie sprach, als wollte sie mir das Gesagte regelrecht einhämmern. Wenn ich einen Moment wegsah, sprach sie sofort lauter, und ihre Gesten nahmen an Intensität zu. Es fiel mir schwer, den Blick nicht abzuwenden, weil ihre gekünstelte Art zu sprechen so schrill war. Sie war natürlich auch schrecklich einsam, weil sie den meisten Menschen zu anstrengend war. Und wenn sich andere von ihr abwandten, versuchte sie sie festzuhalten, indem sie ihre Stimme, ihren Blick und ihre Gesten noch übertriebener einsetzte. So entstand in ihren Beziehungen ein Teufelskreis, bei dem sie ihren Ausdruck intensivierte, um mit Menschen in Kontakt zu kommen, die sie gerade wegen ihrer übertriebenen Ausdrucksweise ablehnten.

Obwohl ich den Impuls hatte, mich von ihrem übertriebenen Getue zurückzuziehen, war es mir durch das Einstimmen auf das elementare Bewusstsein, das uns beide durchzog, möglich, ihr gegenüber offen zu bleiben. Ich konnte mich in mir selbst stabil fühlen und ihr erlauben, so zu sein, wie sie war, ohne meine Verbindung zu ihr zu kappen. Dadurch wurde sie nahezu sofort ruhig. Sie spürte, dass sie sich in dieser Situation weniger anstrengen musste, um gesehen zu werden und dass diese Art von Gesehenwerden für sie auch sicherer war. Denn sie hatte im Grunde Angst vor beiden Varianten: gesehen zu werden und nicht gesehen zu werden. Ihr dramatisches Getue war sowohl ein Leuchtfeuer als auch ein Schutzschild.

Sie begann, ein wenig gemäßigter zu sprechen, als sie mir ihre Kindheit beschrieb und das Gefühl, komplett ignoriert zu werden, ja sogar unsichtbar zu sein. Sie war eines der mittleren Kinder in einer großen Familie mit acht Kindern, und zu Hause regierten ständig Lärm und Chaos. Ihr Vater war den größten Teil des Tages bei der Arbeit und verbrachte den Abend in der Kneipe, sodass ihre Mutter, die völlig überfordert und depressiv war, alleine mit den Kindern klarkommen musste.

Louise erinnerte sich daran, wie sie singend und tanzend auf der Straße vor ihrem Haus gestanden und gehofft hatte, die Aufmerksamkeit von Menschen in vorbeifahrenden Autos zu wecken, damit jemand sie mitnehmen würde. Zum Glück passierte das nicht. Aber sie hatte das Gefühl, sie habe ihr gesamtes Leben mit dem Versuch verbracht, Aufmerksamkeit zu bekommen, und sei dabei gescheitert. „Selbst wenn ich alleine bin, habe ich das Gefühl, eine Rolle zu spielen“, sagte sie.

Das Bewohnen ihres Körpers war eine Offenbarung für sie. Als sie sich zum ersten Mal in ihrem Körper erlebte, rief sie aus: „Es gibt tatsächlich jemanden hier drin. Ich kann mich selbst spüren!“ Sie hatte sich daran gewöhnt, ein Abziehbild einer Person zu sein statt eine echte lebendige Person. Und obwohl sie so viel Energie in den Versuch gesteckt hatte, beachtet zu werden, hegte sie insgeheim die Angst, dass Menschen erkennen könnten, dass gar niemand da war.

Natürlich dauerte es eine Weile, aber Louise wurde nach und nach immer besser darin, ihren Körper zu bewohnen und sich in sich selbst zu entspannen. Sie übte auch, es anderen zu gestatten, in sie hineinzusehen, indem sie dem Blick anderer Menschen in ihrem Körper begegnete, statt sich nach außen zu ihnen hin zu bewegen. „Das fühlt sich so viel sanfter an“, sagte sie. Wie nach einer lebenslangen Tendenz übertriebenen Sprechens nicht anders zu erwarten, gab es sehr viel Anspannung in ihrer Kehle. Abhilfe schuf hier die Lösetechnik des Konzentrierens auf die Anspannung, sodass diese sich verstärkte, und das anschließende Loslassen, gefolgt vom Bewohnen des Bereichs. Sie übte auch, in ihrem gesamten Körper zu sein, während sie sprach. Es fiel ihr schwer zu glauben, dass ihre Worte auch dann einen Eindruck hinterließen, wenn sie sie ohne Nachdruck äußerte. Aber eines Tages machte sie eine Entdeckung, die sie faszinierte: „Meine Stimme ist mit meinem Herzen verbunden“, sagte sie. „Ich kann zur gleichen Zeit fühlen und reden. Ich kann aus meinem Herzen heraus sprechen.“ Sie hatte nun das Gefühl, dass es nicht einmal wichtig sei, ob andere ihr zuhören oder sie verstehen. „Ich weiß, dass das, was ich sage, wahr ist. Und ich lasse anderen einfach den Raum, es zu hören, wenn sie es wollen.“

### Zwanghafte Persönlichkeitsstörung

Zwangsstörungen beschreiben eine Persönlichkeitsstruktur, bei der einer Person überstark an Perfektion, Kontrolle und Details liegt. In diesem Zusammenhang kann es auch zu einem Sammeltrieb, dem ständigen Aufschieben von Dingen und Schwierigkeiten beim Fertigstellen von Projekten kommen. Zwangsstörungen haben ihre Wurzel vor allem in Ängsten. Das Lösen der Haltemuster im Körper, die mit diesem Persönlichkeitsmuster verbunden sind, kann helfen, die Ursprünge der Angst aufzudecken und zu lösen.

Peter kam zu mir, weil er versuchte, ein Buch zu schreiben, es aber nicht beenden konnte, denn es schien nie wirklich fertig zu sein. Sein ständiges Umschreiben jeder Seite ließ ihn nur sehr langsam vorankommen. Häufig unterbrach er seine Arbeit, um die Dateien auf seinem Computer neu zu organisieren und noch perfekter zu ordnen.

Er litt auch unter dem Zwang, Informationen zu horten: eine Art des Sammelns, die häufig zu den Symptomen von Zwangsstörungen zählt. Er verbrachte unzählige Stunden damit, über jeden Haushaltsartikel, den er kaufen wollte, Unmengen an Daten zusammenzusuchen und abzulegen, um das effizienteste Produkt und den besten Deal zu finden. Häufig hatte er das Gefühl, dass Versorgungsunternehmen ihm zu viel berechneten oder ihn in anderer Weise austricksen würden. Peter erzählte, er habe Kartons voller Rechnungen und Zahlungsbelege, die teilweise mehrere Jahrzehnte alt wären, von denen er sich aber nicht trennen könne.

Peters zwanghafte Gedanken hatten zu einer starken Konstriktion seiner Stirn geführt. Viele Menschen leiden unter Verspannungen in diesem Bereich, verursacht durch lebenslange Sorgen oder zwanghaftes Konzentrieren auf etwas. Häufig werden dabei die Stirnseiten nach innen gezogen. Peters Anspannung hatte die Form einer Wölbung über und zwischen seinen Brauen angenommen. Wenn er seine Aufmerksamkeit auf das Innere des angespannten Bereichs richtete, konnte er spüren, dass sie mit seiner ständigen Sorge zu tun hatte, betrogen zu werden. Als er dem Muster erlaubte, noch stärker in die Konstriktion zu gehen und sich dann zu lösen, erinnerte er sich daran, dass sein Vater seine Stirn auf die gleiche Weise angespannt hatte und dass diese Anspannung besonders ausgeprägt war, wenn er sich Sorgen über Geld machte. Peter konnte spüren, dass er die Anspannung seines Vaters spiegelte.

Während er das Muster losließ, hatte er das Gefühl, gleichzeitig auch seinen Vater zu heilen. Er spürte das Vermächtnis der Belastung, die durch die männliche Rolle des Versorgers der Familie entstand. Auch wurde ihm bewusst, dass seine zwanghafte Angst, betrogen zu werden oder einen Fehleinkauf zu tätigen, im Grunde die Angst war, als Mann zu versagen – eine Angst, die vom Vater an den Sohn weitergegeben worden war. Obwohl Peter nicht der einzige Versorger in seiner Familie war und er und seine Frau keine Geldsorgen hatten, steckte die alte Angst noch immer in ihm.

Als die Anspannung in seiner Stirn langsam weniger wurde, fühlte er sich sehr erleichtert, und seine Angst, ausgenutzt zu werden und in finanzielle Nöte zu geraten, ließ nach. Er fühlte sich auch stärker in Kontakt mit seinem gesamten Kopf und war nun in der Lage, sein Gehirn vollständig zu bewohnen, nicht nur seine Stirn, was er als sehr förderlich für sein Denken empfand. „Die Gedanken kommen einfach", berichtete er. „Wenn ich jetzt ein Problem lösen muss, warte ich einfach, und die Lösung taucht automatisch auf. Ich muss nicht alles zehnmal durchkauen." Er stellte auch fest, dass er sich besser konzentrieren konnte, sodass er bei seinem Schreibprojekt endlich vorankam. „Es ist eine Frage des Vertrauens", sagte er. Am Ende begann Peter sogar damit, einige der Rechnungen und Zahlungsbelege wegzuwerfen, die er so lange gehortet hatte. „Ich mache das Stück für Stück", sagte er.

### Narzisstische Persönlichkeitsstörung

Im extremeren Spektrum der narzisstischen Persönlichkeitsstörung finden wir Menschen, die ein so aufgeblähtes Gefühl der eigenen Wichtigkeit haben, dass kein Platz mehr für Empathie für andere vorhanden ist. Diese Menschen leben in ihrer eigenen Blase, einer Welt, in der sich alles um sie dreht und die nur da ist, um ihre Bedürfnisse zu befriedigen und ihre Großartigkeit zu bewundern. Dieses Aufplustern des Egos wird in der Regel begleitet von intensiven Reaktionen auf echte oder eingebildete Kränkungen. Die Anfälligkeit von Narzissten für Kränkungen kann auch zu schweren paranoiden Fantasien führen, in denen ihre Wichtigkeit (und die darunterliegende extreme Verletzlichkeit) sie zum eingebildeten Ziel bedrohlicher Verschwörungen macht.

In seinen minder schweren Formen ist Narzissmus durchaus weit verbreitet. Genau wie bei der schweren Form liegt die Ursache in emotionalen Verletzungen, die unserem gerade aufkeimenden

Selbst und Selbstwertgefühl in jungen Jahren zugefügt wurden. Er stellt einfach eine Möglichkeit dar, den Mangel an normaler Selbstliebe zu kompensieren.

Kinder haben mit ihrem begrenzten Erfahrungsschatz von sich aus das Gefühl, dass die Welt sich um sie dreht. Wenn sie gut versorgt werden, finden all ihre Bedürfnisse sofort Erfüllung. Sie verspüren Hunger, und die Brust oder Flasche findet ihren Mund. Sie sind müde und werden warm zugedeckt und bekommen einen Gutenachtkuss. Aus dem gleichen Grund neigen Kinder aber auch dazu, sich selbst die Schuld zu geben, wenn ihnen oder der Familie ein Unglück geschieht. Sie sind die Hauptfigur in ihrer sich entfaltenden Lebensgeschichte. Der Horizont des Kindes erweitert sich erst nach und nach, ebenso wie sein Bewusstsein für die Bedürfnisse, Fähigkeiten und Blickwinkel anderer Menschen.

Bei einem gesunden Reifungsprozess reift unser Kontakt zu uns selbst und das natürliche Gefühl für Wertschätzung und Selbstliebe, das mit diesem inneren Kontakt einhergeht, während wir gleichzeitig lernen, andere Menschen wahrzunehmen und wertzuschätzen. Eine Unterbrechung dieses Prozesses in Form eines Traumas kann dazu führen, dass wir fortan unsere eigenen Bedürfnisse zugunsten derer von anderen Menschen hintanstellen. Andererseits kann auch das kompensatorische Muster einer narzisstischen Aufblähung unserer eigenen Bedürfnisse entstehen, gepaart mit einer Gleichgültigkeit gegenüber den Bedürfnissen anderer.

Alle Kinder kennen Momente der Scham, ausgelöst durch die Kritik oder den Spott geliebter Menschen oder dadurch, dass sie sich selbst als Versager einstufen. Wie tiefgreifend diese Erfahrungen sich auf unsere Selbstwertschätzung und Selbstliebe auswirken hängt davon ab, wie häufig und ausgeprägt solche Momente sind und wie sensibel wir von Geburt aus die Reaktionen anderer Menschen auf uns wahrnehmen. Viele Menschen wachsen mit einem gewissen Grad an Selbstzweifeln oder sogar Selbstverachtung auf und kompensieren dies durch das Entwickeln leichter narzisstischer Muster. So kann es beispielsweise sein, dass wir hart daran arbeiten, uns selbst zu perfektionieren oder anderen zumindest ein perfektes Bild von uns zu präsentieren, und dann bittere Schmach empfinden, wenn dieses Bild infrage gestellt wird. Vielleicht vergleichen wir uns auch mit anderen und messen ständig unseren eigenen Wert an den Errungenschaften anderer. Oder wir stellen womöglich fest, dass unser Glück und Selbstvertrauen davon abhängen, dass wir uns bei anderen Menschen Rückhalt und Bestätigung holen können.

In einem Workshop kam einmal das Gespräch auf die Neigung, sich je nach den Umständen anderen gegenüber unter- oder überlegen zu fühlen. Wir beschlossen, die somatischen Entsprechungen für diese häufigen Beziehungsmuster zu finden. In Partnerübungen fühlte sich abwechselnd jeder einmal dem anderen über- beziehungsweise unterlegen und am Ende gleichberechtigt. Wir stellten fest, dass die Gefühle von Überlegenheit, Unterlegenheit oder Gleichberechtigung sich durch ein merkliches Heben, Senken oder Entspannen der Körperorganisation zeigten. Obwohl die Bewegung kaum wahrnehmbar war, gab es ein offensichtliches Herabschauen auf die andere Person oder ein zu ihr Aufschauen, wodurch jeweils die über- oder unterlegene Haltung signalisiert wurde. Wie bei allen Organisationen unterbanden diese Körpermuster den wahren Kontakt jeder Person zu sich selbst und zum anderen. Bei vielen Menschen stellen diese angehobenen oder abgesenkten Haltungen ein starres, unbewusst gehaltenes Muster dar, das sie dauerhaft von anderen getrennt hält.

Narzisstische Muster zeigen sich häufig auch durch ein Aufblähen der Brust oder Anheben des Brustbeins, ein tatsächliches Aufblasen des Oberkörpers. Obwohl dies wie eine Expansion des Brustraums beziehungsweise des gesamten Torsos wirkt, ist der Preis dafür eine chronische Anspannung von Muskeln und Faszien. Dieses starre Haltemuster hält uns davon ab, die authentische Qualität unserer tatsächlichen Stärke und des Selbstwerts in unserem Körper zu spüren.

Genau wie alle starren Persönlichkeits- und Verhaltensmuster kann die narzisstische Störung durch das Herstellen eines wahren Kontakts zu uns selbst geheilt werden. Wenn wir unseren Körper bewohnen, können wir unser authentisches Wesen hinter den falschen Posen und sozialen Masken wahrnehmen. Und dieses Wesen ist von Natur aus offen für den Kontakt zu anderen. Wo immer wir in Kontakt sind mit dem Innenraum unseres Körpers, sind wir auch offen und aufgeschlossen für unsere Umgebung. Die Qualitäten unseres Seins sind ein wichtiger Teil unseres Selbstgenusses. Wenn wir sie erleben, sinkt unser Bedürfnis, uns aufzuplustern oder uns mit anderen zu vergleichen. Wir fühlen uns in uns selbst vollständig.

# Anmerkungen

## Einleitung: Das ungeteilte Licht

Anfangszitat: *Aura Glaser*: Weavings, 21. Dezember 2017, auraglaser.com/news

## Kapitel 1

Anfangszitat: *Yehuda Amichai*: Huleikat, in: *Yehuda Amichai*: A Life of Poetry 1948–1994; trans. *Benjamin and Barbara Harshav* (New York: HarperCollins Publishers, 1994), 411

## Kapitel 2

Anfangszitat: *Joan Stambaugh*: The Formless Self (Albany: State University of New York Press, 1999), 79

1 *Keiji Nishitani*: Religion and Nothingness (Berkeley and Los Angeles: University of California Press, 1982)

## Kapitel 3

1 *Elizabeth F. Howell*: The Dissociative Mind (New York: Routledge, 2005)

## Kapitel 4

Anfangszitat: *Keiji Nishitani*: Religion and Nothingness (Berkeley and Los Angeles: University of California Press, 1982), 164

## Kapitel 5

Anfangszitat: *Joan Stambaugh*: The Formless Self (Albany: State Universit of New York Press, 1999), 95.200

## Kapitel 6

Anfangszitat: *Paul Muller-Ortega*: The Triadic Heart of Shiva (Albany: State University of New York, 1989), 182

### Kapitel 7

Anfangszitat: *Elizabeth F. Howell*: The Dissociative Mind (New York: Routledge, 2005), 4

1 *Jaideva Singh*, trans.: *Vijnanabharava* (Delhi: Motilal Banarsidass Publishers, 1979)
2 *Paul Muller-Ortega*: The Triadic Heart of Shiva (Albany: State University of New York, 1989), 122
3 *Joyce Edward, Nathene Ruskin and Patsy Turrini*: Separation-Individuation (New York: Gardner Press, 1981)
4 *Daniel N. Stern*: The Interpersonal World of the Infant (New York: Basic Books, 1985)
5 *Edward, Ruskin and Patsy Turrini*: Separation-Individuation

### Kapitel 8

Anfangszitat: *Lewis Aron*: The Clinical Body and the Reflexive Mind, in: *Lewis Aron and Frances Sommer Anderson*: Relational Pespectives on the Body (Hillsdale, NJ: The Analytic Press, 1998), 4

### Kapitel 9

Anfangszitat: *Ramana Maharshi*: Talks with Ramana Maharshi (Carslbad, CA: Inner Directions Foundation, 2000), 138

### Kapitel 10

Anfangszitat: *Yuasa Yasuo*: The Body (Albany: State University of New York Press, 1987), 156

1 *Judith Blackstone*: Dünne Haut. Ein Handbuch für spirituell sensible Menschen. Freiburg i. Br., 2015
2 *Irmgard Schloegl*, trans.: The Zen Teachings of Rinzai (Berkeley: Shambhala, 1976), 22
3 *Irmgard Schloegl*: a.a.O., 22

## Über die Autorin

Dr. Judith Blackstone ist eine innovative spirituelle Lehrerin und Psychotherapeutin mit vier Jahrzehnten klinischer Erfahrung. Sie entwickelte den *Realization Process* – einen Ansatz, der Verkörperung, psychologische Heilung auf individueller und Beziehungsebene sowie non-duales spirituelles Erwachen in sich vereinigt. Sie ist die Autorin von *Belonging Here* (auf Deutsch erschienen unter dem Titel „Dünne Haut" beim Arbor Verlag), *The Intimate Life*, *The Enlightenment Process* und *The Empathic Ground*. Weitere Informationen zum *Realization Process* oder zu Judith Blackstone finden Sie unter: www.judithblackstone.com